人类疾病史

Flesh _and_ Blood

A History of My Family
in Seven Maladies

{ 一个百年家族的
血脉、抉择与抗争 }

[英]斯蒂芬·麦甘 / 著　　郑焕升 / 译
Stephen McGann

湖南人民出版社

目 录

001　　　自序

015　　　第一章　饥饿
017　　医学常识
025　　时代的故事
　　　　初来乍到：麦甘一族，1841—1871
047　　个案的证词：吃花的比利姨丈

067　　　第二章　瘟疫
069　　医学常识
077　　时代的故事
　　　　幸存者：麦甘一族，1871—1900
103　　个案的证词：利物浦足球场推挤意外

119　　　第三章　暴露
121　　医学常识

128 时代的故事

冒险家：詹姆斯与欧文·约瑟夫·麦甘，1901—1920

147 个案的证词："泰坦尼克号"幸存者

167 第四章 创伤

169 医学常识

176 时代的故事

战争与和平：我的双亲——约瑟夫·麦甘与克莱

尔·葛林，1925—1960

200 个案的证词：不存在的双胞胎

215 第五章 窒息

217 医学常识

226 时代的故事

学着呼吸：麦甘家，1960—1983

259 个案的证词：我的广场恐惧症

275 第六章 心脏病

277 医学常识

284 时代的故事

圣心：麦甘家族，1983—1990

319 个案的证词：戴维的心脏

335   **第七章　细胞坏死**

337   医学常识

345   时代的故事

          尚未启航的船：海蒂与史蒂芬・麦甘，1990 年至此

          时此刻

366   个案的证词：坚强的海蒂

391   **后记**

397   **致谢**

自 序

所以话说到底，我们究竟是谁？我们微不足道如涓滴一般的生命，面对广大如汪洋的生死如涌浪一般朝我们袭来，又在我们百年之后继续滚滚而去无数个世纪，如此相形见绌的生命究竟能有什么意义？不论是体内跟我们有着相同的DNA，还是跟我们顶着同一个姓氏的人们，我们跟他们之间究竟存在什么样的羁绊？我说的，正是我们的家族——我们的亲人。生而为人，我们单纯只是形容词与个别特质的总和，抑或我们面临大小事件所采取的行动或抉择，足以在大于个人的层面上交织出一个亲族与身份的故事呢？

我相信的是后者。而我写这本书，就是要确认自己的想法正确。

我叫史蒂芬·麦甘，出生证明上是这么写的。1963年，生于英格兰利物浦的我，是约瑟夫·麦甘跟克莱尔·麦甘的第四个儿子。我现年54岁 ①，高180cm。我护照上的大头照显示我有深色的头发跟偏白的肤色。我的驾照上注记有情节

① 本书初版于2017年。 ——编者注

不严重的交通违法记录。存放在政府数据库里的机密表格，标明我的宗教信仰是不可知论，也记载了我宣称的职业。说到职业，我是名演员——你有机会可在英国剧场的节目选集或蒙尘的电视数据片里瞧见我的名号。我结婚的对象是一名叫作海蒂·托马斯的女性，我们1990年的婚礼办在利物浦的一座教堂里。6年后的1996年，海蒂在剑桥生下了儿子多米尼克，他的出生证书上还有我们鬼画符一般的签名。

就数据而言，这就是我。一堆事实，一堆供存查的记录，有的保存为纸本，有些是影像，有些则栖身于硬盘内。这些记载记录了一个人的各项特征，但却未能记录下一个人的人品。资料就像X光下的骨架——你看得到人的基本架构，但你看不到肌肉、血管与皮肤的质感与纹理。两百年后的人看到这些东西，会拼凑出什么样的我呢？这一笔笔资料，真能像有生命的东西一样融合成轮廓清晰的个性吗？真能让人感受到寓于肉体中的灵魂脉动吗？这本书要谈的，是列在我们族谱中的人物——他们有些还健在，但多数已作古。这也是本关于我自己的书（我还活着，这点刚确认过）。这是一部家族史。这部历史的起点是我们家族一个非常关键的时刻——19世纪中期，而其内容讲述的是这个家族如何历经150年的纠结与艰辛，才来到今日的21世纪。

我还存有私心，希望这书不要沦为一本编年史，光记载哪件事发生在哪一年的流水账。我从不觉得历史只是单纯的纪事，我觉得历史也是一出戏。历史是人对于历史事件的反应，是人类被事件改变的过程，是人成长、退缩、欢笑、奋斗，或者陷入绝望的历程。历史不是政治或权力，也不是古代血腥冲突里冷冰冰的刀光剑影。历史的成分是人。把事件引发的每一种人类行为与反应串联起来，我们便能诉说出一个个故事，会看到故事里终有一死的我们是如何发生变异。而通过把我们拧成一个家庭的爱与忠诚，便能诉说在代代相传而不断变迁的人类历史上，我们占据了如此一个微小却不容磨灭的位置。

我想，对我来说，要去反思人终有一死这道命题，并不是件太困难的事情，这一点要从我现在的居所讲起。话说我现在就以墓园为家。嗯，应该说墓园本身不是我家，但我的家被包围在墓园里面。在变成我的住处之前，这栋房子是维多利亚时代的一间小教堂，当时出钱兴建这间教堂的教区民众在百年之后，仍葬在四周的教堂用地上。要抵达我家的正门，你得取道树影斑驳的小径，途中会穿过歪七扭八的墓碑，即献给死者的碑文已褪色的石碑。那是一幅如画的光景，唯并非人人来此皆能心无挂碍。偶有快递员要我签收包裹时，你可以看到他们脸上堆满了惊恐。我一签完名字，他们转身沿原路逃命的身影，活像是恐怖电影在我眼前上映。他人望而生畏，我却独钟此味。

我家外头的墓碑相当朴素，但并不流俗。上头会刻着简单的墓志铭，像是"愿尔旨成"①，"她没有死，只是睡着"。这些话语，流露着一种知道进退的克制与谦和，而其背后是一条条曾经活过又安于缴回的生命，是一个个想要再说一回爱，但又觉得自己应该不予言表的家族。安息在快递员逃命之路上的这些人儿，都享有一份没有华丽词藻痕装点，但一点也无损于其意义完整的真爱。碑上仅存去芜存菁后的生命证言：死者的卒年，以及他们身后遗族的姓名。这是爱，写成资料的爱。

这股谦和令我的好奇心大作。我想进一步了解他们。为此我找了教堂的原始房契。详加阅读后，我在房契上看到不少名字跟墓碑上的相同。这些人分摊了教堂的兴建成本，但他们当中有不少人其实只是没读过书的乡下人：因为不识字，所以房契上有人只打了叉叉来代替签名。他们入土为安的地方都离教堂很近——在地下一个挨着一个，就像个没有血缘的大家庭。这些人生存的力量都源自同一种信仰，他们乐见自己的人生由这种信仰定义，也安于坚忍地默默承受人生中的磨难。

玛莉·珍·巴塞特（Mary Jane Bassett）。卒于1933年，年仅3岁。

小玛莉墓堪称袖珍的坟墓，就坐落在我家门口不远处，

---

① 愿尔旨成（Thy will be done），即"愿上天的旨意得行"。 ——译注（以下除原注外，不再一一注明）。

因此可享受门廊灯光的温暖照拂。年幼孩子的夭折，是古往今来人类最想发问，却始终无解的谜团——那自古皆然，只求一个说法的怨愤。我不禁想问，比起如今有如褓褓，捧着她遗骸的那一小方土地，小玛莉的人生有没有更为丰富的内容呢？我想问，她坟前如无人问津的静谧之所，是否也曾有深爱她的人来此开口安慰过，伸手抚摸过呢？

某日，有一位年届中年的女士登门造访。事实上，前一位屋主曾提过会有这一天，因为这位女士的母亲就葬在我家的花园里。打从她还是个小姑娘开始，这里就是她做礼拜的教堂。她问我们能否行行好，继续让她偶尔来墓前探望母亲。我们连忙说非常欢迎。此时这位女士瞥见了小玛莉的墓地，回忆便一股脑涌上了心头。她说她母亲提过小玛莉的事情，也提到过她那场令人动容的葬礼。她说教堂里的孩子们用小小的肩膀，把玛莉小小的棺木扛到了她如今长眠的墓地上。

我听了很是感动。那一幕一定很美。历史一下子有了剧情。一个早逝的孩子有那么多人爱护她、重视她，愿意抬着她走完最后一程，而且做这件事的还是与她同样天真无邪的同龄人。这一瞬间，玛莉的脸庞浮现出来，投射在了由口述记忆加持过的门廊光晕上。她又有了气息，又有了生命。

最后我们要问的是：小玛莉究竟是谁？她是一则故事的主角，而织就出这则故事的，是所有历经沧桑，却还能记得她的每一个人。我先从一位女士口中听到小玛莉的故事，如今以笔转述故事让你们知道，由此我也加入了为小玛莉抬棺的行列，我也在那出殡的行列中挣得了一席之地。她会活下去，所有知道那个故事、那个片段的我们会抬着她前进。小玛莉教会了大家一件事情，那就是我们一不小心就会变成冷冰冰的资料，而有人愿意去访查与了解，便是你我的救赎所在。不论什么样的数据，都不可能三言两语交代我们是谁。生而为人，比起资料或事实所能显示的一切，我们的存在永远更复杂、更有人性、更具意义。若说要了解一个人的人生是一趟旅程，那数据绝非是我们的目的地，数据不过是我们要跋山涉水的起点。我们是一篇篇故事，不是一座座石碑。

　　就像在这本书里，我的亲人也是一篇篇的故事。《人类疾病史》讲的是我的亲人或亲戚遭遇的各种故事，但这也不尽然是本讲亲戚的书。这本书更要紧的，是要讲述人在遇到人生的各种灾厄打击之时，有着哪些反应，而这些反应，又如何回过头来定义了他们是什么样的人，如何影响了他们的后世子孙。为了述说这个故事，我集合了自己这辈子三项乍看并无相关的嗜好。首先是我对族谱学兴趣盎然，也就是透过公开记录来研究我的家族史。再者是我从事的演艺工作，让我常年以演员身份模拟着人类各种角色的行为、情绪等。三来是我一直抱持着学术上的热情，研究医疗保健与繁复社会间的关系，包含医疗如何维系社会体系于不坠。由是贯穿本书的主线是我的家族，但这条主线也一分为三地折射出三道不同的色彩，或者说是三种人类经验：生理健康、家族沿革，以及人类证言中所呈现出的人生如戏。

开始追溯家谱的初衷，要从我年约 17 岁时说起——当时的我是个全身写满别扭与尴尬的叛逆少年，眼看着就要迈入自己一无所知的成年。原本我研究的目的，是想知道自己的人生处于何种脉络底下，但慢慢地我开始对先我来到世上的人产生了好奇心——麦甘家的先人，那些给了我这个姓氏的祖辈，他们是谁？他们都有着什么样的人生？他们的人生为什么会导致我的出生？我对他们一无所知，甚至我的父亲对他们也所知甚少——毕竟祖父去世时，我父亲才 5 岁而已，所以祖父的孩子们只能从母亲的口中捡拾关于父亲的吉光片羽：麦甘是个爱尔兰姓氏。而据我所知，利物浦在 19 世纪时是爱尔兰人移民美国的重要港埠。我大胆推测麦甘家是爱尔兰裔，但我手中并没有真凭实据。于是有一天我鼓起勇气，像要去探险一样步入利物浦的地方志办公室，我想赌赌看那儿会不会藏有我想知道的事情。踏出这一步之后，我便一点一滴地以从公共数据库中取得的数据为本，构筑出族系资料的骨架。这是一趟家谱的旅行，这是我已经忙碌了多年，却仍手握着半成品，永远得继续雕琢努力的作品。

就跟墓园中的那些教区民众一样，我想认识人，我想认识那些我无缘结识的家人。他们生时是怎么想的？他们有过什么感受？历史上他们的所作所为，背后存在什么样的动机？

为了解开这些谜团，我得以发掘的历史事实为骨，然后补上栩栩如生的叙述为肉。我必须设法把信息变成戏剧。

戏剧理论名家康斯坦丁·斯坦尼斯拉夫斯基（Konstantin Stanislavski）认为人际关系在戏剧中的呈现，与人类在现实中的行为举止，两者间存在着密切的关联。古人想增进对自身的理解，靠的就是戏剧，戏剧能把人类经验投射到故事的角色身上。一个故事好，并不仅在于交代情节中发生了哪些事情——疾病、谋杀、洪灾、饥荒，而在于描写这些事件的始作俑者跟苦主各自怀着什么样的欲望与情绪，他们为什么做出这些事情，他们对这些事情有什么反应，而这些反应又引发了哪些重大决定。斯坦尼斯拉夫斯基说："真实人生，就像舞台上的日子一样，都有不断发生的欲望、志向、心魔，而这些情绪所结合成的念头与行动，就是构成真实与舞台人生的成分。"真实的人生，就是人不断对发生于己身之事做出回应——这包括我们面临的挑战，以及我们感受到的渴望——然后再将此回应付诸行动。事件本身不等于戏剧，事件只是在刺激着人，"要人采取行动"，它本身只是一种"挑衅"——就像是英雄在旅程中会遭遇到的反派。真正的戏剧，在于我们遇到反派后所采取的行为，以及我们因此成了什么样的人。

所有的族谱都是有实无名的戏剧，也就是表面上看不出来，而需要进一步解读的剧本。族谱中的戏剧无法一目了然，是因为人性的动机不会在有如X光片的史实上显现出来一样。

而之所以说族谱是种剧本，是因为历史就是在探究由内在、外在事件所诱发的人性。要想赋予这些数据生命，我们必须挖掘出人类行为背后的动机。而为了确认出这些动机的源头，我们首先必须找到是哪个"反派"在逼他们出手。

反派，在故事中与英雄打擂台的人物。反派是死敌，但这个敌人不见得是会呼吸的真人。有的时候，这名反派会是一场磨难；有的时候，这名反派会是一种负面情绪；还有的时候，这名反派不是外来之敌，而是存在于自己的内心。那么在麦甘一族的英雄故事里，这名反派由谁担纲呢？有没有那么一股力量傲视着其他因子，以大魔王之姿半推半呛半骚扰着我的祖先，要他们改变人生，要他们发扬人性，抑或压抑人性呢？我认为是有的。经年累月，随着我对家族史的认识增加，我发现这名嫌犯的指纹满布于我持有的历史文件上。由此我下了一个结论：麦甘家的故事要说完整，就不能不好好交代一下这个坏蛋，怎么说这家伙也如影随形地扮演过我先人的跟踪狂，同时也是因为其不间断的挑弄，我的祖辈才一而再、再而三地历经考验与定义。这个坏蛋不是真人，但却彻头彻尾是人性的产物。这个反派是人"终有一死"的特性所投射出的阴影——它是我们行在世间的双胞胎，与我们寸步不离。它会像老师一样教导我们，会像恶霸一样戏弄我们生气。它可以是把我们烧成灰烬的火炉，也可以是让我们浴火重生的熔炉。这位反派，就是人的健康。

族谱学数据若是一栋屋子，那人的健康问题就是屋里阴魂不散的鬼魂。出生资料上有鬼影，因为分娩曾经是玩命的事情，不信你看看那居高不下的婴儿死亡率。死亡证明书上有鬼影化身的医学术语，冷冰冰地记载着生命消逝的原因。士兵的服役记录后拖着这道阴影，两者亦步亦趋，还在每一张调查城市里每个栖身之所里有多少人口的普查表上，都有一双犀利的鬼眼默默地从纸上瞅着，令人不寒而栗。维多利亚时代的报纸铅字上，地方政府的公共档案里，都有这道鬼影，难以驱离。健康问题是祖先投射在子孙身上的阴影——你可以称之为历史的教训，也可以说这辉映着时代的进步：健康就是推动着我们青春年华前进在前，捻熄我们生命之火在后的冬寒虐热①。

　　健康问题，永远与家人的经历悲喜交缠。一种疾患，永远不会是单一而纯粹的医学上的存在——疾病不只是胸膛中难受的哮喘，而且会是疗养病房里众人的热闹话题，会是病人床榻边家属的人性温暖，也会是有情人看着虚弱伴侣而落

①　此一比喻典出自英国诗人迪伦·托马斯（Dylan Thomas）的《通过绿色茎管催开花朵的力量》（暂译）（*The Force That Through Green Fuse Drives the Flower*）一诗，其中提到：The force that through the green fuse drives the flower ——Drives my green age; that blasts the roots of trees Is my destroyer And I am dumb to tell the crooked rose My youth is bent by the same ——wintry fever.（通过绿色茎管催开花朵的力量，推动着我的青春年华向前，引爆了树根，这力量是我的毁灭者。而我喑哑而无以告知佝偻的玫瑰，我的青春也被同样的冬寒虐热弯折）。迪伦·托马斯年方十九时，得知父亲罹癌恐将不久于人世，因此创作此诗，哀叹让生命诞生与消逝的，竟是同一股神秘的自然力量。

泪鼻酸。健康是一股人性的力量：人与人之间的无数戏码便由此而生。健康有力量改变我们的身份、塑造我们的人格、左右我们的人际关系。

事实上，人类与健康关系的深刻与复杂，可以从我们日常用语的众多隐喻中看出端倪。我们用来描述现实的语言中有大量跟健康、活力与身心安适相关的比喻，当然反之与染病、疾患及死亡有关的意象也同样随手可得。我们会说一段关系"很健康"，或者说陷入爱河就像"生了场病"。我们会说某国的经济"体质良好"，会说恐怖分子的意识形态是一种"癌症"。我们会在隐喻中赋予健康某种高度，令其可以对应人类的各种情绪，所以我们会说某人的健康状态处于"巅峰"，会说某人"一病不起"。疾病的隐喻潜力还不止于无机的东西，譬如我们会说癌症是人类的"大敌"，风寒与热病则是我们必须"喂养"或"令其饥饿"的对象①。凡此种种事例，都让健康俨然成了一种有灵性的东西：仿佛健康也在人生的戏码中轧上了一角。健康问题不只是医生的诊断，也是人生如戏中的反派——人要幸福不能没有家人陪伴，也不能撒手不管健康问题。

在回顾麦甘家家谱的过程中，我跟这位"反派"打了一

---

① 英文有句算是偏方的俗语叫做"Feed a cold and starve a fever."，意思是受凉要多吃，才能有热量，但身体发热要少吃，避免身体因消化过程产生更多的热。

次又一次照面。一路走来，祖先站在每个命运的转角与抉择的分岔路口，都感受到了健康问题的影响。这种影响不仅可见于死亡证明上言简意赅的拉丁文死因说明，也没在麦甘家先人的社交匮乏与有志难伸中缺席。我窥见这名"反派"隐身在我勇敢祖先的困兽之斗里，在他们从宗教信仰中取得的慰藉里，也在他们饱经啃噬的一丝希望里。这名"反派"或推，或压，或纠缠着麦甘家族，让他们在时间的河流中无法稍歇，只能不停地勉力求全——迫于健康问题所逼，麦甘家的成员只能孤注一掷地想办法成长，至于结果，不是大放异彩，就是一命呜呼。这让我意会到自己想说的故事，是家族的健康史——起讫跨越一个半世纪，麦甘家与身心安适跟疾病的关系。我想分享的是麦甘家如今的光景，是源于百余年来什么样的足迹。

健康问题在人类的经验里，会呈现出各式各样的面貌——有很具体的冲击，也会以隐喻之姿改变人的心理，但就是绝不会只是单纯的医疗问题。所以我觉得用"疾病"来指涉健康问题有其不足之处，我需要找个新的字眼来传递出生理状况可以左右人心所向的那个面向。结果我脑海中自然浮出的是"疾患"①（malady）一词。疾患的涵义比疾病广。疾患的层次更高、格局更大——疾病扰乱的只能是个体，而疾患导

①"疾患"一词一般用于精神疾病。本书作者指涉的则同时具身体、心灵、社会涵义。

致失控的可能是社会全局。疾患更多元，所以可以视情况形容个体、家庭或国家的精神失序。疾患可以是生理机能出问题，也可以是人格出现弊病。疾患代表某种稳定的常态遭到扰动，也代表故事有了起承转合，代表生命旅程来到了十字路口。我们家族的故事，就是个由疾患串成的故事：与疾患的狭路相逢，顺利克服疾患，以及败给疾患时的万劫不复。

这本书讲的是麦甘家的家族史，而串起这段历史的是七种疾患——每种疾患各代表着这个姓氏传承故事的一个章节。一字排开，这七种疾患分别是饥饿、瘟疫、暴露、创伤、窒息、心脏病与细胞坏死。这些疾患也分别代表了七个阶段，我原本一文不名的家族就是经过这七个阶段的成长，才得以走出遭枯萎病摧残的爱尔兰马铃薯田间，成为今天还算过得去的英国媒体从业人员，这段旅程共计150年。这些疾患的篇章，并不仅止于对医学上的疾病进行解释，而是会以更宽广的胸怀去拥抱人类的情绪与行为，尤其是那些正面的、能激励人心的想法与行动。在故事里，这些疾患亦师亦友地扮演着恩师、旅伴的角色，同时它们也会像十字路口般考验着人的决断力。每一章里，都有三个相互连接的元素，它们会围绕着该章的疾患进行阐述：这三个元素，一是医学上对于该疾病或不适的解释，二是麦甘家族史对历史上相应时期的相关叙述，三是受此疾患影响的麦甘家族成员的亲身证言。

虽然这七宗疾患所擘画的，是尺度辽阔而连续的历史段落，但其中的证言并无特定而严格的时间顺序。对于被定义成线性的发展，人类经验会很自然地进行排斥，这是人性，我们会持续不断地编辑自身的生活——我们会把生活经验像乐高玩具一样加以拼拼凑凑，直到成品在脑中产生让我们认同的意义。我们用以排序人生的单位不是时间，而是意义。我们会把对祖先所知加以重组，然后融合我们眼中的自己，最后得出我们希望感受到或听到的东西。我们会放弃那些看不出上下文联系或不够精彩的记录，然后从口耳相传的模糊影像，侥幸救回的断简残章，只字片语的文件记录，讳莫如深的感受，以及未曾明言的痛苦中，挑拣出我们要的材料。从前人给过的爱或流过的血里，我们寻寻觅觅的是意义，是教训。

只要人与人的故事能继续往下讲，人类的生命就能源远流长。而家族史正是这些人间神话当中最伟大，也最令人荡气回肠的故事，因为人、事、时、地、物若是时间长河中那死气沉沉的骨架，则家族史就是悬在那骨架上令其变得有血有肉的内容。家族史的存在，令生而有涯的我们得以不朽。对于赋予我们生命的先人，家族史是我们穿越时空所吟唱的一首情诗；对于后继的新生命，家族史是我们与他们挥别用的骊歌——有朝一日伴我们走完最后一程的抬棺者，就是今天襁褓里惹人怜爱的宝贝。

第一章

饥饿

饥饿 / Hunger （名词）

○对食物的迫切需求，或极度欠缺食物的状态。

○对于某样事物的强烈渴望。

医学常识

人体就像个大家庭，家庭成员就是一道道的生理程序。而一个美满的家庭，便能团结起来对抗危机。家中大大小小的成员会以令人非常赞叹的方式组织起来，即便遭逢变局也能苦撑下去。就如同成员都很识大体的模范家庭，人体会在急难时牺牲所有的奢侈用度，留下能量让最要紧的机能能够运作下去。但正所谓巧妇难为无米之炊，再怎么灵活的调度也不可能顶到天，毕竟核心的需求不可能无止境拖延。人的身心最终还是必须取得必备的资源。少了这些必需品，再怎么坚忍卓绝的家庭也会走不下去，进而造成一场悲剧。

人体感到饥饿并不是单一的事件，这事实上是一连串流程所引发的现象——最后一口饭吞进肚里后短短几个小时内，码表就会启动倒数计时，这是人体内建的慢性危机管理系统。为了应对饥饿的危机，人体采取了各种策略。而根据营养储备下降的时间长度与由此衍生的轻重缓急程度，这些策略也具备调整的弹性。面临饥饿，人体的基本对策是透过能量与资源的管理来争取时间。有了额外的时间，身体便相信大脑会不辱使命搬来救兵，进而解除身体的饥饿之危。就跟人性一样，人体也从根本上宁愿乐观。

　　食物满足的是人体的两种基本需求：首先是必要的营养物质如蛋白质、维生素与矿物质，再来就是推动身体运作的能量，也就是卡路里。特定的营养物质供应一旦接应不上，人类确实会在短时间内陷入患病的危机，但作为脑部与身体机能燃料的卡路里若是见底，那你很快就会想生病也没得生，因为你的器官会统统衰竭关机。也就是说，对饥饿的人体而言，能量的维系是重中之重。

　　在进食完的 6 个小时内，人体会显得风平浪静。在这段时间里，身体会消化刚刚下肚的东西，然后分解肝醣（食物中用来储存能源的分子）来制造葡萄糖。葡萄糖是人体中最标准的燃料。储存在肝脏与肌肉中的葡萄糖经过燃烧，便能产生能量来驱动细胞与大脑。在三餐正常的状态下，人类有整整 1/4 的能量需求是为了供应大脑运行。

　　进食后再过大约 6 小时，肝脏对于葡萄糖的供应会慢慢枯竭，这时人就会开始感到饥饿。人体的能量调节会于此时开始换挡，进入一个叫作做"酮症"的状态。在酮症模式下，人体会开始分解库存的脂肪来释出能量，这是一种替代能源的概念。葡萄糖有剩余，会优先供大脑取用，不足之处就由酮症模式生成的能源来补上。若新的食物一直没有进来，人体持续维持酮症状态可以长达数周之久。惟超过某个界限，若残存的葡萄糖已经消耗殆尽，酮症状态的替代能源也力不从心，那身体就会在大脑的危急存亡之秋进入另外一个模式——这一次人体会拿肌肉与组织中的蛋白质开刀。在这个模式下，蛋白质会先被分解为氨基酸，然后肝脏便会将氨基酸转化为葡萄糖。有了葡萄糖，大脑就又有电了，问题得到了解决。

酮症之后的这个模式被称为"自噬"，说得通俗一点就是啃自己的肉。没错，此时的人体就是在拆房子当柴烧。当然我们的代谢系统会尽量把这件事做得聪明一点。哪些组织吃了比较没关系，哪些地方吃了会出人命，代谢系统自会判断，总之这么做也是为了替援军争取时间。但这毕竟是权宜之计，要是粮草迟迟无法送来，那身体迟早会烧无可烧。在这种严重饥饿的状态下，人体免疫系统的效能会大打折扣，所以说饥荒之国也往往是热带疾病肆虐之所，而传染病一流行，卫生条件便难以维持。简单讲就是有饥饿的因，便很快会结出致命疫情的恶果。

痢疾作为一种肠道传染病，可依其成因区分为两种类型：一类是细菌性痢疾（bacillary dysentery），顾名思义，这是细菌引发的痢疾；另外一种则是阿米巴痢疾（amoebic dysentery），也就是由单细胞寄生虫所导致的痢疾。不论是哪一种痢疾，都具有高度的传染性，包括卫生水平低造成用水或双手遭到粪便污染，都提供了痢疾扩散的途径。痢疾的症状包括呕吐、痉挛、下痢与血便，所以染上痢疾对于平日衣食无缺、身强体健的西方人来讲，算是得痛苦跟不方便一段时间，但对于没有吃、没有喝，也没有医生诊病的贫穷地区儿童来说，就是一场浩劫了。

其他还有所谓的脚气病，这是种直接源自饥荒与营养不良的问题。更精确地说，脚气病对应的是硫胺素（thiamine），也就是缺乏维生素 B_1。脚气病有两种，一种湿式，一种干式。湿式脚气病影响的是心脏与肺，干式脚气病则袭击人的神经系统。湿式脚气病会导致心脏衰竭，而干式脚气病会造成神经损害、感觉迟钝，以及肌肉操控退化，严重者甚至会引发瘫痪。有趣的是脚气病更广泛见于饮食以白米为主、糙米次之的文化里，主要是因为白米缺少米糠富含的硫胺素。而这也解释了为何脚气病的案例会泛滥于二战期间的盟军战俘间，当时被日军俘虏者不但吃不饱，而且吃的还几乎都是白米。

长年的饥荒到了最后阶段，有两种甚具代表性的疾病会浮出台面，一种是恶性营养不良，另一种则是消瘦症。音译为"夸休可尔症"的恶性营养不良由严重的蛋白质欠缺造成，而其恶名昭彰的症状就是儿童的腹部肿胀而四肢细小，主要是饥荒期间蛋白质来源短少，进而造成身体组织的严重水肿。消瘦症的起因是卡路里摄取的严重不足，好发于年轻族群。消瘦症会让人晕眩、腹泻、尿失禁，最后死神会蹑手蹑脚地趁病人昏睡时来到身旁，取人性命，就像成语说的油尽灯枯。病人咽下最后一口气，经常是因为心脏衰竭——弹尽援绝的心脏再也跳不动了。

在跟人类过不去的各类疾患当中，饥饿是源远流长的一种，而且也是病理学原理与解决之道都几无争议的一种。要治好这种疾患很简单，吃饱就没事了，而且把全球当成一个大食堂来看，人类的食物产量要喂饱每一张嘴，应该是绰绰有余才对，只不过饥饿依旧在这个地球上肆虐。以今日而言，全球有近八亿人的进食状况达不到健康生活的水平，相当于地球村里每九个人之中就有一个人在挨饿。随着气候变迁让地球变暖，愈来愈多的旱灾，严重的饥荒预期将伴随歉收而变为现实，受到危害的人口将以百万为单位增加。

挨饿的人固然不计其数，但每个人对于饥饿的反应，与会有该反应背后的原因，却因人而异。十来岁的我有过一段很难忘的回忆，那是在电视新闻上看到的一件事。1981年，因为推动爱尔兰统一而入狱的共和军（Irish Republican Army）[1]政治犯在北爱尔兰的梅兹监狱（HM Prison Maze）里发动绝食抗议，小屏幕上的他们一天天越来越形容枯槁。最后抗议者中有10名幸存者的空腹时间长达46~72天不等——最久者将近两个半月粒米未进。1943年，年过七十而骨瘦如柴的圣雄甘地斋戒了整整3周，为他长年以绝食进行政治抗议的记录又多添了一笔。不过若长期处于植物人状态的病人被切断补给，那死亡往往就是两周内的事情。若问为什么会有这样的差异？

----

[1] 爱尔兰共和军，推动北爱尔兰脱离英国的军事组织，其目的在于让北爱尔兰与爱尔兰统一。

最主要的因素是水。只要水分能获得充分的补充，那人是有机会饿数月不死的。甚至只要少量进食，人就可以靠水活上数年，至少二战时的战俘营里就发生过这样的奇迹。体重较重也有利于提高存活的概率，主要是体内的脂肪存量可提供续命的能量，另外基因遗传应该也多少是个变量。2008年的一项研究发现，有证据显示某区人口在历经饥饿之后，遗传上的改变会传给后代。1944年，荷兰因二战陷入饥荒，而在检视过那年出生的荷兰婴儿后，科学家发现这些孩子的基因产生了永久性的改变，而这正是起源于他们母亲的饥饿经历。这些孩子体型普遍较为瘦小，同时也是罹患糖尿病的高风险人群。再者，等到这些孩子为人父母了，他们的孩子也会承继这些不良的体质。近期以线虫进行的研究显示，饥饿会对DNA造成延续多代的效应。这与其说是人们常说的"父罪子承"，更像是子女继承了母亲一方所经历的痛苦。

然后还有个别心理状态的问题。饥饿不仅有损人的肉体，对其心灵也是一种打击。以绝食者为例，饥饿是他们的选择，那么比起不情愿挨饿的人，两种忍饥的能力会有什么差别呢？我们的意志力、经历与个性，又会对我们生理上的生存能力产生何种影响呢？

饥饿的心理层面极其深沉幽远，比起饥饿对生理层面的影响毫不逊色。1950年，明尼苏达大学就挨饿一事进行了相当著名的行为效应研究。该实验找来36名身心健康的年轻男性受测，以半年为期观察他们在卡路里摄取量降至濒临半饥饿状态时的反应。学术圈凡提到"饥饿研究"，指的就是这次实验。

这个研究在受试者身上观察到非常深刻的效应——他们不仅仅是生理上有所衰败，同时在行为上、态度上与男子气概上都不如以往。这些年轻男性变得满脑子只有食物：哪里可以找到食物，找到了要怎么享用，甚至于他们对烹调都产生了兴趣。食物一旦真的到手，即便只有一点点，他们也会吃得津津有味，完全不顾形象。此研究还观察到受试者的情绪剧烈波动，他们"深陷在阴暗的抑郁之中"，情绪上的冲击显而易见。原本能轻易与人打成一片的受试者，一步步变得退缩而孤立。他们的幽默感销声匿迹，对异性也失去了"性"趣，其中一位受试者挑明了说他的"性欲恐怕比生了病的牡蛎还低"，话说就连此时他都没忘要用海鲜当比喻。这项研究掀开了饥饿这项疾患的布幔，揭发了底下一个爹不疼娘不爱的真相：身体如何渴望，我们的心思就会望着什么方向。身体的渴望有如回声，在我们的心思中回荡。

事实上即便只是最起码的饥饿感，都会反映到我们的行为上。2013 年，美国康奈尔大学的一项研究发现，在饿的时候去购物，受试者会较易在推车里放一堆高热量的商品。这感觉相当直观——人饿了自然会想要身边多点吃的。但这一研究进一步显示饥饿不只是会让你渴望食物；它还会左右你渴望哪一种食物，饥饿会改变人的思考的方式——改变你做出的选择。我们的自由意志，就像被原始需求围绕着的小孩。我们不只是饥饿，我们是对某种东西感到饥渴。这是一种有方向性的欲望，一种欲望的向量，一种轨迹会受到身体渴求操纵的欲望。这种饥饿并非无的放矢，而是聚焦在某个点上。

时代的故事
初来乍到：麦甘一族，1841—1871

这里有张 1868 年 3 月 5 日签发的死亡证明。地址：利物浦圣马丁小区雪尔伍街 31 号。死者是个孩子，特里萨·麦甘，欧文·麦甘与苏珊·麦甘的女儿。由医生宣告死亡。母亲在场。年龄：1 岁。登记：书记劳勃·麦克里兰。死因：消瘦症。易发于幼童，一种极端营养不良造成的病症。

小特里萨是饿死的。

这间破落的陋室，是苏珊·麦甘眼睁睁看着她的宝贝日渐消瘦的地方；室外走路不到一分钟的地方，是世界上绵延最长的码头卸货区。通过这一扇辽阔的商贸门户，流通着日不落帝国的货物与财富。来自五大洲的食物，堆满了邻近的砖造仓库。库房之大，其巨大的身影不仅投射在热闹拥挤的船坞边上，也覆盖住船坞底下臭不可闻的贫民窟。过分的丰饶，近在眼前却又远在天边。看似唾手可得，却又让其污秽阴影下的人们不敢奢望。

特里萨·麦甘，就饿死在这片富饶的土地上。在一旁看着她死去的人——苏珊·麦甘，特里萨的母亲，我的高祖母。

在这份文件的诸多数据底下，上演着充满人性的场景，为此我不禁停下来想象了一下。为人母者在破房子里看着自己的孩子活活饿死，那个她满怀希望让其受浸命名的孩子。母亲自不想让孩子就这样死去，却又无能为力。在家徒四壁的这间狭屋里，其他年长的孩子或许也在身旁，而且也一样营养不良。她自己也饿着肚子。饿是无所不在的，就像这屋里赶也赶不走的租客。

但苏珊坚持了下来。苏珊在这悲惨的一幕之后，又活了许多年。对于这样锥心的回忆，她是怎么处理的呢？她隔天早晨是如何起身，继续生活的呢？毕竟记录上她是继续活了下去。我想起了自己的儿子，他的地中海式饮食，他健美的身材，他健康的身体——我想象了一下他饥肠辘辘地躺在我的怀里，而做父亲的我只能不知所措地望着他。无法忍受的我跳出了这个画面。

1866年9月，同一名书记在同一处地址，记录了特里萨的诞生。在出生证明上，母亲苏珊简单画了个"×"权充签名。她不识字，她不懂得如何写字，但她通晓一种普世的语言，叫作希望。一条新生命，就是一段新的未来。只不过在1865年，也就是特里萨出生的前一年，有另外一张死亡证明流传至今。这一年离世的是特里萨的姐姐，跟她们母亲同名的苏珊。

小苏珊死时才9个月大。死因：消瘦症。她也是饿死的。换句话说，短短40个月内，饥饿就夺走了苏珊·麦甘的两个宝贝女儿。

　　饥饿的所作所为，究竟对苏珊产生了什么影响？她何以还能一步一个脚印地在人生路上走下去呢？我百余年前的家人，是怎么撑过那一年的呢？更别说他们是怎么撑过 150 年，让我今天能在这里问这个问题的呢？当年的那群麦甘家族成员，是从哪里来的呢？他们是怎么落脚在利物浦，怎么开始在码头边以贫民窟为家的呢？在他们身上无情肆虐的这股饥饿，后来如何扭转了他们的想法，带着他们的足迹到了哪些地方，又是如何左右了他们人生的抉择呢？

　　种种问题想得到回答，我们得把起点拉回小特里萨早夭前的 20 年。话说让命运转弯的那种农作物，乍看之下很不起眼。

　　　　＊ ＊ ＊

　　族谱仿佛是个倒叙的故事。你基本上会先把结局暴露，因为先提到的一定是当今的状况。这开门见山的最后一章，往往也是有头有尾的一章，毕竟主角们有蛮高的概率都还活着，所以要现身说法都还办得到。在这样的起点上，叙事者的任务是要逆流而上把前面的章节补完，一代一代地补上。这一工作是像矿工一样拿着十字镐，挖掘过往的数据，希望能找到关键的起始点——那一决定性的母矿，后来所有矿藏的始祖。这一母矿就是故事的第一章——家族的起源神话。

用采矿来比喻，算是很得体，因为这真的是很艰辛、缓慢的工作。而且有个问题是，你永远不知道自己挖到终点（或者应该说起点）了没有。任何一位认真的族谱研究者，都会尽可能把溯源的工作推到极限——一代代向前推，直到资料变成涓涓细流而至干涸。往往弄到最后，你能依靠的只剩下自己的智商跟直觉，手边的线索顶多就是某处古地名或土地税务文书。

这代表家族故事里最爱打迷糊仗的，常常就是年代的开端，而这对于故事的说服力，肯定有一定的影响。试想这能听吗：很久很久以前的某个时间点上，我觉得某个人应该就住在这个地方。但话又说回来，有个大概的时间点当作开始，总是比没有好：有个里程碑般的时间范围存在，你的家族史研究会比较好聚焦。就以麦甘家族来说，我们就有个不太需要费力找的时代指标。麦甘（McGann），是个爱尔兰裔的姓氏，从古代氏族名称 MacCana 演变而来，原意是"狼的孩子"。利物浦作为英格兰西北部的港都，是我出生的城市，也是麦甘家族住了数代的地方。话说利物浦曾在 19 世纪历经爱尔兰人的大举移入，主要是大批爱尔兰人想移民到当时被称为"新世界"的美国，而利物浦就是赴美的中继站。这些爱尔兰移民的行囊中，有他们的罗马天主教信仰——而我的家族所有成员自有记忆以来，就一直都是天主教徒。种种迹象看来，麦甘一族就是当年爱尔兰人口散播时的一员，而我仅剩的工作就是把证据找出来，届时这追溯渊源的工作就算功德圆满。

仅剩的工作？这我得感谢年轻时的自己！还是个满脸青春痘的 17 岁少年时，我就动工了，当时我动不动就有一股浪漫的冲劲。想当一名家族史学者，你首要的工作就是尽可能趁长辈健在时，搜集他们的口述历史，包含大小家族故事：轶事、名号、传言、病史、生死，乃至于各种喜怒哀乐的剧情，统统来者不拒。虽说老人家的记忆不见得百分之百可靠，但人物、事件、时间、地点、物件从活人的口中说出来，终究代表着族谱学研究的宝库，而长者一把话说出口，你就得赶紧把数据做成书面记录，免得哪天需要时又遍寻不见而只能徒呼后悔。

只不过当年我刚动手就出师不利，而给我添乱的是我父亲那边的亲戚。当时我父亲跟他两名手足都还在世，年届中年的 3 人分别是玛莉、吉米与乔，乔是我的父亲。我祖母莉兹很早就去世了，那时我才 9 岁。她的先生欧文·约瑟夫，也就是我的祖父，更是在 1929 年就离开人世了，那年我父亲才 5 岁而已。所以当时除了我父亲、玛莉姑姑，还有吉米伯父，麦甘家没有其他的长辈在世了。没有远房的堂姑叔伯——只剩我父亲那一代的儿时记忆。经过爬梳之后，还能有些模糊的点滴供我拾零。另外我们家族也对自己爱尔兰裔的身份一无所知，毫不夸张，就是完全没概念。我们家族对自身苏格兰裔的来历如数家珍，但苏格兰裔是我祖母从娘家带来，她娘家来自苏格兰佩斯利（Paisley），是 19 世纪末来到利物浦定居的纺织工人。但是爱尔兰这一支的麦甘血脉就像个谜似的，毫无着力点。唯一知道的是他们住在贫困的利物浦北边，更精确地说，他们住在挨着利物浦码头边的窄巷里面。

青涩而倔强的我不想轻言放弃。我决心要为麦甘家寻根，我要找到自己是爱尔兰裔的铁证，希望确切知道自己的祖先来自爱尔兰的哪一个镇、哪一个村。我要知道自己起源的故事。我想象自己会潇洒地迈入某个风城一般的爱尔兰村落，豪迈地宣布麦甘家荣归故里，然后飘逸着乌黑秀发的爱尔兰少女们会展开双臂，夹道欢迎我们。但现实正如预料，不会有这么好的事情。之后我查访了 35 年，一无所获。但踏破铁鞋无觅处，得来全不费功夫。我两年前误打误撞找到了答案：爱尔兰，罗斯康芒郡的提比辛（Tibohine, Roscommon）。

* * *

提比辛这个小小的聚落，就坐落在罗斯康芒郡西北部，巴拉哈德林镇（Ballaghaderreen）与弗伦奇帕克村（Frenchpark）之间的路上，不远处就可以跨越郡界进入梅奥郡（Mayo）和斯莱戈郡（Sligo），抵达爱尔兰多湖的中西部。提比辛是处人烟稀少，富有粗犷之美的乡野，北以夏侬河（River Shannon）

为界，南边则在古老的斐俪蒙特丘陵（Fairymount Hill）的眼皮底下：丘陵处于罗斯康芒居高临下的位置，也是新石器时代一处山丘堡垒的遗址。如果时间会停止在某个地方，那就是这里了，当然若有人要去惹是生非，那就另当别论了。令人遗憾的是，在爱尔兰的历史上，定期就会有人唯恐天下不乱。据说中世纪时，圣帕特里克[1]手下的一名主教曾在此建立了一个宗教聚落，但经过托马斯·克伦威尔[2]的肆虐，这儿后来成了英格兰新教世族德弗雷斯纳（De Fresne）家的封地。1829年，天主教信仰获得解放之后，提比辛建立了一个小小的教区，结果乡村的天主教贫农蜂拥而至：有的要让孩子受浸礼，有的要教堂认证他们的婚姻，还有的人来是要让亲人入土为安。几个世纪过去，爱尔兰这个与世无争的角落，不断地重复着这种生命的循环。

　　1859 年的提比辛教区出生证明，简直就是文件界的"鸽子笼"——没画线的纸张上有非常潦草的字迹，偶尔还穿插点点墨渍。肉眼要花点时间才能适应，人名也才会慢慢从龙飞凤舞的笔画中现形。但还是让我找着了，就在 6 月 3 日的

---

[1]　圣帕特里克（St. Patrick），5 世纪将基督教信仰带到爱尔兰的基督教传教士。据说他让爱尔兰进入文明，因此被尊称为爱尔兰使徒或爱尔兰的主保圣人。圣帕特里克节是每年的 3 月 17 日，如今已成为民众一身绿色装扮来庆祝爱尔兰文化的日子。
[2]　托马斯·克伦威尔（Thomas Cromwell，1485—1540），英国政治人物，宗教改革的重要人物，以亨利八世的心腹身份对抗罗马教廷，并大肆解散天主教修道院。

浸礼条目下，有一个孩子：尤金尼尔斯·（欧文）·麦甘。欧文·麦甘与苏珊·麦甘之子，也就是我的曾祖父，尤金。旁边还有浸礼见证人的名字特里萨·麦甘，在利物浦贫民窟中殒命的小特里萨，应该就是以她的名命的名。历史相机的闪光灯，在此闪亮了一瞬。

作为小尤金的父亲，也就是苏珊的丈夫，欧文的名字出现在 1819 年 3 月 7 日，克罗根村（Croghan，亦属罗斯康芒郡）的浸礼记录上：欧文的父亲是詹姆斯·麦甘，母亲是伊莉莎白·费兹帕特里克。欧文双亲的人生，可以追溯到 18 世纪末。这个家庭代代相习而住在同一个地方，但如今他们到了巨变的边缘。历经接二连三的征战、农地充公、起兵叛乱与用作惩罚的严刑峻法，爱尔兰的乡间可说早已民不聊生。其中冲击民生最大的，要算是当时的土地所有权体系。在 18 世纪，不住在原地的英格兰地主会把大块土地出租给中间人，然后再由中间人向下分租牟利。这种制度，鼓励了对最弱势佃农的大肆剥削，为了出租赚钱，中间人会尽可能地把土地拆小，而土地小到一定程度，佃农很难据此生活。雪上加霜的是凶神恶煞一般的租赁法。依此恶法，租户对所承租的土地没有任何权利，地主心血来潮就可以把租客赶走，收回土地，且无需任何理由。租户对土地或住处所做的任何改善，都会在土地交还的一瞬间归地主所有——由此佃户根本没有任何心思去改善自己的生活或处境。土地本身亦往往相当贫瘠——

如沼泽一般湿软，根本种不出庄稼来。英格兰四处可见谷类作物，但这对爱尔兰的佃农而言是难以想象的光景。这还没提中间人会索取高得像在敲竹杠的租金，所以就算是收获之后，佃户也赚不了多少钱来养家糊口。虽然情况如此之糟，但除了令人望而却步的济贫院 ① 可以伸出援手，穷人没有其他办法，所以贫困的家庭只能被迫接受地主与掮客的吃人条件。爱尔兰当时并无任何社会福利机制。可在这众多恶劣条件中，有一种常见的吃人手法是让佃户签下所谓的"缓征地租" ②。意思是地主会给佃户一定时间的租金宽限期，等收获时再一并收取，等于是先让农民欠着。让积欠租金一直这样悬着，农民的债务很容易愈滚愈大，完全没有任何保障。在这种长期积累的贫穷作用之下，爱尔兰出现了真正的一穷二白，在欧洲是倒数前几名的贫农阶级——也就是我祖先所属的那个阶级。话说当时在提比辛，新生儿的整体死亡率高达 1/5，识字率却才 34%。

但麦甘家活了下来。事实上不仅麦甘家撑了过来，整个爱尔兰的人口都在这之后兴旺起来。短短 50 年，爱尔兰的人口就成功翻倍有余。这个从里烂到外的体系没有土崩瓦解，要感谢谁？贫农阶级能在如此不堪的经济状况下年复一年存

---

① 济贫院（workhouse），见于英伦本岛与爱尔兰，为穷人提供工作或生计的机构，法源为 1601 年的《伊丽莎白济贫法》（*Elizabethan Poor Law*）。
② 缓征地租（hanging gale）。gale 就是指定期该缴的租金。

活下来，甚至还能养育下一代，原因何在？

答案你可能想不到，竟然是貌不惊人的马铃薯。

马铃薯自16世纪90年代被引进爱尔兰之后，很快在乡间成了爱尔兰人的重要主食。马铃薯非常好种，拿把铲子随便挖一挖土，再贫瘠的土壤也种得出来，而且就营养价值而言，马铃薯还富含重要的维生素。另外一点是马铃薯的单位产量高得出奇，仅仅一英亩半（比现代足球场小一点）的马铃薯田，就可以养活六口之家半年。相比之下谷类需要六倍大的土地，才能达到同样的效果，更别说种植谷类需要一定的农业技能。农民甚至能分出马铃薯收成的三分之一去喂猪，然后卖猪，借此为久旱的家计生活带来甘霖般的外快。这不是超级食物，什么是超级食物？

但话说回来，把全国的生计都孤注一掷地押在单一作物上，用"如履薄冰"四字来形容真的还算客气。经常性歉收是马铃薯的缺陷，而收成一出差错，最依靠马铃薯过活的人群便面临挨饿的威胁。1816、1822、1826、1831年的饥荒，都得算在马铃薯歉收的头上，而后果便是区域性的死亡与热病。就算某年没有歉收的问题，年度收成前的月份也被称为"饥饿的夏季"，因为前一年的库存已经耗尽，为此农民往往得全家出动外出乞讨直到新一批马铃薯收获。要知道这是群与饥饿永远只有一步之隔的贫民。我的高祖母，也就是日后会在利物浦看着小特里萨饿死的苏珊，就曾因为自己营养不良而被迫断奶。

　　随着土地拆分的变本加厉，佃农的处境愈来愈艰困，于是另种一种营养价值较低但种质强壮许多的饲料级马铃薯成为新的主流。这就是所谓的 horse potato，也就是给马吃的马铃薯，或称"大马铃薯"。大马铃薯可以长在贫瘠到不能再贫瘠的土壤里，所以很适合那些被迫迁至环境更差地区的家庭。同时，大马铃薯对常见的病虫害都比较有抵抗力。但大马铃薯有一个缺点，那就是它完全对抗不了当时还不太为人所知的一种美洲病菌。这种病叫作马铃薯晚疫霉（Phytophthora Infestans），即恶名昭彰的马铃薯晚疫病的起源。马铃薯晚疫病源自马铃薯晚疫霉。这种真菌首先以孢子的形式随风飘散，然后在潮湿的环境中茁壮成长。染病的马铃薯叶片先出现小小的黑点，然后扩散成为大面积的棕色病变，有些还会伴随绒毛状的增生物。到了这一步，这病灶又会产生出数以千计的新孢子通过空气传播，让疫情变得一发不可收拾。随着马铃薯植株凋萎死去，真菌的孢子会渗入土壤直接感染马铃薯的块根。此时染病的马铃薯块根会变异成坏疽般的褐色，然后变成为人食用后无法消化的糜烂状态。更糟的是到了冬天，真菌会藏匿在残存的种薯上，等着天气回暖、农民开耕后再度出击。这种病害于 1845 年扩散到欧洲，马铃薯的栽种者深受其害，包括德国、法国与荷兰都因此饿死了不少人。虽然这些欧陆国家并没把不饿死人一事全押宝在马铃薯身上……

那一年的 9 月，晚疫病终于从欧陆传到了爱尔兰。至于接下来发生的事情，我想可以不过分地形容为一场可在历史上留名的人道灾难。这场饥荒把农民仍想居留的住处变成人间炼狱，因此逼着举国的人口即便在汪洋的阻隔之下，也要赌一把，只要他们可以在异乡找到稍微能入口的东西果腹。这些人之中，就有我的祖先。

* * *

爱尔兰的"大饥荒"（the great famine）自 1845 年开始，1850 年告终，该国的马铃薯收成因受到晚疫病的冲击，接连不断出现灾难性的结果。饥饿、贫穷与死亡随之而来，而且受影响的人数之众，令人咋舌。这场灾难重创了爱尔兰的经济，夺去了爱尔兰百姓的生命，让社会的发展直朝叛乱与最终的脱英独立前进。这场饥荒，改变了所有的事。

麦甘一家活了下来，1859 年的那场浸礼就是最好的证明。问题是有多少人活下来呢？光看数据无法判断。经此一劫，罗斯康芒郡减少了 1/3 的人口——这比爱尔兰其他郡更加惨烈。在 1846 年爆发的第一波饥荒中，麦甘家赖以为家的罗斯康芒郡北部是首当其冲的地带。利物浦出身的一名贵格派教徒约瑟夫·克罗斯菲尔德（Joseph Crossfield）在 12 月途经该地区，他对当地民众有以下的观察与描述：

不少人说他们已经 48 小时不知道食物的滋味了；说自己近几日或几周内只吃过包心菜跟大头菜者，亦甚众。

这看似只能塞牙缝的分量，很快会被视为人间珍馐。伴随饥荒恶化，民众被迫开始啃食荨麻、野莓、蒲公英与植物的根部。他们甚至打起猫猫狗狗跟马匹的主意，这些动物很快都失去了踪迹，再后来野外的狐狸跟獾也遭到毒手。牛只被放血，因为牛体内也有几品脱的血可以滋养人体。只不过再怎么饥不择食，1847 年的北罗斯康芒郡也已经什么都不剩了，而这才是饥荒的第二年而已。

在饥荒之前，罗斯康芒郡有 6 万英亩的马铃薯田。但因为所有的种薯感染了晚疫病，所以不少农民即便有田也无法耕作。到了 1847 年，马铃薯田的面积已经降至 6900 英亩。都柏林的《国家报》（*The Nation*）报道："在罗斯康芒，死于饥荒的情况已经失控到一家子晚上活着睡觉，早上没命醒来。"

提比辛教会的地主写信给西敏寺，一方面对皇室说明情势有多恶劣，一方面要求必须将救命的食物十万火急地运来。结果英国政府做了什么来解救水深火热的爱尔兰同胞呢？

简单讲，做得不够。虽然救援资金规模相当可观，但西敏寺在经手爱尔兰饥荒的援助事宜上有个很大的障碍，在于维多利亚时代中期的"放任经济学"。利伯维尔场机制被奉为圭臬，那双"看不见的手"不应该遭受任何干扰——就连大饥荒也不例外。亦即紧急物资的供应，也不容许扭曲农产品的当地市场价格。在这样的大原则下，爱尔兰人不被容许白白地获得帮助，他们得有所表示来证明自己值得人家帮助。甚至只要没到动不了，爱尔兰人还得通过工作来赚取这些援助。官方会有这种态度，是因为英伦本岛的英国人原本就戴着有色的眼镜在看爱尔兰人。在很多英国人的眼里，爱尔兰的小农就是脸皮厚、不老实、难管又不知好歹的一群刁民。"不值得救的穷人"若有一个原型，那就是爱尔兰人。于是有关单位提供的是"以工代赈"的岗位：由公家出资兴建小型的基础建设，然后劳动力就由当地的穷人提供。穷人接受雇用之后，就可以用劳动的薪水来购买救急的食物。饿着肚子的农民就此被派去穷乡僻壤，风雨无阻地铺路造桥——这些工作没有多大的实际意义，单纯只是为了创造职缺来雇用灾民。更别说有些人饿到连铲子都难举起来。

饭没得吃，紧接而来的便是致命的热病。饥荒肆虐的爱尔兰又得面对传染病，完全措手不及。麦甘家所在的地区有 3 万人口分布在 135 平方英里的崎岖乡间，但却只有一家医院。关于饥荒有一项公认的事实，那就是病死的人比饿死的多。饥饿让人体的免疫系统遭受破坏，所以各种感染都会找上门来。据认定，当时如有一个人死于营养不良，就有超过 10 人

死于斑疹伤寒与痢疾。在罗斯康芒郡，不论是医院或是由济贫院改制而成的疗养院①，都在短时间内人满为患，收容不下的病人只能在外头自生自灭。

《济贫法》规定，照顾这一大群弱势者的税金负担落在了地方税纳税义务人（ratepayer）的头上，但健全的地方税纳税人已经所剩不多。在罗斯康芒郡的某些村镇，地方税的税基只剩下人口的 4%，但 4% 却要养活全部的人。这群纳税人普遍有着地主的身份，而且不少人都有大片家业被拆分成数百笔小到不能再小的土地供佃农苟延残喘。按照规定，地主要负责替月租不到 4 英镑的佃户负担地方税，所以很多手头紧的地主就决定一不做二不休，索性把欠他们钱的佃户给赶走，然后把收回的零碎土地凑成更大片也更有价值的资产。就这样在大饥荒最绝望的节骨眼上，爱尔兰的地主决定抽佃农的银根，他们要结束宽限，一次拿回之前"缓征"的租金。

这种"清理门户"的做法，成为爱尔兰大饥荒当中最黑暗的一个篇章。在 1841 到 1854 年，将近 5 万户家庭被地主扫地出门，无家可归。负责查封的官员与军警成群结队，四处毁屋烧厝，其目的就是要确保没有遮风避雨之处留下，以免

① 疗养院（workhouse infirmary），此类疗养院存在于 19 世纪的英国，主要是由济贫院改制而来，法源同样为《伊丽莎白济贫法》。1832 年，"皇家济贫法执行委员会"提议将年长与羸弱者从济贫院中区分出来，1834 年的《济贫法修正案》则规定精神错乱者不能在济贫院停留超过两周。这些人的去处都是上述疗养院。

有死撑的租户会心存幻想。一旦被驱离，这些家庭基本上走投无路，他们会像孤魂野鬼似的在地方上游荡，跟以沼泽洞穴为家的野生动物没有两样，最终的命运是不敌疾病与饥饿，然后暴尸荒野被人发现。

苏珊·麦甘与我的亲族，就亲身经历了这一段饥饿时光。那种让人感觉心狠手辣的恐怖，烙印在饥荒受害者的心灵上，让他们在这个天地不仁的世界里，只想一心一意地赶紧找到一丝安全感。饥饿就像一个杀人不眨眼的反派，它成了你所有行动的动机。饥饿会改变人的想法，包括你做的每一个决定。这不只是单纯的饥渴，这是一种超越食物的饥饿，一种对生存的渴求。希望化身为暴君对人予夺取舍，人只剩一个念头：从这里逃脱。

向外移民对爱尔兰人来说，不是什么新鲜的事情。自19世纪初以来，爱尔兰就不断有人为了追求更好的生活而出发前往北美与澳大拉西亚（澳大利亚、新西兰加上邻近的太平洋岛屿），而且人潮持续稳定增加。在饥荒之前，外流的总人数已达150万之多——且大半取道港都利物浦。

这些饥荒前的对外移民有一个特色，就是他们相对年轻而且对未来怀有憧憬；他们有七成的人在16~34岁。许多人原本就有亲朋好友到海外闯荡，而海外寄回来的除了通关的费用赞助，还有令人振奋的故事。虽然人口原本就有外流，但饥荒的发生让出走人潮扩大为滚滚洪流。爱尔兰短短6年就走了百万余人，但这些人不是当年灵活矫健、踌躇满志的年轻小伙子，而是要么一把年纪，要么身无分文，要么身染重病，要么饥肠辘辘的人。这是一队由绝望者组成的大军。

这场饥荒，拨开了爱尔兰人集体心理的一枚开关，即便后来农作物收成状况已经好转，这开关也摁不回去了。饥荒在19世纪50年代初期慢慢好转，但移民潮的水龙头已经关不上了——饥荒后的半个世纪，移民的人数竟高达400万。爱尔兰人真的待不下去了，他们想要离开，这时马铃薯究竟长不长得出来，已非重点。很多人离开家乡的心意已决，麦甘家也不例外。

* * *

麦甘一族彻底迁离爱尔兰的时间落在1859—1864年。1859年是欧文与苏珊在提比辛让尤金受浸命名的那一年，而1864年则是夫妇俩首次在利物浦贫民窟公开记录中的现身之年。妙的是麦甘家好像先去了趟美国，然后又返回了爱尔兰。一份人口普查表记录下他们的大儿子詹姆斯出生于美国费城，那年是1857年。而到了1859年，他们一家又回到了提比辛，苏珊也在这年生下了尤金。5年后，他们又在利物浦落地生根。对于一个曾经只在家乡附近活动的家庭而言，上述的移动尺度可以说是拼了老命。饥饿仿佛为他们注入了三股动力：想要从眼前的惨状脱身的离心力，让他们离开了爱尔兰；思乡之情的吸引力，让他们回到了提比辛；希望燃起的狂热产生的推动力，让他们无惧危险与障碍朝未知闯去。

科技发展使在海上慢慢漂的木制帆船过渡到金属船身的燃煤汽船，就在这个时代——铁皮的蒸汽船可以载着大量乘客漂洋过海，而且航程费用便宜不少。对于想从都柏林渡海到利物浦的乘客来说，相互竞争的这些汽船可以让人节省很多时间，而且票价低到连要饭的攒一攒都可能付得起。麦甘家于是凑足了钱，从提比辛走了足足 170 公里的路到都柏林，再买一张几先令的船票到利物浦。这会是一趟令人惨不忍睹的旅程：登船的过程又乱又挤，渡海的过程险象环生，而且最底层乘客会被集体赶到露天的甲板上日晒雨淋。1854 年，一名乘客以目击者的身份在英国国会的专责委员会（select committee）上做证，他描述了甲板乘客的惨况：

……他们普遍挤在汽船的烟囱四周，或是尊严扫地四处围成一堆；而且许多人因为不习于搭船而晕船，无助到了极点，他们身上甚至沾满了彼此的污秽。

船票便宜归便宜，但这样一趟旅程还是会让不少爱尔兰家庭在抵达终点时口袋空空。运气好的还能剩点钱，继续前往大西洋对岸，但运气差点的，例如麦甘一家，就只能迫于现实在利物浦待下，盼望日后可以赚到钱来完成行程。

在利物浦岸上等着欧文、苏珊与孩子们的，是什么样的命运呢？

利物浦的码头是个摩肩接踵、臭气冲天，混乱到让人分不清东西南北的地方。饥肠辘辘的乘客带着涣散的眼神与冻僵的身体，一大票人如撒豆般上了岸。除了铺天盖地的噪声与纷扰，都市里的庸医与惯偷也磨刀霍霍地等着这群乡巴佬。《利物浦水星报》（*Liverpool Mercury*）对当时的光景做过以下报道：

> 在严冬的低温与阴郁中，数千人既没得吃又衣不蔽体，只得四处游荡。最起码的温饱，还有能躲避刺骨冷风的栖身之所，他们都不知该去哪找。挨饿的爱尔兰男女老幼——天天从我们的码头登岸的他们，其人数之众令人不知所措。利物浦教区眼下有个很棘手也很花钱的任务要处理，那就是想办法让这些人活下去，实情是这很不容易……

确实，先把命保住是麦甘家的当务之急。而要活下去，就代表他们能取得食物，并且随便找到一片屋顶让一家子不用风餐露宿。以欧文跟苏珊的背景与条件来说，他们的选择并不多。地方上依《济贫法》有救助机制，那是当年以教区为单位来推动的社会福利体系，但这个体系不受理未住满5年的移民。若干慈善基金会提供短期的餐食，但也就仅此而已。再来就是上街乞讨了，这在当时可以说是很普遍的现象。甚至对于很多家庭来说，乞讨是重要的生计。一个家庭若是有孩子可以出门乞讨，那集腋成裘也能顾全基本的吃住。

　　说到住，利物浦的穷人一般都会往沃克索（Vauxhall）区，找那令人头皮发麻的贫民窟，街道上密密麻麻的破屋紧挨着码头，从市中心一路向北延伸，夹在大霍华街（Great Howard Street）与梅西河（River Mersey）中间。这些街道塞爆了来自爱尔兰的难民，安全性令人堪忧，而且也欠缺最起码的卫生设施与条件。致命的疾病是挥之不去的威胁。多数人迫于无奈，都会栖身在那些每晚只收一便士人头费用的破客栈或地窖。当地的医师威廉·邓肯（William Duncan）曾这么形容这些过夜处：

　　到了夜里，这些地下室的地板上会铺上一层稻草，躺在上头的那些人——那些只付得起每晚一便士的住客——会尽可能调整姿势，直到上头全都挤满了人，一点空间也不剩为止。这样的塞法，有时候会让地窖里挤进30个人，甚至更多。每一个人都被迫吸着旁人呼出的有害气体，然后共同呈现出一幅迷你版"加尔各答黑洞"①光景。

　　事后证明，拖着被饥饿摧残过的身体来到利物浦，已经让不少人的精力耗尽。验尸报告中死因为饥饿的案例，开始以令英国蒙羞的频率出现：玛莉·马甄尼于睡梦中陈尸在沃克索路的居所床上——她已经4天没吃东西了；年轻的帕特里克·库伦则在艾胥比街的地窖中活活饿死……这些都是麦甘家抵达利物浦时落脚过的街坊，也是他们后来一住就是三十多年的家，更是小特里萨走完短暂一生的地方。

　　小特里萨走了，活下来的麦甘一族还是得过日子。日复一日，年复一年。

　　在1871年的人口普查数据中，我发现了撑过来的麦甘一家挤在不远处克雷街的单人房里生活，包括欧文、苏珊，还有他们活下来的孩子们——14岁的詹姆斯、12岁的尤金、10岁的苏珊、8岁的玛莉。他们依旧生活在悬崖边缘，依旧得为了生活挣扎，但他们扎扎实实活下来了。我想起了明尼苏达大学的研究：饥饿会把人折磨得被动退缩，"性欲恐怕比生了病的牡蛎还低"。从欧文与苏珊家的浸礼记录可知，他们"这两颗牡蛎"不仅没有生病，而且还如胶似漆。在那可以想见非

_____

① 加尔各答黑洞（Black Hole of Calcutta），据说是1756年英法在争抢印度半岛殖民利益而引发冲突时，法国在孟加拉紧急建立的囚禁英军俘房的土牢。当年6月20日，据称囚禁在此的146名英国与印度雇佣兵中有123人窒息而死，国际舆论哗然。

常拥挤，而且味道很重的房间里，即便旁边就睡着自己的孩子，很显然欧文跟苏珊还是能找出时间来进行肌肤之亲。

他们是怎么办到的呢？为什么长期的饥饿与苦难没有把这两人的干劲与希望磨光？他们为什么没有饿着肚子睡下，然后就这样举白旗投降？

我一定少算了什么。一定有某种力量超越了他们不良的健康状态，推着他们继续前进，而我没有看到。我很清楚饥饿会对我的住在那间房里的先祖产生什么样的负面影响，但饥饿会不会也同时激发出他们的某种潜能呢？也许饥饿在把他们逼到绝境的同时，也让他们的心志集中——摆脱不了的匮乏，反倒磨尖了他们的决心，让他们更一心一意想要从命运手中取得胜利，他们有了更强的求生意志。生活琐事被饥饿清除得干干净净，夫妻之间只剩下赤裸裸的爱意。这股动力让他们反守为攻，饥饿在此产生了聚焦的作用。

但聚焦在什么上头呢？让我那两位吃不饱的祖先能在破烂被褥与孩子嘈杂呼吸声中过性生活的，只是一种由物质匮乏注入体内的爱意吗？不，他们不只是单纯感到饥饿，他们是对某样东西感到饥饿。这是一种有指向性的欲望，生猛而沾染了泥土的这东西，是一种热情。

得以聚焦的饥饿感，成了一种生猛有力的热情。像这样的饥饿，可以激发我的家族成员什么样的潜能呢？

个案的证词：吃花的比利姨丈

威廉·鲁特莱基

1918 年于利物浦出生

1984 年 5 月与世长辞

我的比利姨丈。

在脑海里搜寻记忆，我可以把比利的面容看得很清楚。那年是 1943 年，我看着他眼眶周围净是深得吓人的皱纹，那双紫黑瘀青的双眼。染着尼古丁的手指，憔悴而枯槁的双颊上有晒伤，那是烈日干的好事。多如云雾的苍蝇，天色映照着青绿的棕榈。除了一块脏兮兮的兜裆布，他几乎全裸。踏在黄土上的脚边散落着一些干瘪的马铃薯。他身边有带着怒火的尖叫声，说的是日文。比利用双眼直直地瞪着我，然后张开双唇笑得灿烂。

他的嘴巴被鲜血染得绯红。他的门牙经过暴力的洗礼，只剩下一排零零落落的断齿。咧嘴对我笑着的他，看起来就像孩童噩梦中的骇人骷髅。

婆罗洲，沙捞越。

威廉·鲁特莱基，我们所有人口中的"比利·拉克"，是我母亲的姐姐——玛莉姨妈——的先生，我的姨丈。在大饥荒后的岁月里，如浮木般漂泊过爱尔兰海，加入利物浦的难民潮里的，鲁特莱基家也在其中。比利的祖父弗朗西斯生于都柏林，那年是尤金在提比辛受浸命名的前一年。比利长大的地方是利物浦的边山（Edge Hill）地区——那是个在都市里有如迷宫的人口聚集区，距离我住的市中心只有几步路而已。如果要拿几个词形容比利姨丈，肯定是粗犷、硬派、玩世不恭——他爱好拳击，爱喝啤酒，爱踢足球。但他也有沉默寡言与心思细密、懂得替人着想的一面。他开口的时候比你想的少，你会老觉得他还有话没说出口。

但他也不老爱当个哑巴，有的时候他也会开个金口——一般是在我们固定在主日去萝丝姨妈家玩时，比利会骂脏话给挤到厨房里的小朋友听。小孩子都喜欢比利姨丈，谁会不喜欢他呢？我母亲跟她两个姐妹在碎念、清理、炖东西、八卦的同时，比利姨丈会跟我们小孩一起坐在厨房的桌边。他会从旧罐子里拿出烟草来卷香烟，会做鬼脸，会像霰弹枪一样脏话连发。我们会跟着在一旁起哄笑闹，惹得我母亲跟两位姨妈啧啧声四起。有些日子里，他会讲些搞笑的歌谣或无厘头的童话故事——像是"大野狼与小红帽"跟"谁睡在我的燕麦粥里"。

我们最爱看的是他的"余兴节目"。他会趁我母亲跟两个姨妈在聊天时，从桌上的花瓶里抽出一朵蒲公英或郁金香，然后不疾不徐地开始吃花。他是整朵吃！我们小孩会在一旁露出恶心但又觉得他很厉害的表情。他会面无表情，一副扑克脸。他从花瓣吃起，我们则在一旁咻咻笑；再来是吃花心——他会爆着金鱼眼大嚼整朵花，这时我们的笑声会引起我母亲温柔的嘘声；最后是吃花茎，在场的三位女性会翻起白眼，然后比利会笑得好像自己赢了似的。有一次他吞了整根香蕉，包括皮。还有小孩说比利姨丈吃过苍蝇，但这我没看见过就是了。对我们来说，他就像是个有着特殊能力的超级英雄。那只是魔术吗？还是他特地练过了障眼法来表演给我们看？

显然都不是。

我母亲说："比利什么都吃。"

"怎么说，母亲？"

我母亲给的答案直截了当，没有给我一丝纳闷追问的空间。

"因为战争啊。"

战争二字覆盖在生养我们的上一代身上，就像一道神秘的面纱，也像大人在言谈中隐藏的一张防尘布，把年轻一代的人生当成家具一样隐藏着、保护着。长辈的沉默就像纱与布上的孔洞，我们透过沉默能瞥见的东西太少，不足以让我们判断他们曾经走过什么样的人生路。

玛莉姨妈是在 1946 年 3 月邂逅比利姨丈的。那是盟军在欧洲与远东战场取得胜利之后不久，筋疲力尽的英国总算盼来太平岁月。玛莉姨妈那时还是个小姑娘，年方十八，战后重开的舞会与派对让她快乐无比，而这些场合里都见得着凯旋回国的阿兵哥。跟以前在派对上一起跳舞的那些毛头小子相比，经过战火洗礼的军人气质显然不同。他们是一种迥然不同的动物。她一开始注意到比利，是因为比利在酒吧跟她的父亲聊足球。他看起来脸皮蛮厚，嗓门挺大，但玛莉察觉到了他那股气势背后的羞赧。他们就这样开始约会，一年之后缔结良缘。

比利姨丈回到英国，是 1945 年底的事情。战时他是皇家通信兵团（Royal Signals Regiment）的士官，驻地是新加坡，而玛莉姨妈发现他曾经在日军的战俘营中待了三年半。关于盟军俘虏在那儿所受到的非人待遇，外面的故事早传得甚嚣尘上，但比利姨丈对那段经历却是惜字如金。他会在夜里被梦魇惊醒，满身大汗，还浑身发抖，但究竟何事在他心中留下磨灭不了的阴影，旁人不得而知。在为了欢迎比利荣归的洗尘派对上，玛莉听他家人说他整晚都在只有妈妈的厨房里坐着，一声不吭地喝着闷酒。

时间回到 20 世纪 70 年代初期，当时我顶多 9 岁。哥哥马克大我不到两岁。我们兄弟俩跟比利姨丈坐在北威尔士一处休闲中心①的咖啡厅里。适逢夏季，我们一伙人离开了利物浦，来了场一日游。烈日当头，阳光穿过整片的玻璃，刺眼地反射在咖啡厅白色的桌面上。桌上有薯片跟汽水，比利姨丈放烟草的铁盒也开着。他视线朝下，一边用发黄的手指不疾不徐地卷着烟，一边点头听着女人说话。我母亲跟玛莉姨妈就站在我们身旁，肩上背着包包，她们说想去逛逛商店，去去就回。她们离开之后，现场就只剩男生了。不远处有小孩在池子里戏水，阳光依旧灿烂。

跟我们在一起的比利姨丈显得十分放松，话也比平日多。这太合我们的意了。可以把我们的大英雄占为己有，这机会太难得了。那个年纪的男孩子就是这样，我们看多了战时的漫画，要不就是雨天午后在家看了一堆英国拍的黑白战争片，结果满脑子都是士兵如何出生入死的画面。看着比利姨丈好像心情很好，加上没有母亲在一旁阻拦，我胆子一大，没大没小地问了一个问题：

"比利姨丈，你怎么有办法什么都吃啊？"

他卷烟的手指倏地停了下来，比利姨丈抬起头来看了我一会儿，既不激动也不仓皇。

他思考了一下才回答我。

_____

① 英国、爱尔兰、澳大利亚与加拿大的休闲中心（leisure centre），在澳大利亚也被称为"水上活动中心"（aquatic centre），是通常由市政府或议会持有并经营，供民众前往健身或放松的场所。

"因为不想死，你就得吃。"他说。

"在集中营里吗？"

他点了点头。

"集中营里是什么样子啊，比利姨丈？"我哥哥马克问道。

果然是小孩问的问题。过度简化又不着边际，被问的人会忍不住反问你到底想问什么，再不然就是会在嘻笑间四两拨千斤把你糊弄过去。但这一回比利姨丈没跟我们打马虎眼。或许因为那天的气氛平和吧，或许是阳光和煦吧，又或许因为身旁是孩子吧——比利姨丈是个爱孩子的人。不论什么原因，总之他决定好好回答我们。他的声音和缓而安稳，他要么低垂着眼卷烟，要么用建筑工人的粗糙手指夹着一支接着一支的香烟，眼睛若有所思地遥望远方。一直到女士逛商店回来前，他跟我们兄弟俩从头到尾交代了他在战争中吃的种种苦头。弥足珍贵的仅此一回。

* * *

1942 年，英国在保卫战中痛失新加坡岛（将其列为英国历史上最重大的军事挫败，或许也不为过）——位于覆满丛林且照说难以突破的马来半岛尾端，新加坡是英帝国循海路通往远东的重要门户，面临全新的日军威胁。新加坡的战略价值巨大，在战争爆发前，英国大举巩固了新加坡的防御：

巨炮朝东北方面海的方向而立，以拒所有的海上入侵；另有英联邦共计 9 万重兵驻守在此。但英方在部署时没有把一部分炮口对准西北方连接新加坡岛与马来半岛的堤道（退潮时可于其上行走，凸出于湿地的地形），理由是该处的地形地貌不利于军事推进，英国认为日军不会选择由那儿入侵。事后证明，这是英国人对于军情的严重误判。日军以迅雷不及掩耳的速度，由西北方的马来半岛奔袭而来，英军被猛烈的攻势打得溃不成军，短时间内便困守新加坡岛这一个方寸之地。军心大乱的指挥部下了个"各自逃命"的命令，于是年轻的士官威廉·鲁特莱基加入了一个 14 人的小队，尝试沿堤道逃命。

含比利姨丈在内的这 14 人，会合了一队廓尔喀人 ① 的英国雇佣兵，然后便展开了长达 4 周的行军。他们先抵达了马来半岛沿岸，然后再于当地窃得渔船，最终驶向了自由的爪哇岛。负伤且疲惫的英军有一小段时间被捧为英雄，但没多久日军就席卷了爪哇岛，而爪哇岛一沦陷，比利姨丈等人的脱逃等于白忙了一场。被俘虏的比利姨丈被送到婆罗洲的沙捞越，进了位于峇都林当（Batu Lintang）的战俘营。所幸他在那里撑到了二战胜利，但那已经是三年半之后的事情了。

峇都林当原本是英国的军营，日军则拿来分别关押捕获

① 廓尔喀人（Gurkha），尼泊尔裔山地居民，自东印度公司时期即为英国雇佣兵，以骁勇善战著称。

的军人跟平民。不论你是哪一种，日军在那儿给予战俘的待遇都令人难以置信。用刑、劳役、生活空间的狭隘，还有就是衣服与医疗的供应都极其不足。但比起这些，最攸关俘虏生死的是饥饿——日军扣发食物，让俘虏没办法吃饱。因于集中营内，俘虏的日常饮食仅含 44 克蛋白质，1600 大卡热量，至于重要的维生素则付之阙如。随着战事继续进行，营区的粮食配给也日益减少。到了最后阶段，每个人每天只能勉强分到 100 克白饭，而这一点点粮食必须要承载长时间的劳改。饥饿与疾病，很快就让原本健壮的士兵与平民不支而倒地。

当过护士的希尔妲·贝兹（Hilda Bates）是被拘留在战俘营的平民，她曾隔着一段距离观察过比利姨丈与其同胞的健康恶化状况：

在关军人的营区里……许多阿兵哥瘦到只剩骨架，有力气站直的不多，不少人只能在地上爬。我们的路还走不稳的孩子拿到跟他们差不多的配给，都还喊饿，何况是他们？可怜的他们，有些看起来也仅仅是青涩的少年。

比利姨丈当时是才 25 岁的年轻人，但看起来却像是孩子梦魇中的骷髅。和他一道被关押的人之中，有两名利物浦的同乡。比利姨丈说他们三人一直走得很近——毕竟是来自利物浦不同村镇的同城兄弟，因此他们会彼此照应，也会把配给凑在一起互通有无。其实他们原本还有另外一个朋友赛尔比·萨特克里夫（Selby Sutcliffe），但他不过短短几星期就在比利姨丈的眼前，眼睁睁被饥饿跟热病夺走了性命。

比利姨丈活了下来。他坚持要活下来。他用专注力把饥饿转换成一种不一样的东西。空虚的胃里长出一股黑暗的热情，战俘们开始把找得到、抓得到的东西，统统塞进嘴里。

蛇、蜗牛、猫、狗、鼠类、昆虫、花卉……他们成了有特殊能力的超级英雄，但超级英雄依旧殒落。他们败给了痢疾，败给了脚气病。战俘营里的医务所的功能被放弃了——候诊的地方变成等待被草草埋葬的地方，简易的墓地被戏称为"军靴丘"，从篱笆外头就清晰可见。营内的医师死活不肯开药给狱友，就算肯，也是开最基本的药品。病倒的人甚至连米的配给都领不到。

在比利姨丈身处的那个营地，死亡人数飙升到了单日10例。

任何人只要还走得动，都会被迫做长时间繁重的体力工作，从劳动场所回到营区后，狱友还得挖洞来埋葬死难者。等到这一切都结束，狱方还不肯罢休，他们祭出最后的羞辱：要人像秃鹰一样去翻找死者遗物中可能残留的食物。但比利姨丈对这一切全都逆来顺受，该劳动就劳动，该挖洞就挖洞，该翻遗物就翻遗物，该干什么就干什么。

不敌热带的潮湿气候，他的衣服没多久就破烂不堪，也没得换。烈日之下，男人被强迫在劳动时换上临时做出来的兜裆布，放眼望过去所有人都是赤身露体的一把骨头。但比利姨丈还是该干什么就干什么——他靠着内心的黑暗热情为生，就像真菌一样。

在这样的绝境下，不是没有救生索可握。那儿有一条细细的，握起来很危险的生命线。铁丝网构成的长长篱笆中，存在着一些隐秘的缺口，而在这些缺口之外，则是同样在水深火热中度日的当地马来人跟华裔平民。这些百姓对这些被俘的盟军心存同情。所以偷溜出去，用旧婚戒、烟草或夹带出来的营区装备跟这些当地人以物易物，换得少许的食物，不是不可能的事。没得换的时候，有个从小在利物浦街上混过的狱友因为饿坏了，会在外头随机找东西偷，得手后再潜回营区里头。比利姨丈慢慢也成了神偷跟四处揩油的高手。他跟利物浦的同乡杰克·奥斯本（Jack Osborne）会轮流冒险潜出铁丝网外，然后把生存所需的东西带回来。万一被逮，他们会付出非常惨烈的代价。即便是一点点小错，卫兵动起手来残暴到难以言喻。营区内的惩罚不仅毒辣，而且还在酷虐中带着一丝创意。不少日本兵钟爱的刑罚，是在太阳正当中让犯错者顶着一大块重木罚站。被罚的人要是动摇，或是扶着木头的手放了下来，日本兵就会将俘虏拳打脚踢到不省人事。要是犯的事情重些，那俘虏就会被移送给日军宪兵用刑或处决。

突然间，比利姨丈在咖啡厅的桌前像是想起了某事，进而笑了起来。那听来是发自内心深处的灿烂笑声，把他双眼周围的皱纹都挤了出来。他笑到不能自已，甚至连肩膀也震动起来。比利姨丈的笑声在诚挚之余，还流露出了几分温柔——这跟他口中故事的九死一生，可以说格格不入。我跟哥哥这两个小孩子望着比利姨丈，一脸狐疑与不安。

"我想起一件妙透了的事情。"他说。

有一天，日本卫兵发明了一种特殊的惩罚方式来逗乐子。他们让被俘的英国士兵两个一组面对面，然后命令他们对打。虽然是面对同胞，但要是让日本兵觉得你拳出得太轻了，他们就会枪托与拳脚齐发来替你打下去。为此又饿又病的英军得拼老命让同是天涯沦落人的同胞皮肉痛一会儿，否则反而会被日本兵打得更凶。所以他们都是打真的——每次出拳都把对手打得后退。但故事不是这样就完了，后头还有转折。日本兵把两列俘虏的其中一列放在一边，而这么一来，本来对打的俘虏就落单了。没了出拳的对象，这名落单的俘虏被日军下令要跟自己对打——挥拳朝自己倦怠的面容与凸出的肋骨打下去。要是被认定没用力打，这家伙就会被日本人打到瘫痪，所以他打自己跟刚刚打别人一样认真。

比利姨丈看着这可怜虫一拳拳落在自己身上，整个人崩溃到歇斯底里地笑了。日本兵在一旁气炸了，但比利姨丈懒得理他们，还是笑啊笑，笑得停不下来。即便在咖啡厅里回想着那惨绝人寰的一幕，他上了年纪的脸庞还是被诡异的笑容扭曲。"没看过人自己狠揍自己，那你就白活了！"他说。

马克跟我夹在比利姨丈的笑声跟他所描述的恐怖场景之间，动弹不得。马克跟我都还年轻，还不能理解我们出生的城市那种扭曲的黑色幽默，也不懂得那在背后作为燃料燃烧的黑色热情。利物浦是个满是"喜剧演员"的城市：居民机敏，以幽默感解读荒谬现实的能力越来越强。利物浦这城市可不是浪得虚名。即便我日后四处旅行，利物浦始终是我心目中数一数二搞笑的地方。只不过利物浦的幽默感带着利爪。土生土长的利物浦人都知道有些事情会让你想笑，但有些事情是不论任何状况下都好笑，这当中是有差别的。记得上初中的时候，我曾经被班上的恶霸痛打，旁边围了一圈同学观战。这个男生一边踢我，一边还有空闲跟旁边的孩子插科打诨。而他实在太有哏了！他很好笑，而且是那种会让你捧腹大笑的好笑，与此同时那又是个一点都不好笑的场合。

笑声有时候会跟人性的温暖脱节，就像乌鸦发现腐肉时也会呵呵发笑。有的时候，笑声是人的黑暗热情在内心的悠扬歌声。

有一天，比利姨丈去集中营铁丝网外蹭吃的，回来时把好不容易要来的珍贵马铃薯藏在兜裆布里。他试着绕开守卫，就怕他们会要他停下来搜身检查。在峇都林当，每个囚犯都

得在日军卫兵的面前低头。不这么做，你就得吃不了兜着走。曾经有个俘虏只因鞠躬的程度不够恭敬，就被打到一星期下不了床。就在这时，比利被一名卫兵拦了下来。比利知道自己的手不能放开，手一放，藏在兜裆布里的马铃薯就会掉出来，他的秘密就露馅了。他没有停下脚步，而卫兵此时已经从单纯拦人变成大吼。比利姨丈终于站住。他不得不对日本兵鞠了个躬，藏着的马铃薯也随之散落在黄土上。卫兵举起枪托，朝比利姨丈的脸狠捶了下去，瞬间，比利姨丈的前排牙齿全部应声断裂。绯红鲜血沾染着残存的齿根，是孩童噩梦中的骇人骷髅。日本兵并未善罢甘休，他接着痛击比利姨丈的头、颈跟脊椎。拜这位日本兵所赐，比利姨丈下半生都得承受背痛与神经痛的折磨，而那些马铃薯也理所当然地被没收。

但比利姨丈没死。他拒绝对死亡认输。他用专注力，把饥饿感变成了另外一种东西。

"你是怎么撑下去的，比利姨丈？"我们兄弟对他有共同的疑问。

比利姨丈思索了一会儿，最后终于得出了一个简单明了的真相。他收起了脸上的浅笑。

"恨。"他给了这样的答案。

是了，那就是让他没有倒下来的黑暗热情。

仇恨。

威廉·鲁特莱基一直到死，都恨所有跟日本沾上边的东西。

他恨日本车、恨日本牌子的电视、恨日本人在巨型广告牌上的亲切笑容——他的恨意围绕着"日本"二字打转。随着这股恨意闷烧在他身体里，你仿佛可以看到毒烟冉冉升起。身为家人，他的这点心思我们清楚，我们也都像接受揭开旧伤口会渗血一样接受这一点，只是我们并不了解这心病背后的病理。在饥饿炼狱煎熬期间，他就靠一样精神食粮——仇恨，超越绝望，确保自己能存活下来。他让自己只剩一把骨头的身体，变成了一种以仇恨为食的有机体，一种不论在他眼前上演，还是他亲身体验，都可以成为其养分的真菌，一个有着特殊能力的超级英雄，本体是饥饿的仇恨，充作无言抗议的仇恨，生猛而沾染了泥土。一种黑色的热情，一种动机，一股聚焦完成的欲望。

真相就这样而已吗？欧文与苏珊在潮湿黑暗的克雷街贫民窟里，一边用饥饿的身体与舌头摸索呻吟，一边用低沉沙哑的嗓音唱出乌鸦觅得腐肉的歌声，跟让比利活下来的真相是同一件事情吗？推动着我的家族，使其存活下来的，就是恨意吗？是无止境的饥饿与持续不断的匮乏，变身成刻骨铭心的黑暗激情？是不带幽默的笑语？是没有爱的性？还是浅浅笑着，有如骷髅般的身体？

不，还有比这些更深沉的理由，一种掩藏在饥饿与仇恨底下的东西。

广岛原子弹爆炸的消息，就像打在茅草屋顶的雨滴一般渗进了峇都林当。营区上空开始出现盟军飞机前来偷袭的迹象，日本卫兵则开始以前所未见的慷慨发放食物跟药品。最终盟军的澳洲部队来到了营区门口，解放了所有人。盟军士兵发现有人躺在自身的秽物中，有人赤身裸体，浑身上下都已溃烂，有人那受饥饿摧残的肉体已经到了生命的极晚期且无力回天的地步。饥饿造成的虚弱导致人久未行动，血液循环受阻，结果就是四肢与指头产生坏疽。

获得解放之际，比利姨丈正在照看他的利物浦同乡——杰克·奥斯本，也就是跟他一起在铁丝网外头或换或偷，勉强活下来的同伴。杰克身染疟疾，解放后才活了三天就一命呜呼。比利姨丈受此打击而无法回家——至少不能马上回家。他志愿在当地多待一段时间，好留在战俘营里照顾那些病得太重，还没办法立即动身返国的同袍。他晚了数个月才返回利物浦。身陷峇都林当战俘营的 2000 名盟军士兵，三个人之中只有一个人能活着出来，我的比利姨丈就是幸存者之一。

场景回到休闲中心，马克跟我坐着一动不动。旁边有小孩在泳池中戏水。时间一秒一秒地流逝，比利姨丈苦思着要如何措辞。他想给我们一个理由、一个解释。

"我是狗娘养的，"终于，他发话了，"我生来就是狗娘养的。我从小在街头混到大，只靠一双拳头，吃些乱七八糟的东西。再苦的日子也弄不死我，什么都没有的日子我也过得下去。但那营区里的人跟我不一样，他们不是王八蛋，他们是好人，是勇敢、慷慨、脑袋又好使的好人。"他停下来想了想用词。"他们是诗人、乐手，是艺术家，"他吸着烟，就像把回忆也吸进了肺里面，然后吐气，"我看着他们死，看着他们凋零，只因为他们没办法像我一样恨人。他们没办法一无所有地活下去。"

比利姨丈直直地盯着我们两个小孩，眼角的鱼尾纹已经全无笑意。

"你知道活着走出那里的都是些什么人吗？不是诗人，也不是音乐家。能活下来的都不是好东西，都不会彬彬有礼。活下来的都是利物浦人，都是格拉斯哥贫民窟的小孩，都是考克尼①出身、手脚不干净的小偷。都是那些一辈子乱七八糟，没过过一天好日子的人，"他说，"像我这样狗娘养的人。"语毕，他把烟蒂压在塑料烟灰缸里捻熄。

"所以我恨他们，我到死都恨他们。"

这就是了。埋在饥饿与恨意底下，事情的真相没有挖苦，只是一是一、二是二的事实。不是充当无言抗议的恨，而是有如毒素一般的恨，一种比利姨丈无法从体内排出的毒，一种让他的人生变得营养不良的毒。这是一道诅咒，一道跟背痛与神经痛一样，扎扎实实让他不得不铭记于心的诅咒。他亲眼见识到的人性之善，他无力拯救的美好生命，那些永世佚失了的诗句，那些他无法演奏出的乐曲。

① 考克尼（cockney），英国东伦敦的工人阶级及其特殊口音。

就在这时，我母亲跟玛莉姨妈刚好逛完商店，回到了我们占据的桌边。

"哈啰，三个帅哥！你们聊得开心吗？"

* * *

比利姨丈愿意跟我们两个小孩掏心掏肺说这些话，我母亲跟玛莉姨妈都非常讶异。事实证明那天非常特别，那样的他从此没再出现过。

一直到蒙主宠召，迷人的比利姨丈都不改他粗犷、硬派、玩世不恭的本色。或许是一厢情愿吧，但我会说，瑞奇（Ritchie），比利姨丈的宝贝独生子，让他在扭曲的人生中也有些许能喘息的时候。瑞奇·鲁特莱基很有出息，十来岁时就是一名出色的歌手与吉他手，而且还加入了一个 20 世纪 60 年代的当红乐团，叫作 Cryin' Shames。这个乐团躬逢其盛，参与了美好的《梅西节拍》（*Mersey Beat*）① 时代——直到港口的船只远航，利物浦的工厂一间间关闭之前，那个时代都像一首光荣、明亮、勇敢的利物浦歌谣，爆发力让世界深感震撼。

————————
① 《梅西节拍》是 20 世纪 60 年代发行于英国利物浦的一份音乐刊物，创办人比尔·哈利（Bill Harry）是约翰·列侬在利物浦艺术学院的同学。这份刊物的宗旨是提供利物浦当地的乐团动态，同时也报道各地来利物浦演出的明星消息。"披头士"跟《梅西节拍》关系匪浅，所以该刊物登了不少"披头士"的独家新闻与照片。

若是比利姨丈没有在峇都林当幸存下来，那瑞奇的音乐就没有机会存在。瑞奇创作的美妙乐音就会在我们浑然不知下，永世与我们无缘。所以比利姨丈的饥饿与不屈，对我们后人来说是一份大礼，也是在对不幸罹难的英魂致敬。他的恨意透过牺牲而获得了救赎：一具面目可憎而带着微笑的骷髅，因为他承受了那么多苦痛，所以诞生于后世的我们才能唱首比较温柔的歌，这是首属于"像我这样狗娘养的人"，门牙被打爆的原唱者的情歌。

* * *

我的心思又回到了 1868 年，回到了特里萨·麦甘那张清爽而悲伤的死亡证明上。

目睹那一幕的孩子母亲，她的悲伤何以平复？隔天怎么有办法闻鸡鸣而起，又怎么有办法一如往昔度日？她将如何重燃的希望与热情，升华为与欧文的肌肤之亲——夜复一夜翻滚于污秽不堪的褥子上，紧挨着咳嗽不止的孩子，她是怎么办到的？赋予我血脉的这支家族，他们在饥饿中涌现着什么样的动力？就在这时，我注意到了。证书上，就在欧文的名字旁边，"父亲职业"那一栏，书写潦草的铅笔字迹下，藏着一个秘密的字眼。

乐师。

欧文是乐手！白纸黑字，我在族谱里找到的第一位艺术家。不是码头黑手，不是做粗活的工人，也不是修补锅碗瓢盆的匠人，而是个音乐家。他肯定是地位低到在地上爬的音乐家，这我确信——他要么是个拉小提琴的廉价乐手，要么是个吹弄哨笛的叫化子，平日只能在街头或酒吧里演奏来换取零钱度日。但音乐家就是音乐家，而这也意味着那贫民窟的陋室里有音乐绕梁，而非寂静与凄凉。欧文会带着笑容扭动身体——骷髅般的身体，然后演奏着他欢乐、喧闹的苏格兰舞曲。多亏有他，善良又聪明的后人才得以演奏温柔一点的曲子。

夜里，在他们的床上，也听得到乐音——那张床也许脏兮兮，但两人的热情一如旋律。那道乐音带着一股力量，让人得以从被动退缩里挣脱出来。那个声音，让人想起比利姨丈的骷髅笑声。那是人在默默承受磨难时，得以超脱现实的声音。那是一个家族怀抱着狂乱的希望，毅然决然投身未知，所有危险与阻碍都不放在眼里的声音，那是欲求找到方向的声音。

这个声音，就是爱，就是无惧于恐怖的生命热情。这首歌，是为随他们来到世上的所有后人而唱，一首讲述人不屈于命运的歌曲。这首歌，是他们为让子孙获得救赎而做出的牺牲，是无惧于荒年与虐待，聚完焦的饥饿。

这是属于我们的情歌，"狗娘养的我们"。

第二章

瘟疫

瘟疫 / Pestilence （名词）

○具传染性的流行病，甚易肆虐而造成重大伤亡。

○道德上具有毁灭性或毒性的人或事物。

医学常识

自各个文明的曙光乍现，流行性传染病就始终视人类家庭与社会如草芥，且许多古老的传染病仍延续至今，未曾片刻稍离。传染病是由微生物所引发的医学疾病——但凡细菌、病毒、寄生虫或真菌等进入人体，便会破坏人体正常运作，使人病倒。传染病的特征是人传人。自文明建立以来，群居的人类就不断把聚落弄得规模越来越大、人口密度越来越高、连接也越来越紧，而这就让传染病得以快速通过近距离接触来建立起滩头堡，进而经由聚落间的贸易或冲突扩散开来。

因为瘟疫实在太可怕了，所以人类祖先穿凿附会地把瘟疫联系到某种黑暗的意识，或认为瘟疫的起源有着神的影子，再不然就是认为跟道德败坏有关。瘟疫甚至在《圣经》中登场，加入了天启四骑士的阵容（另外三者为战争、饥荒、死亡），也就是预告人类将接受最终审判的神秘先知。对于人类祖先而言，瘟疫不只是一种灾厄，这东西更是一种指标、一道审判、一种惩戒，其对应的是染病者与其近亲在人格上的某些重大缺陷。

麻风病就是这样的一个例子。麻风是一种经由细菌传染，会造成患者皮肉严重变形的疾病，而正因如此，麻风病人有着被公众排斥与歧视的悠久历史。人类社会认定麻风病是上帝降下的处罚，患者是因为行为不得体而遭受诅咒。麻风病患者会遭到孤立，会被健康者扔石头且避之唯恐不及，由此患者会被迫以异类自认。针对麻风病的治疗，《旧约全书》的《利未记》给了非常明确的指示：

> 身上有长大麻风灾病的，他的衣服要撕裂，也要蓬头散发，蒙着上唇，喊叫说："不洁净了！不洁净了！"
>
> （《利未记》第十三章，四十五节）

现代人应该感到庆幸，因为现在得了汉森氏病（麻风病的官方名称）去看医生，医生会对症下药，而不会要求患者留特定的发型，当然也不会有人拿小石头丢向患者。但距今并未太久之前，历史上的人类都会出于集体恐惧，而在语言与态度上对受到传染病残害的人进行人身攻击。亦即在某种意义上，患者与疾病（病原）被画上了等号，人就是病，病就是人，两者合而为一。又或者以斑疹伤寒为例，传染病甚至可以成为象征一个种族的污名。

斑疹伤寒是靠被细菌感染过的虱子传播的，这种细菌的名字是普氏立克次体（R. prowazekii）。这些虱子在人类宿主身上吸血进食后，会排出带菌的排泄物到人的皮肤上。这时人若觉得被叮咬了而去抓痒，染菌的排泄物就会被揉进虱子咬出的微细伤口，伤口的主人就会得伤寒病。另一种可能是虱子的排泄物干燥而如同灰尘，进而飘散在空气中，被人吸入而引发感染。伤寒的发作非常快，症状有头痛、起疹子、谵妄（精神错乱）、肌肉痉挛。发病五日后，病人的胸膛与四肢会出现色如瘀血的皮肤斑疹。发病两周后的死亡率在两成五至四成之间。斑疹伤寒跟几件事有关系：拥挤而简陋的居所，以及无法保持身体干净。这几样东西都是爱尔兰大饥荒的主要标记，并且还跟着移民被带到了利物浦的贫民窟。因此在利物浦，斑疹伤寒有个直截了当的小名，就是"爱尔兰热（病）"。就这样，在语言的世界里，病原体与一个民族合成一体。

如果民族有民族性，那传染病也各有特性。不同的传染病有不同的传染方式、不同的致命程度，以及不同的传染速度。其中为了表示病原体的传染力，科学家研发了一种量尺，即病原体的"基本再生数"（basic reproductive number），通常缩写为"R0"。基本再生数可以大致代表在人群没有防护的状态下，一名病原体携带者经接触而可以造成染病的人数。经空气传播的传染病，比如说麻疹，往往具有极强的传染力，数值为12~18，意思是一名带有麻疹病原的学童，就可能造成18名未接种疫苗的同学染病。唯麻疹造成死亡的案例相对罕见，换成是只经由体液传播的埃博拉病毒，其基本再生数值为 1.5~2.5，但一旦染病，半数以上的人会因此丧命。所以今天若有一种病原体传染性强又容易致命，就会产生出一种危险性极高的疫病，历史上很出名的一个案例，就是令人闻之色变的传染病——天花。

　　天花由同名的天花病毒（variola virus）引起。感染起源于病人呼出的口沫微粒被他人吸进身体，或者是病人的体液因故进入了健康者的口鼻。天花的 R0 值大约是 7，传染力在传染病中算不上最强，而且要染上天花，你得跟病人长时间近距离接触才行。但只要条件适合，例如局促的生活空间加上密集的都市人口，天花也可以星火燎原。一旦得了天花，会有相当长的潜伏期——算起来大约两周吧。一开始，天花患者会出现有如感冒一般的症状，体温会上升，接着病人会恶心想吐。过上几天，红斑会出现在患者的嘴、喉咙或舌头上。这些斑点一冒出来，就代表病毒已经能随着受感染者的唾液传播。此后两天之内，标记一般的斑疹就会开始显露在患者的额头与脸部皮肤上，再经数日后从头、脸朝躯干与四肢扩散。最常见的一类天花，液斑疹会发展成深入皮肤而且有硬度的脓疱，覆满整张脸跟整副躯干，然后会流出恶臭的脓液。最终这些脓疱会变干而结痂、脱落，让病人外表变得坑坑洼洼，双眼可能因此失明。当然我说的是人没死的状况，因为天花的死亡率是从 30% 上升，儿童染病更有八成的患者难以存活。

　　天花是一种古老的灾厄。在古埃及法老拉美西斯五世的木乃伊身上，就有他得过天花的证据，而那是三千多年前的事情。据说在公元前的一千年间，贸易将天花从印度带了出去，传布到中国。另外在 11、12 世纪，天花则被认为跟着返回的十字军骑士一起踏上归途，来到欧洲。

虽然致命而令人胆寒，但人类面对天花并非束手无策。天花身怀一项"殊荣"，人类第一次用疫苗来对付的传染病就是它。1796 年，著名的爱德华·詹纳（Edward Jenner）医师用与天花关系匪浅但不会致命的牛痘①病毒"感染"了一名儿童，让他完成了天花的疫苗接种。但天花接种的历史远比这久远，最早的证据可以追溯到 10 世纪的中国。传统的天花接种，被称为"人痘接种"，其做法非常简单：受种者的皮肤会被切开或刮开，然后置入取自天花斑疹仍具活性的脓液。接受脓液的人会产生轻微的天花病征，若顺利痊愈后便能对天花免疫。但这种做法有相当的风险：将仍具活性的天花病毒引入健康的人体，少数的案例中造成了瘟疫这个致命的结果，而且接种人痘者也可能变成传染源，让周围没有接种的人（经由空气传染）得真正的天花。相形之下，詹纳的牛痘法就安全多了，毕竟牛痘本身不是一种致命的疾病，但却能发挥让天花无法近身的作用。

天花在医学史上还有另一个特殊身份。它是地球上第一种

---

① 牛痘是一种牛的传染病，牛痘病毒是天花病毒的近亲。詹纳医师会想到用这种办法救人，是因为他通过观察发现了挤牛奶的少女都没有得天花的现象。

被人类彻底消灭的传染病。经过世界卫生组织在全球各地的努力，终于在 20 世纪 80 年代宣告天花绝迹。这项伟大的成就，应该归功于两股力量的关键结盟：其中一股力量自然是医学的发展，至于另一部分则是人类在组织、教育与知识分享上的群策群力。

一直到 20 世纪 60 年代，天花都在非洲与亚洲地区流行。大规模的疫苗接种工作在世界各个角落都有了不错的成效，但这些计划在旷日累时且所费不赀之余，还不一定能准确地帮助到那些最急需帮助的人，于是在美国权威流行病研究者唐纳德·亨德森（Donald Henderson）的率领下，新的"抑制—监测"（containment & surveillance）策略出现了，亦即每当有天花疫情爆发，一个医学团队就会进驻到现场去接种并隔离那些已经出现症状的人，至于所有与有症状者接触过的人，则会予以接种与追踪。与此同时，医疗人员会在高风险地区教育当地民众如何判别天花，并提供高额悬赏给确切目击报告者。经由种种努力，亨德森医师的团队将"乱枪打鸟"的大规模接种，转换成一种"打地鼠"风格的歼灭战，只要天花胆敢冒出头来，医疗团队就会火力全开。就这样一只一只地打，天花这只地鼠终于被打到绝种。最后一宗自然发生的天花病例，出现在 1977 年的索马里，案主是个在医院任职的年轻厨师，名叫阿里·马奥·马阿林（Ali Maow Maalin）。"自然"在此是个重要的关键词。天花病毒虽已在"野外"绝迹，但这些高度危险的病原体，还存在于美俄两国的实验室里。天花病毒之所以会有这些储备，一方面是可作为军事上的应用，一方面是有研究的需求。因为实验室里还有天花病毒，所以意外的接触仍造成过一些疫情，惟这些都属于个案，而且万幸都没有扩散出去。比起过往，现在的天花对我们来说更加危险，因为现代人已经没有接种牛痘的习惯了。每隔一段时间，都会有要将实验室里的储备销毁的声浪传出，毕竟天花存在的每一天都是威胁，但美俄两大强权至今不肯就范——因为两国之间没有互信，彼此都担心对方的病原体会被武器化来对付自己。

天花的病原体之所以能苟延残喘在这个世上，不是因为医学有什么该做的没做，而是因为人类对"对手"的古老恐惧阴魂不散，就是这种恐惧让一种单纯的传染病，突变成了对异族的猜忌。毕竟非我族类者，其本身就是一种无可救药的疫病。

瘟疫就像双头怪兽。一颗头是生理上的感染，攻击的是我们的身体——杀死我们的家人、毁坏我们的容貌、铲除我们的小区。另一颗头是集体的心理疾患——瘟疫就像一个无形的贫民窟，把染病者统统推进去，同时社会上还会有笃信《圣经》的人恐慌地落井下石。生理上的感染或许能靠医学加以治疗，也可以靠社会进步带来的生活条件改善来加以预防，但文化上的瘟疫却难以捉摸、难于控制。靠着偏见与便宜行事的想法，这种文化上的病原体不难坚持下去，想要彻底根除谈何容易。

我们不但可以染上瘟疫，我们还能变成瘟疫。别人可以定义我们是瘟疫，最终我们也会觉得自己真是瘟疫。

时代的故事

幸存者：麦甘一族，1871—1900

跟历史上麦甘家的约会，我们上一段讲到1871年4月2日，那是个星期天。那天晚上，他们一家子窝在利物浦克雷街上的蚁居中：一穷二白的爱尔兰移民，只能栖身于过度拥挤又不够卫生的码头周围的贫民窟里苟活。自罗斯康芒郡迁来算起，这一晃眼已近10年。欧文这年48岁，他的妻子苏珊40岁，他们膝下有詹姆斯、尤金、莎拉，还有玛莉。自来到利物浦，饥饿已经夺走了他们的两个孩子，不久还会痛失第三个。

我之所以可以把人物、事件、时间、地点、物件说得这么精确，是因为我有源自英国人口普查的资料当证据。自1841年起，英国每隔10年进行一次这样的人口调查，而其资料经过细心保存，足以让族谱研究者针对特定的地缘关系去深入了解。在1871年的普查数据上，麦甘家的地址存在一个耐人寻味的小地方。数据上显示他们住在克雷街的"第四之二号"，而一旁的某个邻居却只单纯显示住在克雷街四号。另外我看到一些家庭的地址是"第四之三号"，诸如此类。这些沿街的编号，究竟藏着什么玄机呢？

这个谜团经过我的抽丝剥茧的调查，答案其实具有某种社会意义。"之五号"或"第四"是缩写，代表的是天井（court）。每条街每隔几号，地址编排就会变长来纳入一个特定的天井编号，而这天井的每一号里，都挤着一个爱尔兰家庭。这种天井里的住宅单位，是当时利物浦贫民窟的一个特色。到了 19 世纪中叶，利物浦有近半人口都以这种天井宅为家，麦甘家也是其中一员。

　　要从大街进入天井，你得穿过一条低矮灰暗的通道。走个几米，这通道突然地接到一处不怎么宽的天井中庭，而围绕着这个天井，少则 4 栋，多则 12 栋，甚或更多幢建筑物会隔着拥挤的空间而紧紧相邻。在这些建筑物里，穷困的家庭会挤在单人房或分租的地下室里生活，而且这类天井都普遍形同"死巷"——进出大街都只靠前面提到的狭窄通道。这些天井里的某一个角落，会有一个水龙头，与水龙头相望的另外一头是公共厕所——百余名居民，就只有这么一处厕所轮着用，也算够呛了。厕所里的状况，比露天的污水排水道好不了多少。这些天井宅的室内没有便利设施，也没有自来水跟煤气，而且天井与天井之间只隔着一道墙壁，所以采光与通风的唯一来源，只剩下又脏又臭的中庭。

　　1883 年，《利物浦每日邮报》（*Liverpool Daily Post*）在内部设立了一个项目小组来调查这些天井居民的居住情况。不知名的特派员探访了麦甘家居住的街坊，而报纸则刊出了他们以下的见闻：

这儿的居民自成一个"民族"，热病长年在他们之间肆虐，摆脱不了最彻底、最令人倒抽一口凉气的贫穷，他们的人生没有任何庇荫，也没有任何享受。他们的降生、过活与死亡，都处在污秽的环境中。即便你目睹过他们的居住环境，也没办法全盘想象他们过的是什么样的生活。

《利物浦每日邮报》给这则专题取了个《污秽的利物浦》（Squalid Liverpool）的标题，其中不少篇幅都是关于天井状况的描写：

作为入口的通道……散落着垃圾，包括废弃物、动物死尸与腐烂果菜，所以你得慎选落脚处，否则一不小心就会沾得一身腥臭。在这脏乱不堪且臭气冲天的环境里，年幼的孩子照玩照滚翻，完全没有大人照管。

特派员不畏艰难进入天井宅，描述了欧文家那种单人房的室内景况：

房间8~9平方英尺大小，隔板上积下了陈年污垢。窗户根本打不开。如果住户想要用中庭的臭气来稀释一下室内的臭气，他们只能把整个窗框拆下来……地板上有几层外观跟气味都很吓人的麻袋，铺成像是床的形状。

但就在这样不堪入目的生活环境里，特派员发现居民普遍温和有礼，极易亲近：

这里的住户几乎都日不闭户，你想进门就进门，没有人会抗议，遇到的人都彬彬有礼。来访的特派员从未被恶言相向，不论居民是男女老幼，对人的态度都一样友善。

脏臭但有礼，污秽但友善。明明是疾病横行，但却好客，门户大开。欧文拿他的哨笛吹奏着欢乐的苏格兰舞曲，虱子则在他孩子的头上爬。随着调查持续下去，特派员对当地的评价也愈来愈笃定。贫民窟居民的乐天性格被认定是一种症状，而不是一种美德。这些人之所以会落到这步田地，并非单单受环境所逼，而是也带有其社会人格倾向的成因。对于不少一家之主是如何不当回事地对大部分问题实问虚答或大咧咧地扯谎，如何对个人卫生问题视而不见，如何酗酒成性，但仍安分守己地乐天知命，特派员是这么说的：

所有人都一样，他们住在污秽的房子里，对肮脏的环境完全不以为意。

在特派员眼中，这些人笑容可掬之余是感染病菌的温床。他们漫不经心地在日常的脏污与恶臭中打滚，就像猪只活在猪圈里面。正所谓"自成一个民族"、一群异类、一个有病的部落。

当然有病。有心人若想"培育"某种致命的疾病，绝找不到比特派员笔下拥挤而脏乱的天井更理想的环境。在日益繁荣的利物浦地区，像《污秽的利物浦》这类报道，代表了体面的公民对流行病威胁笼罩的一种反应，他们担心的就是混居在他们当中的爱尔兰穷人。这些贫民的住所是瘟疫诞生的猪窝，这点几十年来都没有变过。

早在 19 世纪 40 年代的爱尔兰大饥荒之前，利物浦的卫生条件就一直非常严峻。早先拥入的移民过度拥挤在码头区的破落巷弄里，导致流行病的发生，但大饥荒后一批新的穷人大军拥入，又饿又病，则再次将利物浦的天井与地窖挤得水泄不通。这个问题的处理有着燃眉之急，英国国会因此就该城市的卫生状况进行了有针对性的立法：1846 年的《利物浦卫生法案》（*Liverpool Sanitary Act*）。我相信不少人可以拿祖上很穷说事，但有几个人能说他们祖上穷到要政府立专门法律来整治他们搞出的烂摊子？

《利物浦卫生法案》赋予了地方政府新的施政权限，借此推动公共卫生、环境、疾病管制与居住政策等尽快改进。

伴随这个立法，英国任命其历史上第一位卫生专员（Office of Health）——威廉·亨利·邓肯医师（Dr. William Henry Duncan）——来到利物浦任职。邓肯医师长期呼吁要以霹雳手段来整顿他口中的"英格兰第一脏"，而且还是"爱尔兰专用医院与墓地"的利物浦。在当时，利物浦卫生官员中有所谓的"新三剑客"说法，邓肯是其一。第二位是仅闻其名就感到些许芬芳的托马斯·佛莱许（Thomas Fresh，Fresh 有气息清新之意），他获得任命的职位是公害监察员（Inspector of Nuisances），也就是环境卫生专员（Environmental Health Officer）的前身。至于第三位则是土木工程师詹姆斯·纽兰兹（James Newlands），他后来出任利物浦的总工程师。经过纽兰兹的巧手，利物浦那原本令人惊心动魄的污水处理系统，得到了脱胎换骨的改革。一战成名后，他在 1854 年被请去为进行塞瓦斯托波尔之围①的英军建立有效的污水系统，因为当时负伤而死的人少，染病而死的人多。南丁格尔②曾写信向纽兰兹致谢，信里写道："我可以不夸大地讲，对我们来说，利物浦捎来了卫生上的救赎。"这几位男士秉持最优秀的科

---

① 塞瓦斯托波尔之围（Siege of Sevastopol），从 1854 年 9 月到 1855 年 9 月，耗时一年的一场战役，属于克里米亚战争（1853—1856）的一部分。英法与奥斯曼帝国的 6 万多联军于 1854 年登陆克里米亚，并对其首府塞瓦斯托波尔进行包围，战事最终以盟国击败俄罗斯帝国收场。

② 著名的南丁格尔于 1854 年 10 月率 38 名护士前往克里米亚的野战医院服务，赢得"克里米亚天使"的美名。护士的地位因她的贡献而大获提升，她的名字也成为护士的代称。

学、技术与爱国传统，改善着维多利亚时代英国人的生活，同时还展现了无可挑剔的新教徒德行。但眼下他们面对着的，是都市狭缝里染着病的人群，跟遥远的克里米亚相比，这群人让他们感受到的陌生，可说有过之而无不及。

当代人所知晓的斑疹伤寒等疾病的传染方式，邓肯医师固然还未能全盘掌握，但他很明确地将重创利物浦的流行病疫情，归结到了人口密度过高与基本卫生条件的欠缺。截至1863 年，也就是邓肯医师辞世的那年，他的推广工作已经留下了难以磨灭的成绩与影响力：利物浦已经稳稳踏出了改头换面，朝健康前进的第一步，唯这确实是条漫漫长路——而邓肯曾非常笃定地论述过非这么做不可的道德与社会发展依据：

……我坚信若任凭固有居民受未经教育的爱尔兰人口影响，任爱尔兰人在成群流入之际散播实体与道德上的污染于四界，那么我们不论通过何种卫生法律，最终都难以希冀热病能在利物浦销声匿迹。

"实体与道德上的污染"，很显然在邓肯的眼里，瘟疫就是那只双头怪兽：瘟疫带来的病原体不仅会伤害人的身体，还会跟患者的道德表现牢牢绑在一起。其中病原体的运作之谜已慢慢得到了解，我们已经有现代医学、卫生条件，还有保持贫民窟的清洁可以与之抗衡并将病原体消灭。但怪兽的那第二颗头，就无药可救了，因为瘟疫对人类道德面的影响已深深把根扎在阴森的小区里，那儿的道德堕落必然是生理疾患的一环，而背负着这种病的那些人，也必然永世属于那个堕落的社群、那个异类的国度。

邂逅的任何一名爱尔兰人，都令邓肯作呕。邓肯谴责他眼中那些人"与生俱来对污秽无动于衷"，还有他们的"鲁莽行径与怪诞习性"。到欧文·麦甘一家在克雷街房间里生活的 1871 年，利物浦体面的市民阶级已经打定了主意，玷污他们街头的那些疾病跟那些染病者的人格状态，两者间必然有脱不了的干系。这不光是这些人饿、穷，或脏的问题，而是这群爱尔兰人身上有病的问题。

1871 年的春天，当人口普查员上门数人头的时候，麦甘家的欧文与苏珊仍带着 4 个孩子好好活了下来。只可惜这样一家六口的状态并没能维持下去，普查登记结束的几周后，欧文与苏珊的女儿莎拉死于埃及法老也得过的传染病，而也正是这种传染病，让他们赖以依靠的城市资源更加捉襟见肘，更加消耗他们的耐心。

* * *

1871 年 4 月 28 日，克雷街第四天井之二号。莎拉·麦甘，11 岁。确认死亡。死因：天花。

天花的英文名称是 variola。多么奇特的一个单词！几乎带有音律，让人想到某种著名的小提琴之类的乐器，或是某种明亮的节奏。这样一个单词，信心满满地在莎拉的死亡证明上展现草写的曲折奔放。

但真相既不明亮，也不奔放。variola 是天花的正式学术称谓。

莎拉不幸死去的时候，天花已经在利物浦肆虐了好几个月，但许多人都觉得有关当局的反应慢半拍，疫情因此没能及时以接种措施来有效遏止。1871 年 1 月，忍无可忍的《利物浦水星报》作了以下报道：

如今天花已经周周夺走人命，市府才姗姗来迟地开始做他们早就该做的事情——实施预防性的手段……为了凸显接种工作遭到忽视的程度，医疗专员特伦奇医师（Dr. Trench）表明，他近期曾请求主管出租房与公害的监察员协助确认他们观察到的孩子有无完成接种，结果让他大吃一惊，因为短短三日内，监察员就在例行公务中了解有 133 个人未经接种。贯彻接种工作的必要性，已由医疗专业人员不厌其烦地再三强调，但当权者仿佛非得到了燃眉之急，才能把话听进去。

想知道某人有没有接种疫苗，最好的办法就是看手臂上有没有接种时留下的小小伤疤，也就是所谓的"瘢痕"。不过即便有瘢痕，也不代表百分之百安全无虞。观察显示，天花接种的效力会随着时间消失，甚至有过若干彻底失效的案例——原因可能是接种的过程有瑕疵，或者是个人体质造成多次接种均未能产生免疫力。后来在反思疫情的时候，《利物浦每日邮报》审视了利物浦遭天花病毒染指的各济贫院，结果死亡统计显示接种并不能赋予被收容者不死之身：

> ……接种不完全的人当中，半数染病而死；在身上有 1 ~ 5 个牛痘瘢痕的人当中，死亡率是 1/8……

那小莎拉是怎么回事呢？欧文是否未尽到做父亲的责任，任凭未接种的孩子暴露在感染的风险中呢？我把她的死亡证明拿出来重看了一遍，结果就在"死因：天花"的下面有一则令人感到悲伤的信息："已接种。"小莎拉已接种疫苗，但她还是死了。詹纳医师的小小奇迹，并没有在莎拉身上显现。

随着蔓延的天花疫情在利物浦肆虐，而仅靠大规模的疫苗接种效果显然不彰，由此预防与隔离的优先性开始往前挪移。但有权有势的人依旧慢吞吞，不怎么积极地去阻止、根除疫情的传染与扩散。1871 年 2 月 16 日，悲愤的媒体点名抨击有疫情传出的贫民窟房东：

> 就在昨日，20 余名业主与房东遭到传唤，理由是疏于清

洁名下房产而致使天花与热病发生，而且他们之前都不是没被罚过。

大体的妥善处理也是个问题。邻近民众听闻市府规划要在利物浦的埃弗顿区设置天花罹难者的殡仪馆，结果是：

> ……形同恐慌的状况发生在邻里，巷弄间沸沸扬扬的传言是：尸体一运来，就会导致全区传染。特伦奇医师将这种令人恐惧的传言斥为无稽之谈，只要通风良好，那病人的传染半径连一码（约 0.9 米）都不到……

即便是在疫情的风头上，人类也没忘记表现他们最擅长的"自扫门前雪"或"眼不见为净"的特性，这让科学上的种种努力遭到不小打击。但比起这点，此时更显露的是另外一种人性，是把疾病的蔓延怪到死去的爱尔兰人头上，因为这些移民在道德上有缺陷而且粗野无文。卫生专员特伦奇医师曾披露，有爱尔兰家庭会把罹难亲人的尸体留在家里，一放就是好几天，目的是办理传统的守夜之礼：

> 奇森哈勒街（Chisenhale Street）有名女性在 2 月 14 日死于天花。相关人士于 17 日凌晨两点至该住址稽查，结果发现有超过 12 人在现场，且全数因饮酒而呈现不同程度的醉意，

他们是在瞻仰遗容并守灵。这场集会被监察员驱散，其中两名女性醉到必须由人扛离。

　　为死者守夜，是深植于爱尔兰文化的习俗。族人死后大体会被安置于室内，亲友与邻居则会受邀前来致意。人们会在现场吃吃喝喝，这是一个精神在于庆祝而非吊唁的场合。最晚到 20 世纪 70 年代，利物浦还沿袭了这样的爱尔兰习俗。

　　很不幸，对 1871 年的天花大流行来说，爱尔兰的守灵文化真的是公共卫生的威胁。染病者的尸体与众多访客近在咫尺，一不小心就会让某区的天花病毒成燎原之势。但何以卫生专员会觉得有必要把守夜者的醉意给翔实记录下来呢？现场的女子固然喝得醉醺醺，但这跟天花的传染有什么关系？当然，有一种可能是官员觉得高风险者的品格秉性跟疫病本身脱不了干系，所以也要一并纳入考虑。利物浦当局官员的内心显然承袭了邓肯医师的遗志，特伦奇医师的指陈就像隐晦而无形的石头砸在爱尔兰人身上，然后将他们标示成一个医学上有救但其道德污染无解的部族。

　　回头看我的祖上麦甘家族，我好奇的是他们是否也表现出了这种所谓的"道德污染"。有没有证据显示他们过的是一种道德上让人疑窦的生活？麦甘一族确定是会上教堂、有信仰的人，这点有附近的圣奥古斯丁教堂（St. Agustin Church）可以证明。家里所有的大事——出生、结婚、死亡——都在此处留下记录。除此之外，有没有任何蛛丝马迹能显示麦甘家不是公民里的模范生呢？

答案是有的。欧文的职业在没被登记成乐师时，经常在公共记录中被写成是"移民代理"或"船票代办"。这个乍听之下还颇体面的头衔，会让人联想到维多利亚时代的正派旅行社，你以为他们的工作会是发船票给迫不及待的乘客，让他们能开开心心地启程到纽约，但真相可没有这么美好，因为这些所谓的代办不过是在兜售船票，说不上有多光彩。他们会在利物浦的码头边搭讪举家迁徙的家庭，哄骗他们说自己是在有照的船客中介公司上班，然后半胁迫他们交出大半血汗钱来买票去"新世界"（美国）发展。1850 年，《晨间纪事报》（*Morning Chronicle*）称这些人是"猎人"（mancatcher），并且翔实地记录下了他们良心可能过不去的行为：

这些人所从事的勾当，用大白话讲，就是把移民当成肥羊"扒层皮"，从移民的口袋里掏金，而且手段不拘，明着或暗里只要能说服就说服，能拐骗就拐骗，能欺压就欺压，反正就是尽量榨干对方。这个猎人集团里最常见的一群，赚的是船票钱的佣金，他们自称是"代办"，或者是船客中介公司的代表……利物浦的船客中介就跟没有戒心的移民者一样，都严重受到假代办的劣习摧残。这些港口边的"猎人"会尽可能从移民身上捞旅费——金额可能从五六英镑起——

然后尽可能克扣付给船客中介的钱，这等于是把船客中介的生意给抢了——其收入常因此被压低到 3 镑。

这些自封的中间人，不仅恶劣地利用移民初来乍到时的不设防与内心恐惧，而且多数受害者还是他们爱尔兰的老乡。所以像欧文这样的移民代理会巧言令色地装成是同乡的好朋友，熟人的钱最好骗。我高祖父的这种行径，实在跟他固定上教堂的形象有违。虽然说当时社会对他们有严重的偏见是不争的事实，但利物浦贫民窟的爱尔兰人也显然做了不少坏事，难免予人口实，所以特伦奇医师的批评或许也有几分道理……

问题是先有蛋，还是先有鸡呢？爱尔兰人生来就是坏胚子，所以欧文高祖父才会堕落成港口边的移民猎人？还是生活中存在饥饿、放逐、疾病、死亡、偏见让他变得麻木不仁，凡事以家人的需求为优先？他是出生就坏，还是外在的道德污染不请自来？

公众对于外来者的偏见有一点很有趣，那就是这种偏见会熨平外来族群内部的种种人性细微之别。当年在利物浦的码头边，爱尔兰人肯定也是各有各的个性：有好有坏、有勤有懒，有人虔诚、有人不信神，有人坦坦荡荡简直是圣人、也有人偷偷摸摸苟且营生，有冰雪聪明的孩子们、也有人生来就犯蠢。换言之，爱尔兰的穷人也是人，也跟其他地方的人一样形形色色——但外界的偏见一压下来，所有人就都被一竿子打翻成一种公害。我常在想，欧文活下来的几个孩子——詹姆斯、尤金跟玛莉，他们是什么样的人呢？他们觉得莎拉死了就死了，日子继续过？还是他们哀悼了她多年？他们是贴心的孩子，还是个性有如风暴一般？他们的本质是好还是坏？这点已经永远成谜，而当时社会上的评价只简单给他们贴上标签：这些孩子来自爱尔兰，他们一穷二白，他们是祸害。这样把他们给物化成东西之后，手中的石头就有投掷的目标了。

虽然被围剿，但利物浦的爱尔兰裔发挥了韧性，他们撑了下来，人数增加，慢慢走出了自己的一条路。莎拉死于天花之手的那年，利物浦的爱尔兰裔人口已突破 7.6 万人，占全市人口的 15%。就在外界物化他们的同时，他们也开始自我认同为一个孤岛般的社群，一个由种族、宗教与码头工作所定义的群体，其中码头工作几乎让爱尔兰裔给包了。在以工业为主的英格兰北部各城市当中，利物浦的特别之处在于其最大宗劳动力的性质。利物浦不像其他城市，其景观是固定不变的大小工厂组成，而是瞬息万变、机会主义挂帅的海洋经济，货物与人川流不息——收入不稳定的零工穿插其中。不论你跟欧文一样在港口边当移民猎人，还是当个卸货工人，码头的工作都不轻松，而且还看血统、分地盘。居住在附近但欠缺技术的爱尔兰工人，再适合这类工作不过了。乔治·史密斯（George Smyth）这名当地生意人，描述了爱尔兰人称霸码头的情形：

利物浦的爱尔兰人几乎揽下了港口边所有的粗活儿。十之八九的船只入港，都是由爱尔兰人负责装卸。他们把货物拖来拉去是一把好手。

嗯，他们是愈做愈上手，但前提是货物没有无故失踪。码头这地方，出了名的藏污纳垢又容易见缝插针，变成赃物的货物不难由此落入当地工人的手中。19 世纪中期，在利物浦码头遭工人窃取的棉花等货品，其造就的黑市买卖可谓是红红火火。而这些手脚不干净的工人，背后都有爱尔兰的黑帮网络操控。

但到了 19 世纪 70 年代，爱尔兰裔的就业人口也有所上进，他们开始洗白，进驻较为正当的行业，这包括装卸工的领班、带头的挑夫，或者是负责仓库管理。这些工作会在父子之间传承，因此到了 19 世纪末，利物浦的经济命脉——港口——已经牢牢抓在北爱尔兰劳工长茧的手中。

那女人们呢？利物浦不像兰开夏郡（Lancashire）有仰赖女性运作的纺织工坊，所以对苏珊或她那还没死的女儿玛莉来讲，她们除非"下海"，否则就只能去街上做生意，比方说卖水芹，或者是卖一捆捆劈好来当成火种的木片。成群的爱尔兰"木片女孩"（Chip Girl），在维多利亚时代是很常见的利物浦街景。

短时间内，爱尔兰人便将影响力从比较无所谓的职场扩及权力的殿堂之上。利物浦的北部慢慢发展出了自营的店家、商贩与酒馆，来服务他们自成一格的小区。这些人代表了新兴的爱尔兰中产阶级：一群有投票权，也有参政权的选民。在北利物浦的街坊中发展出了政治运动，名叫"爱尔兰民族党"（Irish National Party）。爱尔兰民族党在文化上的立党基础，在于日渐升温的爱尔兰自治争议，但他们更关心的其实是比较实际的问题，也就是当地信仰天主教移民的权利、利益与生活环境。当地出身的该党民意代表，很快就在利物浦市政厅里有了一席之地，而包括北利物浦居民的健康与福利要如何增进，都是他们积极倡议的课题。

19 世纪 80 年代中期，英国议会改革重新划定选区。此一重大的突破让北利物浦首次得以选出属于自己的议员到西敏寺就位。最后这场划时代的选举，胜出的是著名的爱尔兰民族主义政治人物欧康纳（T. P. O'Connor），他后来在北利物浦当了近个半世纪的议员。北利物浦至今仍是爱尔兰岛之外唯一选出过爱尔兰民族主义者当议员的选区，这充分说明了这个区域的文化传承。

令人难过的是，欧文与苏珊没能活着看到这些世事发展。1876 年，苏珊因为瘫痪，在欧文的陪伴下而于克雷街过世，欧文则于 4 年后随她而去。他们当时才 21 岁的儿子尤金，也就是我的曾祖父，用一个叉叉签下了父亲欧文的死亡证明书。

那年是 1880 年，第一个踏上英格兰土地的麦甘家族成员，此时回归尘土，未来属于他们的下一代——被饥荒放逐的爱尔兰移民后代，默默无闻地住在被贫困与疾病标记的北利物浦孤岛，连自己的姓氏都拼不出来。从这一瞬间算起，仅仅 100 年后，这个他们拼不出来的姓氏将印在电影海报上，将出现在数不清的报纸文章里，而且这些报纸所在地的国家，就是此时从贫民窟墙外投以锐利怀疑眼光的英国。从彼一时来到此一时，这段路是怎么走过来的？

对尤金来说，这一切都始于一场婚礼。欧文过世的几个月后，我曾祖父迎娶了一名年轻女子，闺名是玛莉·凯利①，婚礼想当然地办在圣奥古斯丁教堂。玛莉是爱尔兰码头工人之女，家就在隔壁一条街——标准的门当户对。至于尤金的哥哥詹姆斯，他的人生足迹在 1871 年之后便沉寂下来。我后来发现他去当了水手，周游列国。麦甘家的女儿玛莉也不见了，或许她去了美国，在新世界冠了夫婿的姓氏，或许她留在旧世界，最后凋零在某个不可考的墓地里。这么一来，尤金与玛莉这对夫妻，便成了麦甘家在北利物浦最后的血脉，而夺走尤金三位手足性命的那些疾病，仍会继续让他们的人生一片黯淡吗？

他们确实没有一个好的开始。1881 年 1 月，玛莉在卡尔顿街(Carlton Street)的天井小区中产下了跟尤金的第一个孩子，

_____

① 玛莉·凯利，作者的曾祖母。

约翰·丹尼斯。在《污秽的利物浦》报道里，卡尔顿街是被讲得最难听的天井贫民区："既生为人，他们竟得住在这种地方，忍受这种不堪的生活条件，令人痛心疾首，我们应该引以为耻。"

这些特派员没有说错。约翰·丹尼斯·麦甘仅仅 7 个月大，就感染了支气管炎而夭折。我祖上要是希望能活得健康点，这些街坊势必有所改变。

* * *

早自 1864 年起，强制征收的立法工作便已完成，所以利物浦当局并非无计可施。想要整顿贫民窟的卫生惨状，官方是可以有所作为的，但实际上在北利物浦码头区的天井与地窖里，都不见公共部门有太多实际动作。既得利益的盘根错节、给商家的补偿金额没有达成共识，加上地方上的派系政治纠结，导致整顿工作停滞不前。直到 1883 年，才开始有一些动静。那一年，利物浦成立了"卫生问题房产处理委员会"（Insanitary Property Committee）。这个委员会的宗旨在于监督拆除有卫生问题的房屋，让原本是天井宅的空间由新的码头仓储与铁道开发扩建取代。但质疑的声音随之而起，虽然牵涉其中的私人企业都答应要另建替代性的房舍来供当地民众入住，但新居索价远非家园遭拆的爱尔兰穷人所能负担。顿失所依的贫困工人被迫离家，到附近的埃弗顿等地找寻新的贫民窟住宅——所以拥挤跟疾病的问题没有解决，只是换了个地方继续而已。而有民族主义思想又会惹出麻烦的穷人一走，留下的是依旧商机处处的利物浦码头区。

这让当地的爱尔兰民族党觉得很不对劲。他们的想法是政府借整顿贫民窟之名，做的事其实是"杰利蝾螈"[1]，其真正的目的是让作为利物浦爱尔兰裔移民的信仰与政治根据地的北利物浦，重新回到新教徒的势力范围里。爱尔兰民族党主张贫民窟在整顿之余，必须要同时在距离码头工作不远处给他们的爱尔兰同胞重建卫生而平价的住宅。这是一个该党愿意奋力争取的议题，也是一个不久就会到尤金家问询的议题。

尤金与玛莉的大儿子死后，又有两个孩子来到了这个世上，他们分别是詹姆斯与欧文。尤金、玛莉与这时已十来岁的詹姆斯跟欧文的抗议只是对牛弹琴。这一次，老天保佑，两个男孩都活得好好的。之后随着 20 世纪的曙光升起，约瑟夫搬到离旧家不远处的惠特利街（Whitley Street）居住。但这条街已经被划入贫民窟的范围，所以尤金一家面临的是被驱离的命运。介入此事的爱尔兰民族党促请租户拒绝就范，除非能先获得平价与合理安置的保证，但这年的 8 月，尤金与邻居被烟熏到受不了，只得撤离家园。再在历史资料上与尤金家重逢时，他们已经有一顿没一顿地住在城市另一端的南

----

① 杰利蝾螈（Gerrymander），指借由重划选区来取得选票利益。

利物浦。麦甘一族长达 40 个年头，在北利物浦与疫病为伍的贫民窟人生终于来到了终点。

虽然在惠特利街打了败仗，但爱尔兰民族党是最后的胜利者，他们最终将为居民争取到便宜的新家，算是成功战胜了北利物浦的贫民窟。隶属市议会的利物浦公司（Liverpool Corporation）着手在当地设计并建造起廉价公寓：这些盖给劳工居住的楼房，可能在不食人间烟火的现代人眼中是很没诚意的礼物，但比起之前的贫民窟，这些廉价公寓其实已经安全、卫生不知道多少倍了。这些公寓室内有可通风的窗户，有可以晒衣服的阳台，还有可以用来烧热水洗澡和煮饭的煤气。更绝的是有冲水马桶！这之后好几代，我祖上都会以这样的廉价公寓为家，而这地方也不折不扣是一个家。这是扎扎实实的进步，就像一把宝剑，挥向了疫病这只双头怪兽的第一个头——这是一项符合人道精神，而且方法有其根据的公共卫生工作，此举满足了环境政策的需求，也达到了根除疫病的目标。个人保健、公共卫生与公众空间得以一兼三顾，就像在文明生活的手臂上留下了接种牛痘的瘢痕。就这样，到了一战开打之时，利物浦将以社会住宅的先驱闻名国际。欧文来到利物浦时那 2.2 万个天井小区，此时将只余下 2771 处，而且剩下的这些也都列入了待拆计划，折磨了利物浦近半世纪的大小流行病，终于也走上了穷途末路。

不是说贫民窟让我的家族历经了痛苦与疾患吗？既然是

这样糟糕的一个处所，何以麦甘家的先人还得被烟熏到受不了，才肯心不甘情不愿地离开呢？这样不是有点前后矛盾吗？其实并不矛盾。所谓的一家人，有时可以超越血肉之躯。人生的际遇，有时会逼着人去拥抱同是天涯沦落人的其他家庭，大伙会在码头的汗臭与俯视孩子尸首的悲歌中相濡以沫。这些天井——虽然疫病横行——但也是我祖上的家。任何一个部族，即便是成员都染了病，也不能缺了张画布供所有人一同绘制身份认同。

在爱尔兰人的迁徙故事中，利物浦的爱尔兰人始终落寞地蜷曲在一个有点寒酸的角落。他们是在海面上载浮载沉的漂流物——当其他人航向大洋彼岸灿烂的阳光地带时，他们仅仅在家乡旁被冲刷上岸。随着 20 世纪到来，利物浦还会迎接一波波的爱尔兰移民，但这些人会短暂停留后前往下一站更新、更多可能性的各个目的地。利物浦的爱尔兰族群已经不再能从原乡获得新鲜血液的补充，故随着移入第一代的凋零，他们的子嗣也开始跟原本定义他们的文化脱节。他们身上只剩下上一代传下来的习俗，但这些习俗所发源的土地，却早已不在他们的眼前。至于他们自小信仰的宗教，或许可以在来世还他们以喜乐，但却无法在此生带给他们社会地位与经济上的救赎。当北利物浦的残屋破瓦终于灰飞烟灭，当里头的人流落到利物浦四界，之后的事情会如何演变呢？社会上把他们当成传染病一般的歧视眼光，能终于走入历史吗？

这当中最让人觉得善恶终有报的讽刺之处，就在于随着这群贫民窟的部落居民慢慢地向外开枝散叶，他们的文化与高生育率，慢慢改写了外人认定利物浦人的典型。利物浦不再是那个维多利亚时代的布尔乔亚小资海港，不再是兰开夏郡的中产商人熙来攘往的地方。在未来，利物浦这个城市，将会成为世人眼中那个孤立而属于劳动阶级的爱尔兰天主教徒的大本营。在某种程度上，维多利亚时代那些丢穷人石头的体面人，他们的噩梦赫然成真了：爱尔兰裔的贫民窟部落移民，把病菌传染给了每一个人，只不过他们染上的不是医学上的疾病，而是文化上的病菌。现代利物浦有半数人口可宣称自己具有爱尔兰血统。北部的贫民窟经过成长扩张，改变了整座利物浦城的形象。

唯这种视角也内含另一道文化成见的风险；一种低调却高压的存在，把芸芸众生的人性差异全部压扁、压平到肉眼看不见。利物浦另外也有非常值得骄傲的威尔士传统——更别提我们当中的新教徒、犹太人、华人、加勒比海人、波兰人、非裔、希腊人，乃至于上百种任何港口都见得着的多元文化。人的多样性在此一览无遗，但约定俗成的标签，却会在不经意中把这些文化多样性压缩成单一、方便、随笔速写出的扭曲形象，且不论这形象有多么温良恭俭让。

       * * *

  说到温良恭俭让，北利物浦的爱尔兰人一直跟这种形象有着很特殊的牵连，而这又关系到他们移民资产中的天主教信仰。教会办的各个学校跟教区，加上与他们有渊源的体育组织与社会团体，现已成为爱尔兰文化断层的黏合剂，寄希望把爱尔兰裔跟失散的传统连成一气。与此有关的努力包括把"盖尔式足球"①或"板棍球"②等爱尔兰传统的游戏或竞技引入利物浦的天主教运动体系，借以与原籍保持某种文化联系。但这些文化植入的努力，最终是一场空。爱尔兰裔的利物浦人如今更急切想做的事情，是跨越族群的疆界去测试自身的勇气，为此他们投身新崛起的英式球赛，跟英伦各地的工人阶级一起为赛事疯狂。而在这些新兴的英式球赛中，最值得一提的自然是由英格兰足球总会制定规则的"英式足球"（association football）。

  足球是地球上数字庞大的人从事与观赏的运动，而利物浦人对于这种运动的发自肺腑之爱，可以追溯到 1888 年开踢

---

① 盖尔式足球（Gaelic football），在爱尔兰说到足球（football），一般就是指盖尔式足球，15 人制，亦分上、下半场。跟一般的足球相比，盖尔式足球允许某些手部动作，而比起橄榄球或美式足球，盖尔式足球的肢体冲撞较轻微。
② 板棍球（hurling），板棍球亦称爱尔兰式曲棍球，以前端为平板的球棍射门得分，与盖尔式足球并立为爱尔兰两大运动。

的"英格兰足球联赛"，当时北利物浦的埃弗顿俱乐部，就是创始的 12 个俱乐部之一。4 年之后，埃弗顿俱乐部派生出利物浦足球俱乐部。这两支球队会在日后茁壮成长为英国国球的巨擘。离我生长的地方不远，就在家家户户前胸贴后背的紧凑街边，就有他们壮观的主场在一旁屹立；那些邻近的窄巷，就像是要俱乐部别忘了他们卑微的出身，也别忘了追随他们的球迷曾经离他们多近。

利物浦对足球的热爱，从来没有沾染上宗教或社会阶级的识别因素，这一点与其他有宗教与文化壁垒的城市比较，可谓有天壤之别。格拉斯哥也有两个足球俱乐部，分别是凯尔特人（Celtic）与流浪者（Rangers），两队分别隶属不同的族裔与宗教背景。利物浦没有这种现象。天主教徒会支持利物浦队，也可能支持埃弗顿队。因此在利物浦，足球俨然是一个中立的地带，你可以在此宣称忠于某个族裔或派系，但不用担心遭到暴力相逼。对于利物浦的爱尔兰人来说，有感染力的不光是瘟疫，还有足球这种消遣。天主教会办的运动赛事大多安于业余的层次，但那股想要与"外头那些人"切磋一下脚下功夫的冲动，很快就提升了跨文化藩篱的合作效率与规模。足球成了一种基于体育之爱的共同语言——一块共享的公共空间。有了这块园地，利物浦的爱尔兰裔天主教徒，开始得以翻越墙垣，走出贫民窟的局限，融入更加丰富的英国文化与生活。在这之后，服兵役与在军中的运动赛事，都进一步地获得社会的认同，强化了爱尔兰裔对这种美丽赛事的热情。

随着 20 世纪的变迁，瘟疫这个双头怪兽终于松开了扼住我祖上的魔掌。这怪兽的第一颗头，也就是疫病本身，已经被医学进步与开明的社会政策联手砍下。贫民窟既已遭铲平，加上政府医疗部门透过疫苗接种跟卫生的改善来进行预防，折磨麦甘家数代的祸害，终于被连根拔起。

但那第二颗头呢？那些本身被当成疫病的人——那些邓肯医师口中无可救药的"道德污染"携带者呢？远离了贫民窟的麦甘家族，是否终于由职场、军营、球场上的融合力量，涤净了他们一身沉重的道德污名呢？

嗯，不完全如此。我自身生命里一次重大打击，教会了我一件事情，那就是文化上的疫病，要远比真正的病原体更加幽远、更有韧性。这样的无形疫病更可能随大势所趋突变，也因此更加难以消灭。手上的石头，或许会放下，但也永远都只会放在随手可再捡回来的地方。

这当中最令人难以容忍的讽刺之处，就在于这个教训，竟来自原本应该以和为贵，原本应该是各族群共同语言的足球运动。

个案的证词：
利物浦足球场推挤意外

透过表现出来的行为举止，以及跟旁人的各种交流，他们正快速地拉低其英格兰邻人的生活舒适水平。他们一方面将自身邪恶与冷漠的劣习传染给周遭，一方面摧枯拉朽地将所有的自重、独立与自尊给消灭殆尽。

威廉·邓肯博士，关于利物浦爱尔兰裔品格的发言，出自《英格兰劳动人口的卫生状况报告》

（1842 年 7 月）

利物浦这个美丽的城市，存在着一种部落式的小区意识。经济上的弱势……结合了对于社会福利主义的过度偏好，在众多利物浦人心中创造出了一种甚为独特，且非常不讨人喜欢的心态。只要有一点点机会，他们都会尽量视自己为受害者。他们一边憎恨自己受害者的身份，一边却又乐在其中。之所以会产生这种心理上的缺陷，一部分是因为他们无法接受自己可能也参与创造了自身的不幸，他们追求的是把错怪到别人头上，而这也因此深化了他们这一群体面对外界社会时的集体积怨。

《观察家》周刊

（2004 年 10 月 16 日）

没有人胆敢对（利物浦的）支持者说三道四，他们怕的
是被安上不长眼的罪名。但有些球迷就像禽兽一样，他们会
喝到醉，会对人暴力相向，他们的行为乖张而下流。

一名资深警官在希尔斯堡惨案发生四日后发言，当时一
连串事件引发骚动，造成在英格兰谢菲尔德市希尔斯堡体育
场内 96 名利物浦球迷遭踩踏身亡。

英国《每日邮报》

（1989 年 4 月 19 日）

我印象最深刻的，是声音，然后是令人眼花缭乱的色彩。
持续而低频的人声震动，掺杂着混乱的场面。红色足球上衣
底下是已无生气的身体，某个年轻男子脸上呈现令人胆寒的
绯红色，那是一具横陈在球场草坪上的尸体，窒息是他的死因。
我听到哥哥保罗哭泣的声音——我生平第一次听他发出那样
的声音，从扭曲的啜泣声中听得出刻意的冷静。那是个在场
者会不由自主喘不过气来的日子。

1989 年 4 月 15 日，万里无云的晴朗春日，仿佛是适合许

下诺言的那种日子。这一天，利物浦队在英格兰足总杯半决赛中的对手是诺丁汉森林队，我的哥哥保罗跟我都有票可以去看。这场对抗被安排在中立的谢菲尔德进行，那儿有雄风犹存的希尔斯堡体育场，但对这样的场地选择，利物浦队的球迷其实早有意见。之前的比赛，已经暴露出这座老球场若干系统性的问题——门票的配置数量不足，群众控制的能力低下。但在赛事的热烈气氛中，这些技术性的问题都被当成可以忽视的细节，大伙儿只想好好地让这个有如共同语言一般的运动，把因为地理因素、年龄与社会阶层而四散的家庭成员集合在一起。麦甘家就是这样的家庭。

1989年，各自的职业发展已经让麦甘家成员纷纷离开利物浦，就像处于膨胀阶段的宇宙，我们各自的生活就像星系一样加速相互远离——地理上、情感上、社会地位上的距离都是。但足球永远是最后的联系，足球作为一种情感上与精神上的无形语言，能够在某个瞬间里集我们个别的声音为一股共同的口述历史：一段不论我们去哪里，都可以于我们的新宇宙里随身携带，与我们寸步不离的思绪。

支持利物浦足球俱乐部，深植于麦甘家族的神话系统。在我们家，成为利物浦球迷一事甚至有其专属的神话起源。我的伯父吉米开始支持利物浦队，是20世纪30年代初的事情。有天，吉米的叔叔带他去百货公司，说要给他买一套踢足球的用品。话说那个节骨眼上的利物浦队，还是个又小又弱的球队，完全不若同城的对手埃弗顿队战绩耀眼，所以大家都以为吉米会挑中埃弗顿队的蓝色球衣。但就在某个超凡入圣的瞬间，吉米的灵光乍现，他突然瞥见利物浦队的红色球衣穿在一个简陋假人身上，然后便一见钟情地觉得此生非这件红色球衣不穿。出钱的叔叔一求再求，但吉米完全听不进去。从那天起，吉米跟我父亲就成了一辈子的红队球迷，而我们身为同族的后辈，也很自然承袭了这样的传统。后来利物浦队开始称霸足坛，这个故事中吉米的慧眼独具就成了我们家津津乐道的佳话——一个把麦甘家跟利物浦队的璀璨未来结合起来的故事。红，成了我们家的幸运色，一个无法压抑，象征着血液、热情与成功的颜色，至少故事是这么说的。关于吉米伯伯对利物浦队红色情有独钟一事，我的哥哥马克后来贡献了一个很扫兴的分析。马克说吉米伯伯是红绿色盲，所以红色在他看来应该是沉闷而黯淡的赭红色，就像是捕鸟胶，或是老旧红砖之间的水泥颜色。感觉实在不怎么幸运。但当医学上的事实遇上精彩绝伦的故事，就是这么回事，当冲动涌上心头，人类对颜色的区分已不再是那么重要的事情。

一位少女的脸庞被惨绝人寰的体验弄得毫无血色，两行清泪无声地流淌。

保罗跟我最初注意到这群标致的少女志愿者，是在开赛的10分钟前。我们看到由慈善团体"圣约翰救护机构"召募的她们，正沿着球场的边线步行，其中两位在阳光下显得笑容灿烂，遇到年轻的利物浦球迷从座位区献起殷勤，既对她们笑，又是鼓噪要她们过来，两人也不害臊地调情回去。她们看来约莫 17 岁，身上的圣约翰制服既合身又时尚，很明显拿去给人改过：裙子短了些，帽子戴得有点斜。保罗跟我都笑了。那亘古不变的暧昧男女，那映入眼帘的喜悦与新奇，那一望无垠，属于青春年华的蔚蓝天际，谁知道黑暗还有 20 分钟就要降临。

炙热的阳光倾泻而下，我们的位子很好，就在北看台靠近草坪处，不远处就是分配给利物浦球迷的旧看台。我们兄弟俩都算幸运，因为票的分配已经激烈到纯凭运气，谁有位子全由你的季票上序号的最后一个数字决定。我们的季票尾数都分配到了座位，而没位子的球迷只能在球场里靠莱平斯巷的那头的看台上站着。我们兄弟俩望向平台，那儿在开踢前几分钟意外地还没站满人，不过球门正后方的中央区倒是相当热闹，几乎算是人头攒动。当时的我们，都还不知道自己有多受幸运之神的眷顾——仅仅是一个数字之别，就决定了去看球的我们是有去无回还是历劫归来。

球赛在下午 3 点整准时开始，只不过站在莱平斯巷的球迷仍有大半尚未就位。看台分成 5 个可以从后方进出的独立空间，看台前方则有牢笼般的铁网围住，以免失控的球迷闯入草坪。看台的两侧基本无人眷顾，人群看来稀稀疏疏，而球门正后方的区域已是万头攒动的一片红。我的哥哥跟我可以看到球迷紧压住前方的栏杆，后来进场的球迷仍不断拥入，堪称前赴后继。

开赛几分钟后，我记得前锋彼得·毕尔兹利以一记精彩的射门打中横梁，球门因而晃动。我觉得利物浦队这天的状态不错。

接着，场上的一切都静止下来。利物浦队的守门员显得有些分心，因为他身后似乎发生了什么事情，同时裁判也挥手要暂停比赛，那几分钟大家都显得有点茫然。我们可以看到莱平斯巷的平台区有球迷奋力想攀爬过中央的围篱，他们的目标看来是草坪。因为没有人广播告知发生了什么事，所以看台上传言四起，唯一可以确定的是有事情不对劲。这时如果有人够冷静、够仔细，他会看到球场上已经躺着球迷。

没过多久，细不细心已经不重要了。我们看到有利物浦球迷在警方陪伴下离场，并直接从我们的座位前经过。这名球迷看来非常清醒——甚至有点怒气。经过我们面前时，他朝着群众举起了手臂，看到的人一同倒抽了口凉气，因为这名男子的手臂已经被某股强大的力量给硬生生压断，呈现他刚刚站立其上的阶梯形状。在扭曲变形的臂膀之上，他的手有如丑恶的人偶一样随意扭动。即便现在回想起那一幕，我依旧难以理出个头绪。我的心如同经历惨案后的社会大众，想要找到一个合理的解释来接受这令人不悦的种种证据，但有时真相就是真相，人再不舒服也无可奈何。

时间缓慢流逝。草坪上排满躺着的人体，看了令人在内心直呼这是什么情形，空气中弥漫着无处不在的焦虑。现场的人都知道我们目睹的是一场悲剧而不是暴力。对手诺丁汉森林队的球迷也纷纷起身，就跟我们一样，他们也在自己的区域等着广播解释大家目击到了什么事情。在仿佛隔世不知多久之后，警察终于抵达。警力以紧密的人龙，踏进了体育场的入口，最终来到了草坪上。但令我们不敢相信的是这条紧密的人龙在我们固定式的看台前停了下来，也在还有罹难者被搬运出来的梯台边停了下来——他们只顾着围住我们的视线，无视球场上的遍地死伤。警方面对利物浦队的球迷，呈现一种防堵的守势，好像草坪区即将被暴力入侵似的。我们在无助的不满中高声抗议，警察脸上也清晰可见不安的表情，只不过他们还是尽职守在原地。警察很显然是得到了明确的命令，一道为了粉饰太平而下的命令。

警察身后短短几英尺处，就有人奄奄一息——他们的脸都因为窒息而惨无血色。抚今忆昔，那是骇人疾患第一次显露面貌，就像呕吐物沿着食道涌上来的瞬间，让人深感不安。那种感觉是我们不只见证了一场悲惨意外的发生，更目睹了一头残酷至极的怪物诞生——一件由当权者犯下的罪行。这些决策者用他们的力量，将一场许多人无辜受害的悲剧，变成了一种用来折磨人的工具。但后见之明有如身居高塔，居高临下，一览无遗，当时的我们就像仍处在一片荒烟蔓草中，毫无头绪地找寻合理的解释来串起所有令人惶惶不安的证据。我看见一名被吓傻了的父亲抱着自己年幼的孩子，但那孩子的手脚都已经瘫软地垂着，就像是围着围巾的《圣殇》[1]。穿着牛仔裤的青少年在警察防线中跑进跑出，他们忙的是把墙上的广告牌拆下来当成临时的担架。旁观的警察犹疑着，他们不知道自己究竟该不该以破坏公物为由逮捕这些作乱的少男少女？警察立场之荒谬绝伦，他们自己也在行动中缓缓感受到了。先是有一个人崩溃，然后有一就有二。人性最终战胜了盲目的服从，警察也开始救死扶伤，但现场急需的救护车仍旧迟迟未到。

窒息者的尸体在北看台前排成一排，距离我们所站之处仅数英尺。另外有尸首沿着草地一路排过去，酒红色的双颊与手映在鲜活的绿草上，就像血污一般。凝血造成的尸斑在皮肤表层上显出深紫与深红，主要是因为血液中的血红素递减，那是缺氧催熟的恐怖美感。

我们又看到了圣约翰救护机构的少女志愿者。她们就站在球场的边缘，惊吓之余脸色苍白，手脚也不听使唤。她们只能一边看着恐怖的景象在身旁舞动，一边相拥取暖。一位少女的脸庞被惨绝人寰的体验弄得毫无血色，两行清泪无声地流淌。我的哥哥也开始哭了起来，从扭曲的啜泣声中能听得出刻意的冷静。我当场并没有哭，但日后会，且不止一回。

---

[1] 《圣殇》，米开朗琪罗的雕塑作品，主题为圣母抱着被钉死的圣子。

我凭吊那一天，因为那一天是各种纯真的忌日——包括我的，还有许多人的天真无邪，都结束在那天。我常想起那些救护队的少女，我好奇她们如今人在何方？青春原本应该供她们恣意挥洒在莫名其妙又小家子气的细枝末节上，但这样的基本权利却被惊天的惨案给强行夺走。队员的身份，让她们不得不去帮忙处理现场伤势较轻或热衰竭的伤者，但这也等于逼着她们待在大屠杀的第一线。当然在那一天，更大的不公不义一点都不罕见，但我依旧难忘她们被窃走的天真是多么宝贵。

　　我们获准离开，已经是事发几小时后的事了。我们被成群赶到已近日暮的体育馆外，准备去搭车，此外还得找电话跟家人报平安。那是个还没有手机的年代，而体育馆方圆数英里内，所有的公共电话亭都大排长龙，全都是等着让家人安心的球迷。我们的家人得承受保罗与我生死未卜的炼狱，直到我们脱离事发之地够远和打了电话，他们心上的一颗大石头才终于放下。即便如此，我还是觉得我们非常幸运，因为那一夜对于无数个家庭而言是心碎的一夜，是折磨的起点，麦甘家则幸运地逃过了一劫。

　　走在谢菲尔德的巷弄里，我跟保罗尚惊魂未定，入夜的寒意让我们把围巾缠得好紧。突然间，我们听得头顶上爆出一声粗口，显然是冲着利物浦队的球迷，接着地砖碎片从高处的阳台上扔出，朝我们而来。刚刚还浑浑噩噩的两人突然清醒了过来，赶紧四处找掩护，躲开砸向我们的砖头。这不过是序曲。

* * *

4 天之后，我躺在伦敦基尔伯恩自己那间客厅兼卧室的公寓里。惨案后的日子里我焦虑得无法专心做事。群众在震撼与困惑之际持续发出的低频吼声，回荡在我脑中，就像久久不散的耳鸣。我一周前认知的世界被颠覆了——我生活中原本柔软的边界，被削尖了。走路到报摊买一大叠报纸成了我每日的例行公事。我想在事后的报道中探询，看能不能找到一点东西来证明这事件含有深于表象的意义或目的。我想要一个解释，我希望这一解释能覆盖自己目睹的恐怖，就像把带着几分悲悯的丧服套在这场堪称众人共瞩的人类悲剧上。那天早上我照例去买报纸，只见《太阳报》的头版从报摊上对我大声叫嚣。

真相

不肖球迷扒窃罹难者的口袋，不肖球迷对英勇的警员撒尿，不肖球迷痛殴在给伤者进行人工呼吸的急救人员。

这些指控实在是太尖锐了，我花了几秒钟才把文字消化完毕，拿起了这份报纸。

　　说来真的极其可耻。某名被踩踏致死的少女，引起了一伙利物浦球迷的注意，因为她的衬衫被拉到了胸部之上。一名警察正全力想把她从鬼门关前抢救回来，但她却全无反应，而这伙球迷竟从看台上出言不逊："把她丢上来，我们要 × 她。"

　　那字眼太过不堪入目，所以被害羞地遮掉了，但这漏掉的字并不难理解，那语意很明显的就是"我们要 × 她"。利物浦的支持者被指控拿被踩死的女尸开玩笑，说要与之交媾，而他们四下还都是自家球迷跟亲友的尸体。这种诽谤简直丧心病狂，我的心脏差点因此停了下来。但这种指控却又那么理直气壮、那么自信满满，就登在英国最畅销报纸的头版上。何况这种指控指桑骂槐，也骂到了我。我，也是一名"可耻的"利物浦球迷。

　　在这含血喷人的头版撤销一年之后，彼得·屈平戴尔（Peter Chippindale）跟克里斯·荷瑞（Chris Horrie）两位记者说明了之所以刊登这标题的来龙去脉。他们说编辑凯文·麦肯奇（Kelvin Mackenzie）曾在写下标题时有所迟疑[1]，他知道在"真

---

① 　出处为克里斯·荷瑞（Chris Horrie）与彼得·屈平戴尔（Peter Chippindale）合著的《去你的读者！〈太阳报〉的兴衰》（暂译）（*Stick It Up Your Punter! The Rise and Fall of the Sun*）（Heinemann, 1990）。　——原注

相"二字下方印出这种没有根据的指控，是对自家读者一种非常危险，也极具挑衅的攻击——他们许多人的亲人都还尸骨未寒——但他最终还是选择拼了。

更劲爆的是，两位记者说凯文原本想用的是更不客气的标题，是旁人把他给劝住了。他原本想用的标题是：

你们这些人渣

"人渣"在现代英国的都会俚语中，是最严厉的侮辱。其实是简称，其全称应该是 the scum of the earth（地球上的渣滓），这个词组根据《剑桥英语字典》的解释，指的是"你能想得出来最烂的烂人"，而 scum 本意则是液体表面的那层污秽渣滓。

一种无法溶解、会传播的疾病，像垃圾一样该处理掉的东西。

* * *

希尔斯堡的惨剧是英国社会的一道伤疤。这是英国体育史上最惨烈的一次意外，共计 96 人丧生——而这事件也于日后变成英国史上最令人伤痛的一桩丑事。这一伤痛始终无法尘埃落定，是因为政府长期未能查明真相并勿枉勿纵地追究责任。这场悲剧得算在当日负责维持治安的南约克郡警方头上，是他们当中的高级警官在民众管理上严重失职。但为了推卸责任，警方高层刻意泄露错误的消息给新闻媒体，这些不肖警官宣称是利物浦球迷的酒后失序与行为不检，引发了这场不幸，甚而指控利物浦队球迷在警察的身上撒尿，还从罹难的自家球迷口袋中搜刮财物。这些指控都是无中生有而且莫名其妙，这么说不仅是侮辱了死难者的人格与家人，也侮辱了广大的利物浦队支持者。要知道，当天能够见义勇为，协助秩序维护者将死伤者抬离现场并帮忙急救的不少人，都是利物浦队的球迷。

但这些空穴来风的指控，仍旧在英国社会与媒体的有罪推定中产生了回响，毕竟利物浦球迷的人品早就遭到舆论否定。相对而言，做出上述指控的警界大员们则一个个都人品端正到无懈可击。接连几天，乃至于数月，英国举国的媒体都大肆报道了警方的虚伪说辞，匆匆出笼的诽谤就这样成为以讹传讹的真相，其中《伦敦标准晚报》（*London Evening Standard*）点名这场意外的祸首，是利物浦队支持者的"部落热情"。

部落热情，那个无可救药，有如传染病的部落形象，在相隔百年后又被搬了出来。所以这并不单纯是一场可怕的意外，这意外还跟受害者的人品脱不了干系。邓肯医师狗眼看人低的道德性发言，跨时空获得了共鸣。

　　虽然早先的一份报告已建立了责任完全在警方主事者身上的结论，但并没有取得停止诽谤的效果，谎言依旧在社会上不断流传，而且还愈来愈确定。政坛上不分平日的立场与"颜色"都随着这种风向起舞，要求独立调查的呼吁一再遭受打压。虽然有像"希尔斯堡正义运动"（Hillsborough Justice Campaign）等团体锲而不舍地倡议，但强加在受害者身上的谎言仍持续存在长达27年。终于到了2016年，翔实的独立调查让真相得以确立：那一天唯一伤害到英国道德的带菌部落，其实是为了掩盖自身错误而不惜滥权并且颠倒是非的警方。

　　虽然后续的公开道歉与平反之举都不在少数，但我身上仍残留着一个小小的伤疤，那个伤痕深深地划在我的臂膀上，就像在用痛楚提醒我不要太过安心。面对瘟疫，永远要谨慎留意。

　　前面提过的社会对于任何族群的歧视，有一点非常有趣，那就是偏见会把压扁该族群中所有的人性细微区别，直到视而不见。全名为利物浦足球俱乐部的利物浦队是一支都会型且球迷遍及全球的球队。前往现场观赛的人五花八门：有好人、坏人、懒人、勤奋的人，有不当班的警员、待业者、律师、单亲家长、日进斗金的商人，还有像我这样的演员。换句话说，在场的球迷就是全人类的缩影，但这样的多元性，却全被偏见压缩成一种疫病，也就是怪兽的第二颗头。

希尔斯堡教会我一件事情：只要当权者被逼急了，只要他们觉得有其必要，我爱的这个国家仍可能从阳台上朝我的家人丢石头。他们认为像我这样的人会屠杀别人，而且事前不会有悲悯或同理心，事后不会有是非与正义。他们会信口开河污蔑我爱的人，在过程中媒体会煽风点火，带着偏见的大众会落井下石，而政府高层会乐观其成。

即便历经了一世纪以来的医学发展与社会进步，我的家族仍是国家的眼中钉，仍是一种瘟疫，是他们眼中好用的替罪羔羊，而这个国家仍旧欠我们一个合理的说明。

第三章

暴露

暴露 / Exposure （名词）

○一种医学病症，由长时间接触极端温度或气候所造成（如失温、冻疮）。

○个人或群体经由引介，接触到新的刺激、见解或经验。

医学常识

　　作为一个物种，智人本事之多令人瞠目结舌。我们在地球的每一片大陆上都能存活，而且我们生活条件的容许变动值范围很大，不论是格陵兰的冰封荒原，或者是非洲的酷热沙漠，似乎都难不倒我们。我们之所以能做到这样，有一个生物上的因素，那就是人是温血动物。这一点用术语来说，就是人是"内温"（endothermic）动物，亦即我们有能力不受外在气候的影响来调控体温。这种能力的专有名词叫"体温调节"（thermoregulation），而人类的体温调节中枢位于脑部一个名为下视丘的区域。在下视丘的控制下，人体会维持核心温度在 36.5℃~37.5℃这个范围内，借此确保生存所需的酶素都能在人体内执行不可或缺的细胞功能。如果生命是一趟极端的航行，而人体是一艘船，那你会在船上找到内建的锅炉与精准的温控开关。

　　比起冷血的生物，温血的人类走过的是一条非常不一样的演化之路。冷血动物没有选择，一定得自外在环境取得能量，而这点差别也赋予了人类特有的优势与挑战。我们摄取食物制造身体所需的热能，所以不论外在环境多冷，人体都能保持活跃。冷血的蜥蜴遇到太寒冷的天气，活动量就会下降，要等到太阳出来晒暖大地，它们才会恢复活力，而这一点也限制了冷血动物可以繁衍生息的时空环境。只不过，自行发热的设计也代表人得将较大比重的食物作为能源，我们因此得增加进食的频率来维持"锅炉"的运行。再者，人的温控能力并非没有极限，万一外界温度过高，人体会出汗来散发热气，这是一种原始的冷却系统。遇到天冷，我们则会通过发抖来创造一些热量。这些都不是什么高科技。我们运气比较好的一点，是人体将体温调节的重责委派给了我们睿智的大脑。作为一种智慧生物，我们在进化之路上学会了寒冷时该如何以衣物裹住身体，在烈日下该如何寻觅阴凉。如此身心合璧，得到的就是精明的热管理。

但要是环境太过极端，极端到我们无法维持身体的温度了，那会发生什么事呢？

人体一旦核心温度过热，比如说暴露在强烈的日晒中时间过久，我们就会进入体温过高或热衰竭的状态。这时我们的体温可能只比正常值高1℃左右，但人已经能感受当中的差异了。我们会于此时经历出汗、晕眩、疲惫与恶心。要是体温再升高1℃~2℃，我们就会中暑。一旦中暑，情况就变得相当危险，因为这时人体已经失去调温的能力。我们会神智不清，会血压遽降，除非立即接受治疗，否则很快就会因器官衰竭而死。

同样地，体温也只要下降几度，人体就会过冷而失温。我们首先会不由自主地颤抖与换气过度，接下来只要再降几度颤抖就会停止，而我们会开始昏昏欲睡，会口齿不清、神智错乱。万一体温一路溜滑梯降到 28℃或更低，我们会先失去意识，继而失去生命。

要是浸在冷水里，人失温的速度会加快。倏忽接触到冰冷的水——比如说从沉船上跃入北冰洋——可能会引发"冷休克"这种令人失去方向感的创伤状态，人的呼吸与肌肉控制能力都会大打折扣。在冷水中超过 10 分钟，我们会快速流失体热，流向四肢的血液会开始减少，较多的血流会用以保持核心脏器的温暖。我们的手脚会开始失去感觉与运动能力——这对我们想浮在水面上的计划将是一大打击。接着不用太久，失温就会让我们葬身海底。

就算我们成功找着了浮木，离开了水，也还是逃不过极端环境的掌控。暴露在外的肉体也会感知低温，而这会造成冻伤。冻伤是长时间接触低温对肌体造成的损害，大抵从冰点左右就有这样的风险，而风寒效应或潮湿都会加强冻伤的杀伤力。就像在水中的四肢一样，暴露在外的肌肤也会出现血管收缩的情形来减少血液循环，借此保护跟生命有关的器官。冻伤的严重程度分成数级，其中最轻微的一度冻伤只有表层的皮肤受影响。你会感觉到针扎般的刺痛，然后手指头和脚趾会痛，再后来是局部性的麻木。此时若能找到温暖，就不会遗留永久性的伤害，但要是放任不管，那冻伤处就会变硬、起水疱，最终伤害会潜入身体内部——损及肌肉、神经与骨骼。到了这一步，我们的肉体会部分坏死，要是救援再不赶紧到，就会回天乏术了。

有个问题是，这种暴露于寒暑的疾患，其影响最甚的是什么呢？这只是一种生理问题，抑或在肌肉变硬之前，人的心灵会先行冻结？暴露于困境之中，跟暴露在风霜雨雪之中，哪一种让我们心寒得更快？处于绝境时的极端心理，能提供意志力，让我们在持续的高贵／低劣行为中证明自己的本性吗？

生而为人，我们不仅身体会暴露在重大的事件中，而且连脑子都会一起参与整个过程。在我们头盖骨的前缘，有一个区域称为前额叶皮质，它的重要性在于其掌管我们俗称的短期记忆——人类就是在此将当下经历的处境处理为意识，而意识是一种牵连甚广但并非永久性的电子信号网，每一秒钟都不断变化与重整。当一名遇难的水手从将沉的船上跳入冰冷的海洋，疯狂攀升的肾上腺素会让他的前额叶皮质疯狂接收各种等待处理的感官信息：皮肤感到的刺骨寒意、要跳进冰冷海水前的紧张焦虑、邻近同伴的凄厉喊声、金属与木质船体沉入海底深渊的恐怖画面，肾上腺素是这一过程中的重要元素。我们在这种时刻的感官输入不只是生理上的感受，也在很大程度上是化学与情感在产生作用。这时的我们处于所谓"是战是逃"的决断反应中，这是一种原始的安全机制，目的是在察觉威胁时提高专注力、让自身的情绪更亢奋、反应更积极。关键时刻所发生的事件，会被人脑以最高的顺序优先处理。

不用多久，短期体验高涨所带来的风起云涌，就会慢慢固定下来成为记忆。这种转换牵涉大脑皮质，也牵涉人脑深处一个叫作海马回的区域。人脑中含有数十亿个名为"神经元"的细胞，神经元会经由突触，在彼此间形成复杂的实体链接，这就像是记忆的编码过程，至于突触，就是信息交换的电子与化学接点。记忆中相互关联的信息片段，就这么建立起了具体的联结。如果要给我们的记忆一个定义，那记忆就是这些突触的联结。

记忆不是只有一种。人有隐性的记忆，也有显性的记忆。隐性记忆包含我们习得后放在潜意识里的动作技能，像是打网球怎么挥拍、车子怎么开。相对于此，显性记忆就是可以用语意来表达的记忆，像是你可以知道某个城镇的名称，或是某位朋友的生辰。但显性记忆中至为复杂者，则是情节。情节指的是由情绪与事件串联成的一个序列，是对特定时间与地点的陈述，是一步步将我们从出发到抵达某个目的地的过程予以可视化。我们说自己"记得"某个事件，通常就是指我们记得的那一段情节。

最近的研究认为情节性的记忆会同时储存在海马回与皮质层。但这些记忆并不会被视为独立的个案归档，它们的存在会像是一个个的网络，网络里有连接或弱或强的一幅幅画面、一道道情绪、一个个念头，乃至于当时的环境与声响。一名水手光是想起一张孩子的脸，就可能勾起整起海难的回忆，所有的往事都会由此统统涌上心头。这些记忆网络不只是外部事件的流水账，它们对人来说就是现实的架构。人不只是观察记忆，人还会创造记忆，而记忆的建材就是我们已经拥有的情感与视角。而如此创造出来的记忆，又会于日后塑造出我们新的视角与情感。透过这种方式，情节记忆便会在人的身份建立与演化上，占有独特的一席之地——情节记忆会变成我们口中的"人生故事"。这些记忆会成为我们在这个世上的人格与地位标识，会成为我们未来行为与成长的基准。我们之所以是我们，就是靠一段段记忆堆砌起来的。

脑部要求能接触到新的体验，然后将这些体验存储成记忆，是非常重要的事情，因为少了这些刺激跟记忆，人就无法维系个性的运作。人在生命初期若无法累积互动与刺激，大脑就无法正常地发展与学习。1970 年，美国的社会福利当局发现一名 13 岁少女，官方给她的代号是"吉妮"。吉妮受父亲虐待，在短暂的人生中一直被锁在屋内，所有感官刺激的权利都被剥夺。后来为了让她好起来，外界尽了不少人事，但吉妮仍旧在重要的认知能力上有所欠缺，包括语言。与外界的接触，不仅会在我们的身体或心灵上留下事件的印记，而且那还是一种重要的工具——我们之所以能认知事情、能够开口说话、能够成长、能够认识自己，都是经由与外界的接触而完成。如果封阻了与外界的接触，那我们就无以创造记忆，也无以成为自己。

同样，我们若无法保存已经拥有的记忆，那也一样会失去我们珍视的自己。阿尔茨海默症的影响有多令人心碎，早已广为人知。血小板作为结块的蛋白质会在大脑中形成，进而摧毁神经元，使得透过突触进行的记忆存取难以进行。记忆一旦找不回来，我们的身份也就无法留驻了。

即便是健康者的记忆也会随着时间改变。回忆每次被叫出来，进入我们的意识中，都不是直接搬出来的完整体，而是要从零件开始组装。我们可能觉得自己每次想起的都是同一套东西，但实情很可能并非如此。我们每次回想事情，都会无意识地去强化、修饰或剪裁突触的每一个接点，如此重组出的记忆本质便会与前一次产生细微的挪移。人的记忆并未凝固，而是跟身体与人生故事一样，都会随着我们本人一起缩小、变化与成长。

所以说与外在环境的接触、暴露既是一则命题，也是一个问题。"暴露"这道命题里存在着某个外部事件，也就是人无力控制的命运转折，让我们身处于严寒或酷热之中。紧接着就是我们的人格会对命运有所反应、有所记忆。出题的是命运，而我们则交出答卷。至于在这样的问答中，我们是会缩小、变化，还是成长呢？

这个问题的答案，取决于我们如何用现在的自己去迎接新体验的挑战，也取决于我们在后续反应中所展现的人性演化。

时代的故事
冒险家：詹姆斯与欧文·约瑟夫·麦甘，1901—1920

1901 年 3 月 31 日。人口普查表上注明了尤金·麦甘，42岁，其妻玛莉，40 岁，还有他们的两个儿子，詹姆斯，19 岁，欧文·约瑟夫，17 岁，他们一家住在位于北利物浦惠特利街的天井小区，爱尔兰裔自成一格的集中住地。这之后的某年，惠特利街会被拆毁，而尤金家 4 口人会被驱离。这一家子一辈子就只知道罗斯康芒被层层转租的马铃薯田，再加上疫病横行的利物浦破屋。他们的人生，扣除少数孤注一掷的外逃，基本上都面对着熟悉而狭窄的风景。

但改变自己找上门来。不消多久时间，麦甘家的精神与肉体将与世事进行第一类的接触。这种接触作为一种疾患，其力量将威胁他们的生命，并塑造家中两名年轻成员的人格。在 20 世纪刚揭开序幕的当时，这兄弟俩的本质将被寒冷经验施以震撼教育。这一章要讲的，就是他们的体验。

回到惠特利街，生活看似与麦甘家初来乍到英格兰时的 1864 年大同小异，但再仔细看人口普查表，你会发现已经出现改变的蛛丝马迹。在记载职业的那一栏里，尤金被登记为"海上司炉"。这个让人看着奇怪的新职业，其职场并不在码头，而是在英国傲人的蒸汽商船船队里，在船的潮湿腹内。这些烧煤的船只会在梅西河上入港、上货，然后前往世界各个角落。

尤金基本上是个商船水手。麦甘家早就开始在求职上把眼光放得更远，码头帮跟替移民穿针引线的蝇头小利已经不是他们所想。为了生存，他们已经把注意力转到堪称利物浦跟世界衣食父母的海洋。詹姆斯跟欧文·约瑟夫都会接连走上这条路。原本困在贫民窟的麦甘家冒险出了海，而这一出走就是接连三代。

* * *

当年的英国商船船队是世界贸易的霸主。在 19 世纪中期，全球 1/3 的航运已经控制在英国手上。为时数十年的维多利亚时代，在尾声时看到了帆船的黯然落幕与燃煤汽船的卓越登场，而这点也进一步巩固了英国在海上贸易中的地位。当麦甘家还以惠特利街的陋室为家之时，世上已有整整五成的汽船飘扬着英国的旗帜。英国的汽船船队不但最大，也最为现代化。

那么，出了海的麦甘家人，都做些什么工作呢？

铁皮的汽船最早于 19 世纪初问世，是为了取代木质船身。

随着工业革命的来临，铁皮船跟后来的钢体船的空间更宽敞，维修的需求也大大降低。在这个节骨眼上刚好又遇到推进器的革新，也就是蒸汽引擎，于是铁皮汽船诞生。1801 年，第一艘国内航线的汽船出现在苏格兰的某条运河上，而到了 1845 年，伊桑巴德·肯登·布鲁内尔设计的巨大蒸汽客船——"大不列颠号"，首航便横越大西洋。

早期的汽船在左右舷都有大型的桨轮，借此来推动船身。这有一个问题，那就是遇到天气状况恶劣、风浪较大的时候，其中一轮会离开水面，而另一轮仍在水里时，引擎会承受较大的压力。19 世纪 40 年代，这些轮桨汽船遭到淘汰，取而代之的新船把螺旋桨设在尾舷。这样的设计在效率上大进，而"大不列颠号"也成为跨洋螺旋桨铁皮船的先驱。

金属船体与蒸汽动力的组合问世，并没有立刻敲响帆船的丧钟，原因是煤炭所提供的动力，并没有办法让汽船行驶太远的距离。一趟航行若是耗时数周都无法靠岸补充燃煤，那风力就成了免费而取之不尽、用之不竭的替代品。帆船真正的末日，要等到 19 世纪 70 年代，而最后一根稻草是三段膨胀式引擎的发明。这种引擎大大提升了燃料效率，因为船上锅炉的蒸汽可以分三次推进船体，最后还能回收来作为暖气使用。这么一来，船只便能远航而不用担心燃料的补给了。

帆船的没落深深影响了水手的生活。绳索、滑轮、船帆都不见了，劳动力在露天的甲板上变得无用武之地。船由蒸汽推动之后，他们现在得改到昏暗、滚烫、嘈杂的锅炉室里去操劳。他们得把煤炭往火炉里送，并且加以翻动，好让水能烧成蒸汽，再由蒸汽去带动螺旋桨。透过紧密合作来执行这个艰难任务的那群人，被称为"黑帮"——不是因为他们混黑道，而是因为他们身上的每一寸皮肤，都夹带汗水且覆盖着一层厚厚的煤灰。麦甘一族，此时也成了这个与煤炭为伍的海上黑帮成员。

一组黑帮里的工人，主要分成两大类——一类是"司炉"，另一类则是"司炭"。司炉的任务是照顾好烧煤的炉子，确保蒸汽产生，并维持长途航行中的炉火不灭。尤金做的就是这份工作，他的两个儿子后来也大致承袭了这一衣钵。如果你以为司炉的工作很简单，不过只是把煤往炉子里丢，那你可就错了。船上的每一只锅炉都是脾气不稳的巨兽，每一台锅炉又都分成许多火炉与各自的压力表跟煤灰坑。工人给炉子添上煤炭后，还得轮班小心伺候着，目标是让炉内产生最炙热、最干净的火焰，以及最稳定的压力。这是非常耗体力的工作，做的人必须要在极热的环境下保持高度专注，而且需要一定的技术。

为了保持炉内的最佳状态，司炉必须时时补充煤炭。这也就是司炭的工作，司炭在煤库工作，包括煤炭的装卸、储存与送炭给司炉，都是司炭的工作。四处送炭的时候，他们会使用铲子跟推车，他们要保证司炉的脚边永远不缺煤炭，也要确保小山一般的煤堆形状能保持平衡，就像树木被修剪得整整齐齐（其英文名 trimmer 就是这样来的），不会这边比较高，那边比较低，免得船体因为煤炭摆放的重量不均而倾斜。詹姆斯跟欧文·约瑟夫的海上生涯中，算是司炉兼司炭。海洋史作家理察·德·柯布莱奇近期的著作，让人得以一窥这些锅炉工的生活状况 [1]。

在海上，黑帮会细分为三个小帮，然后轮班 24 小时照管锅炉，因为引擎必须保持运作。每个小帮每天轮两次四小时的班，中间间隔八小时。这是一种形同穴居的人生。不论是司炉或司炭，都鲜少会出现在乘客的视线内，因为锅炉工的生活得迁就工作而局限于船体的深处。锅炉室的温度之高，可以达到 50℃，而如果是在固定往返的大型商船上，不同的锅炉室间会有需要保持作业同步的需求，因此船上设计了一种对时的机制，每 10 分钟就会有尖锐警铃狂叫来提醒添煤周期重新开始。万一船需要加速，那同步的周期还会缩短。在古罗马的桨帆船上，无情的鼓手会敲出节奏要划桨的奴隶跟上，锅炉室也是相同的概念。遇到司炉"屎在滚"但又很忙碌的时候，他们就只好就地解决，把煤铲当成现成的马桶，方便完就直接把秽物送进锅炉火化。此举卫生上没话讲，但就是顾不上体面……

---

[1]　Richard P. de Kerbrech, Down Amongst the Black Gang（The History Press, 2014）。

为了能承受得住这种恶劣的环境，锅炉工会灌下数加仑的蜂蜜水配燕麦粥，然后在两班之间的时间狂吃。在吃的方面，锅炉工有一种好料是所谓的"黑锅"——其实就是楼上乘客吃剩的食物。虽然是剩菜，但偶尔遇上天气不佳，晕船的客人就会剩下不少好料。唯偶尔的大餐也改变不了的事实是，即便是铁打的身体也会在上完 4 小时的班后濒临崩溃。著名的"泰坦尼克号"生还者，二副查尔斯·莱托勒（Charles Lightoller）曾描述过黑帮收班时的日常惨况：

看到同一班的 1 个，有时 2 ~ 3 个，甚至于 4 个人用桶链勾在腋下，然后从运煤的通道中被抬上来，并不是什么稀罕的事情。不省人事的他们会被扔在甲板上，泼上几桶水，然后任由他们自己醒来。

看来我的祖上即便来到海上，也没办法从在陆上的劳碌与脏污中喘一口气。事实上，这样的累跟脏还让他们有一种莫名的亲切感，因为全球航运进入蒸汽时代后，黑帮的大宗来源就是爱尔兰裔的利物浦人。大型航线都指名要雇用这些人，理由是利物浦的爱尔兰裔爱动粗、爱起冲突、酗酒又孤僻，都是出了名的，但他们虽然难管理，却禁得起这份工作带来的身心压力。这是一份别人做不来，非他们不可的工作。

这感觉像是还了爱尔兰裔一个公道。我的家族出身的恶劣环境，到头来让他们在用煤推进船只的极高压工作中，取得了完美无瑕的竞争力。英帝国的商贸要在有如血管一般的航道上前进，少不了锅炉这颗黑油油的心脏，而这颗心脏要继续跳动，又只能借一个长期被当成是病源与祸患的族群之力。原本的麻风病人，转眼成了帝国的心律调节器。

但话说回来，这群人还真是不好管。海洋航运史家约翰·马克斯通-葛拉罕描述了爱尔兰裔利物浦人难以驾驭又容易动手的个性：

恶劣的环境养出了一群什么都干得出的人。而在英国的船上，这群人总是利物浦的爱尔兰裔……这些偶尔会醉到被推车推回船上的酒鬼添煤工人，打起架来可都是非常吓人。他们会随手拿起拨火棒、火钳、煤铲来当武器对打，什么方便就用什么。船员间遇到黑帮打架有个不成文的规定：关上舱门，明哲保身。

但不论个性多差，黑帮成员都非常以自己能让烟囱的烟不断冒出自豪。他们是一群被高热、烟尘与共同的传统淬炼出来的强悍兄弟。

身为黑帮的一员，代表着你得接受四海为家、有做才有吃的生活。一出海有时就是几个月，但船期之间的空当很少有司炉或司炭会被留用。这是个社会福利还不存在的年代，所以一旦上了岸，他们就必须赶紧找到下一份工作，尤其是在利物浦家里有老婆跟一大家子要养的人。黑帮是在每趟航行结束之后领薪，但钱往往一领到就被花个精光。南安普顿的居民阿弗烈·方史东对当时航行返家的司炉有这样的观察："回家路上的他们，看来就像会走路的骷髅……他们会轰轰烈烈地大喝一场，喝醉了就打架，打完就又差不多好上船了。"

为避免自己控制不住而花掉不该花的钱，已婚的男性可以预先选择把部分薪水拨给家人。这个机制之所以会出现，是因为不少船工会在出海前把最好的行头拿去当铺换钱，这样家里才不会在他们出门时断炊。等跑完船，领到薪水了，他们又会跑来把衣服给赎回去。

这对詹姆斯或欧文·约瑟夫来说，都还不是个问题，因为在 20 世纪的第一个 10 年里，他们两个都还是单身。尽管生活很苦，不过他们的眼界正不断地开阔，也体验到了新经验的炫目光彩。在那个中下阶层只能在家附近的道路跟田野过完一生的时代，绕着地球跑已经是詹姆斯跟欧文·约瑟夫的家常便饭。每当在地球另一半的辉煌诸国上岸，体验到那潮湿而芳香的热带，他们的感官必然浸淫在新鲜感动的突触迸发中。他们当时会如何反应呢？他们的行为会受到什么样的影响呢？

对欧文·约瑟夫来说，这个新世界的来临有如火焰的浸礼。我第一次发现他在海上，是在 1904 年，也就是惠特利街普查的三年后。年轻的他在"回归线号"上找到了一份司炭的工作，而他的处女航从利物浦出发，目的地是澳大利亚。这是一场命运的旅程。船最终于 9 月 3 日驶抵澳大利亚，《阿德雷德广告人报》描述了这艘船所历经的磨难："8 月 13 日，完美的强大西风吹起，飓风级的阵风风势与泰山压顶的巨大浪头袭来，前后共 48 个小时。"

我试着想象，船外山一般的浪头，坐困船体深处的锅炉室里是什么感觉。还是年轻人的欧文·约瑟夫，他的世界被风暴的力量晃到几近垂直，煤炭左摇右晃地撒了出来，在快要不行了的灯光中他不断挣扎，四周的人咒骂的咒骂，发号施令的发号施令。他看不到在用力摇晃他的敌人的面貌，肾上腺素推着他度过恐惧与呼喊跟黑暗。我们不难想象在风暴中混乱工作的空当间，在一阵又一阵想睡下的疲倦中度过足足两天这样的日子，对年轻心灵的折磨肯定比照管锅炉的工作更恐怖。

在生命的转角，欧文·约瑟夫会想跟其他人拉开距离。想远离的念头，就是在此萌生出来的吗？

这趟航行来到尾声，迎接着欧文·约瑟夫的是辉煌的澳大利亚新南威尔士。这时的他刚从船东手中领到薪水，背包里装着的是他全部家当。悉尼码头边有窄小的住处在向他点头，酒吧与妓院也频频招手，它们都担心行囊中的钱会压得欧文·约瑟夫的肩头太重。黑帮成员若在远方港口拿到薪水，他们要么会找新船带他们回利物浦，要么就是会想办法继续环游世界。

在第一次世界大战前，詹姆斯跟欧文·约瑟夫都很习惯在悉尼跟其他等于是利物浦对跖点①的港口住宿。1909 年 8 月，詹姆斯以"非洲人号"司炭的身份来到新南威尔士，途经开普敦与墨尔本，同时间他弟弟欧文·约瑟夫正在"欧拉维亚号"（SS Oravia）上担任司炉，而"欧拉维亚号"走的是一条很精彩的路线。要从秘鲁的卡亚俄返回利物浦之前，这艘船会经过智利的伊基克、安托法加斯塔与瓦尔帕莱索，福克兰群岛的斯坦利港，乌拉圭的蒙得维的亚，巴西的里约热内卢、圣文森特，葡萄牙的里斯本，西班牙的维戈、拉科鲁尼亚与法国的拉帕利斯港。这对兄弟从未并肩工作，他们分别在各大洋上往来穿梭，经常天各一方。随着英国的爱德华时代②接近尾声，他们王老五的人生也过得跟麦甘家的前人一样辛苦却自由自在，甚至在自由这点上更赢过大部分的祖先。用颤抖的手，他们开始在船员登记本上签名字，我是说真正写出名字，而不是打个叉叉。他们已经学会了识字跟拼字，新的突触网络在年轻的大脑中蓬勃发展，狼吞虎咽新的经验。他们穷归穷，却是自身命运的主人，也是一大群冒险兄弟中的一员，船员也是他们的另类家人。

---

① 理论上穿过地心会来到的地点，也就是地球直径的另外一端。
② 1901—1910 年，爱德华七世在位的期间。

而且没过多久，他们也就只剩这群没有血缘的家人了。1910 年 1 月，他们的父亲尤金在利物浦过世，死因是肺痨，肺结核的老派别名。一年之后，他们的母亲玛莉也随丈夫而去。兄弟俩自此自求多福。

　　双亲死后，两兄弟很快返回他们海上家人的身边。我发现 1912 年初，欧文·约瑟夫在澳大利亚，他随从新西兰出发的"卡洛里号"来到悉尼。与此同时，詹姆斯正在从南非出发到英国南安普敦的"肯方斯城堡号"上，他将于 3 月 23 日抵达汉普郡港。虽然英王爱德华七世才驾崩，尤金与玛莉也过世没多久，但这个世界就跟两兄弟打滚的海运体系一样，稳固地运行着。日子是过得既穷又苦，但他们有自己的一片天。20 世纪尚且无意打破历史一路以来所保持的稳定。

　　把历史当故事看，成为一种既甜又苦的特权，那就是我们可以看着人活在幸福的无知中，丝毫未察觉即将展开的大事件。庞贝城的公民在维苏威火山的轰隆声中醒来；奥匈帝国的费迪南德大公在萨拉热窝下车；美国总统肯尼迪在达拉斯的车内挥手。在被历史推进冰冷海里之前，我们都看不到它朝着我们而来。来到悉尼，欧文·约瑟夫·麦甘的人生只剩两年的稳定。两年之后，一场大战就将把这种稳定给撕个粉碎。

　　＊＊＊

小时候，我们都只看过一张祖父的相片，但那是张很有看头的相片。相片里的祖父站在照相馆的摄影棚里，一身戎装准备上战场。不少英国家庭都有这样的照片：新兵看来初生牛犊不畏虎，因为无情的杀戮尚未夺走他们心中的英勇。不过麦甘家的这张军装照片有一点非常与众不同：欧文·约瑟夫头上戴的是宽檐帽，身上穿的是卡其布衣裤，他加入的部队是澳大利亚步兵。

"他在澳大利亚跳了船，然后战争初期就签了下去。"玛莉姑姑说。

在澳大利亚从军之后，他显然被派回了距利物浦不远的一个训练营，那儿优渥的薪饷、放松的管理与傲人的配给，让变身澳大利亚佬的他成为老家英国阿兵哥羡慕的对象。"他们超嫉妒的，有些小伙子还会觉得他太牛而揍他！"我的吉米伯伯说。

我很好奇。欧文·约瑟夫怎么会变成澳大利亚的步兵？与可怕的一战的接触会在他身上留下什么样的烙印？他在哪些地方服役？是加里波利之役 ① 的炼狱，还是法兰西的烂泥？作战的经验会跟他身上的制服一样多彩多姿吗？

---

① 加里波利之役，从 1915 年初进行到 1916 年初，加里波利战争是一战中的著名血战，发生地点是在土耳其的加里波利半岛。协约国阵营的英法海军意欲强闯达达尼尔海峡，进而打通博斯普鲁斯海峡。包括从 4 月 25 日开始的登陆作战在内，协约国方面先后有 50 万士兵远渡重洋来到加里波利半岛，11 个月左右的战事造成英法澳新等协约国部队逾 7 万人死亡、近 10 万人受伤。战事最终以奥斯曼帝国惨胜告终。

事实上还真的会，只不过是跟我的想象不一样的多彩多姿……

欧文·约瑟夫从军的记录，最早一笔是 1915 年 9 月 15 日在新南威尔士华威农场，他入伍加入澳大利亚皇家部队①时所签下的认证文书。他当时已经在悉尼的肯特街跟詹姆斯待了一年，就在码头边。他骄傲地在文书上签下大名：O.J. McGann。那时一战已经开始厮杀一年了，所以他从军并不是菜鸟的一时冲动，他很清楚一旦签下去等着自己的会是什么。他是像玛莉姑姑说的，为了从军才跳船的吗？这倒是不无可能。詹姆斯与欧文·约瑟夫两兄弟都为了工作而长时间待在澳大利亚水域，而欧文·约瑟夫可能只是单纯觉得这份工作做到这样就够了，他觉得自己的国家需要他回欧洲效力。不论理由为何，事实就是欧文·约瑟夫成了澳大利亚步兵第二营的一名士兵。他乘着部队的船回到英格兰，而正如玛莉姑姑所说，他被派驻到距利物浦不远处沃灵顿的一处训练营。但这个英雄故事很快就变了调，在澳大利亚军营待了才短短 83 天，欧文·约瑟夫就不安分了：他在 12 月初有 9 天不请假离营，惩戒单上载明他受到减薪处罚。

这是个案吗？是他要被部队送去法国战场前想利用圣诞节的前夕狂欢一下吗？很遗憾不是。欧文·约瑟夫在 1 月初

① 澳大利亚于 1914 年为第一次世界大战所召募的军队，1921 年解散，此为第一支澳大利亚皇家部队。二战澳大利亚又召募了第二支澳大利亚皇家部队。

又来了一次，这次部队以擅离职守的罪名，下令逮捕我祖父。逮捕令的背面有漂亮的字迹，详列了他潜逃时带走的装备：军靴一双、军用呢帽一顶、连身吊带工作服两件、下巴固定扣带一枚……

他老兄到底想干啥？欧文·约瑟夫离前线很远，所以他不可能是畏战而临阵脱逃。他的这种行为很少见吗？又或者他的同袍也会这样搞？历史学者罗杰·贝克特的观察指出，这类任意离营的行为占了澳大利亚军人过半数的违纪事件。1915 年 12 月，一张署名给某据点指挥官的便笺里，流露出了官方的担心：

我们注意到在英联邦的若干军营里，出现了不少不请假离营的案例。这些案例中短者一个周末，也有较长者。这种情况的泛滥，显示出营中纲纪的严重不彰。

看来这些四肢发达的澳军志愿者，并没有收到通知说要谨守大英军规。有些人会刚在军营集合场操练完毕，随即就大摇大摆地晃出营门去观光个数日。欧文·约瑟夫也觉得这没什么大不了的——在他心中这不是擅离职守或不请假外出，而是一种福至心灵的"自由行"。或许这代表他真正的内心？他也许觉得外在的大小规定只会妨碍他，他只想响应自己内心起码的纪律？

不论事大事小，不变的是我祖父当了一年半的逃兵。发布的通缉令遍及了英联邦，为的就是要抓到他。1916年2月，新南威尔士的《警察公报》里就刊登了这么一条：

约瑟夫·欧文·麦甘，二等兵，31岁，5英尺7英寸高（约170厘米），气色佳，棕色头发、蓝眼睛，两只手前臂都有刺青。生于英格兰，1916年1月5日离营未归。

我太满意详述我祖父个头不高，两只手都有刺青这段文字了，这是标准"小钢炮"的水手外形。只可惜这段描述不是出自家族的轶事，而是来自英帝国版本的BBC《犯罪追踪》节目。所以1916年那年，我的祖父究竟跑到哪儿去了呢？我猜他是回到了海上。锅炉工只要在辽阔的商船海运中埋头苦干，隐姓埋名一段时间不算太难。当然他不可能永远在船上躲着，那他究竟是靠什么办法逃避军法的法网恢恢疏而不漏呢？

这个问题的答案，让我在真相大白时扑哧笑了出来。1917年8月3日，欧文·约瑟夫自称约瑟夫·麦甘步入了西澳大利亚另外一间募兵站，第二次登记成为澳大利亚皇家部队的一员。第二次的认证文件上载明了一名叫作"约瑟夫·麦甘"的"管线装配工人"在弗里曼特尔被召募入伍。有趣的是在被问到之前的服役经验时，他只轻描淡写地说自己曾是皇家海军的后备军人，巧妙地避重就轻，只字未提不久前的第一次应募。这名重生了的"新兵",在伯斯山区的"黑男孩山丘"营区接受了第二次基本训练。受训完的他下部队,到了第51营,然后乘"坎特拉号"运兵舰离开了弗里曼特尔,1918年1月30日抵达南安普敦。

我祖父终于准备好要拥抱纪律,准备用打仗不能没有的纪律来迎接大战洗礼了吗?

还没。他一来到威尔特郡的训练营,这个被昵称作"乔"的新兵就马上犯起了老毛病。他的服役资料上有好几笔新添的擅离记录,全都给扣了薪。遇到不想碰的事情就抽离自己,恐怕是深埋在我祖父人格中的一种本性,不是改个名就可以触及或改变的东西。

所幸,有一件事情他没有率性地抽身。1918年7月,乔(瑟夫)参加了自己的婚礼,那天他迎娶的是我的祖母伊丽莎白·沃尔斯,一名出身利物浦的年轻洗衣女工。或许是因为一战的西部战线慢慢逼近,他觉得自己是时候振作起来,让人生像样一点。但我还是想问:有过不良记录的麦甘二等兵会再度搞失踪,在部队出征到法国前抽身吗?

作为一位羞赧得脸已经很红的后代子孙,我这回真的彻底松了口气。约瑟夫·麦甘终于在1918年8月,成功抵达了第一次世界大战的西部战线。这场战争已经来到厮杀激烈的最后阶段。德国在春季发动的攻势虽将作战带离了壕沟,但推进起来也难有进展,而协约国被称为"百日攻势"的反攻则已经发动。事后证明这是关键的一举，而澳军第 51 营将在这一过程中扮演要角。至于身为 51 营一员的乔，也将零距离与"经验"这道命题兼问题进行第一类接触。

第 51 营驻地离法国的亚眠不远，并且在 9 月份的战斗中打响了名号，成功帮助协约国痛击了德国的兴登堡防线。我手上没有记录可以说明祖父在战斗中的表现，我只知道祖父参战，还有就是他在这段时间饱受胃炎之苦。因着胃炎，他多次进出军医院治疗而无法作战。

胃炎这个要命的毛病，其成因是胃壁发炎或遭到胃酸侵蚀。胃炎会导致剧痛、恶心、呕吐与消化不良等症状。胃炎可能由压力引起，也可能单纯是因祖父作战的环境太过恶劣。记录上完全找不到我祖父在装病的证据，或许这只是身体对于心灵感受到的事物的一种响应——战场上燃烧着的热气与恐怖光景，而他焦虑而过热的肉体核心则分泌着腐蚀的酸液。

不论这当中存在何种病理，约瑟夫都不会魂断于这次体验。1918 年 11 月初，德国投降。这之后约瑟夫·麦甘被诊断出有慢性胃炎，因此后被送回英格兰。这之后没多久他就获得解除动员，他的第二轮从军行也正式画上句号，这次比第一次要稍微来得光彩点。因为英国是战胜国，所以他有资格接受胜利奖章——对一个还在通缉中的逃兵来讲，这真的也算是一种殊荣了！而且谁曰福无双至？在 1919 年 1 月的大赦中，通缉他的拘捕令也一并免除了。这代表原本是逃兵的他，现在可光明正大地享受新婚生活，他确定是凯旋的退伍军人而不是戴罪之身了。约瑟夫的种种经验都可以要了他的命，但他终究活了下来。而活下来的他，是否有所成长呢？

嗯，这也难说。虽然过起了新的人生，但约瑟夫喜欢云游的习惯仍在。他军旅生涯有记录的最后一部分，内容是关于他的胜利奖章该寄到哪一个地址的鸿雁往返。最后这枚奖章被送到了他在利物浦的老家，但被他太太莉兹（伊丽莎白）给退了回来，她告知官方她老公已经逃到澳大利亚去了，现在想联络他只能透过墨尔本港边一家咖啡店的店址，那儿的一位"沃德太太"会转信给他。没错，约瑟夫又溜了。

我们家族中对此事的传说，是有一名神父被派去了墨尔本，他的任务是要动之以情，唤醒乔的天主教徒良心，进而希望他能回归家庭。神父不辱使命，打动了他：他的人生下半场回到了利物浦，与伊丽莎白跟三个孩子度过。战后的他再也没用过欧文这个名字，或许是小心为上，不想自己以前的荒唐事被挖出来吧。但走这一大遭并没有从核心改变约瑟夫的本质。真要说，那就是他嫌人生太麻烦时会一走了之的习惯，被人生经历给夯得更实了。约瑟夫这股爱乱跑的个性，最终也定义了他：那个水手的他，当兵的他，为人夫的他。

＊　＊　＊

说了这么多约瑟夫的遭遇，那他的哥哥詹姆斯呢？在 20世纪初那波澜万丈的年月里面，詹姆斯又接触到了哪些经验呢？那些经验究竟是让他的身段变矮了？让他改变了，还是让他成长了呢？

　　我们前一次在记录上看到詹姆斯·麦甘，是在 1912 年。当时他正要随"肯方斯城堡号"离开南非。詹姆斯于 3 月 23日抵达南安普敦，他的故事我们就由此接着说。

　　在南安普敦，詹姆斯领到了"肯方斯城堡号"的薪水，但双方把账给结了之后，他并没有直接回利物浦。他就在码头边找了住宿地，然后开始找新的船主雇用自己。当时南安普敦有煤矿矿工在大罢工，出海的船只缺少出航的燃料，船上的工作因此不好找，但某些要驶离南安普敦前往纽约的大船，还是有可能需要像他这样能干活的短期工来当司炉。

　　就在这时，白星航运公司的新船据传取得了出航所需的煤炭，于是开始召募250名黑帮船工来照管他们的宝贝新锅炉。事实上，这趟美国行是此船的首次出航。詹姆斯被顺利录取，成了白星航运公司新船上 73 名司炭中的一员。他在 1912 年 4月 6 日签下船员合约，4 日后启程。

　　这艘闪闪发光的邮轮，叫作"泰坦尼克号"。

个案的证词："泰坦尼克号"幸存者

时间拉回到 20 世纪 80 年代初，大约 18 岁的我身旁坐着玛莉姑姑，我父亲的姐姐。我们在她利物浦的廉价公寓里。我缠着她，是要问她父亲，欧文——正处于新兴趣发起的第一周而已：我开始挖掘起麦甘家祖先的大小事情，一家子的事情。

此时的玛莉姑姑在往事的记忆上很爱寻人开心，说辞总是变来变去又变成一堆谜团。一下子巨细靡遗，一下子模糊不清。她会在某一次我问的时候把某件事情说得一清二楚，但改天我重问却又忘得一干二净。

"你父亲有兄弟姐妹吗，玛莉姑姑？"

这并不是可以等闲视之的问题。欧文·约瑟夫过世的时候她还是个孩子，所以问题若关乎未谋面的亲戚，她的记忆轮廓就显得淡了。玛莉姑姑陷入了沉思。

我饮了一口她泡的深色浓茶，旁边还有像往常一样摆放的饼干小山。突然间她仿佛想起了什么，点起了头来。

"他有个哥哥詹姆斯，跟父亲一样在船上工作。"我把这条线索记了下来。她也喝了一小口自己泡的茶，然后露出了微笑。

"'泰坦尼克'的麦甘。"她冒出了这句回马枪。

我的视线越过杯沿，望向了她。

"您说啥？"

"'泰坦尼克'的麦甘，他们都这么叫他。他在'泰坦尼克号'事故中活了下来。"

听姑姑这样讲，我差点没把嘴里的茶给喷出来。我这个资历约一星期的族谱学家得到这则爆料，就跟有人拿桶子跟铲子，夏日闲来无事在桑默塞特的海滩上挖出阿瑟王之墓，是一样的意思。

"您确定吗？"

她看起来是还笃定的。隔天我立刻喜不自胜地冲去利物浦市的地方志办公室。那是个还没有网络的时代，报道"泰坦尼克号"意外的报纸被保存在搬弄起来会嘎嘎作响的微缩胶卷上，想看得预约，约完还得等。总之东西到手后，我检查了沉船后报上印出的生还者清单，但怎么找都找不到詹姆斯·麦甘的名字。真的没有。船员里有个 J.McCann，但我想找的 McGann 是真的没有。许久之后，我会发现这只是单纯的印刷错误，但当时我只感觉大失所望，只得再回去找玛莉姑姑。

"关于'泰坦尼克'的麦甘，您能多跟我说说他的事吗，玛莉姑姑？"

"你说谁？"她反问我。

"詹姆斯啊。您那位在'泰坦尼克号'意外中活下来的伯父。"

玛莉姑姑一脸狐疑："我不知道你在说什么啊。"

她咬了一口饼干,我放下了笔,在一旁静静地哀叹。

那之后玛莉姑姑再没提过"'泰坦尼克'的麦甘",而我也没再继续查这条线索。应该是姑姑在幻想吧,这是我的推理。记忆被错误地重组,突触的插头没有插对,这个故事原本就大得有点夸张,如果是假的,那也很正常。

但我错了,玛莉姑姑的记忆虽然爱逗弄人,但却很少是胡说八道。玛莉姑姑爆出真相的那瞬间,就像是从船上发射了一枚照耀黑夜的信号弹,那发信号弹是要将我导向历史的大事件,只可惜我当时年纪小,太容易觉得很多事不可能,结果,我就这样与照亮夜空的璀璨信号失之交臂。

* * *

事隔多年,刚成家的我住在埃塞克斯乡间的一个村庄。我新婚妻子海蒂某日从书店回到家里,马上拿出一个礼物跟我炫耀,那是本再版的"泰坦尼克号"沉船回忆录,作者是阿齐波德·葛瑞西上校,他是很知名的"泰坦尼克号"生还乘客。我草草谢过妻子,但海蒂哪肯善罢干休。

"翻到第 97 页。"她说。我照做了。然后在那一页的最底下，葛瑞西是这么写的：

> 詹姆斯·麦甘，一名司炉，在 4 月 20 日接受了《纽约论坛报》的采访。在跟我一同获救的 30 人当中，他也是其中一员。司炉居多的这群人紧抓着（救生艇），离开了母船。关于那一夜所受的苦难，他说："我们的脚都冻伤了，每个人都至少在医院待了一天。"

是詹姆斯。詹姆斯不仅仅在图书上现身，而且还透过纸张对着我讲话——他的声音冻结在时空中。这是麦甘家在公共记录中的第一次发声。

* * *

"泰坦尼克号"的沉没，超越了悲剧的事实层面而被神化成一种传说，一个多次登上电影银幕的传说，历史书写与回忆录中也对其多有着墨。"泰坦尼克号"已经是一种文化上的崇拜，众网站如数家珍般记录了"泰坦尼克号"的建造、技术、航行与人员，也翔实记述了灾难发生那一晚的来龙去脉。但早在凯特·温斯莱特与莱昂纳多·迪卡普里奥把船首当成游乐场谈情说爱之前，"泰坦尼克号"的沉没就已经是惊天动地的历史事件了——故事里有傲慢会自取灭亡的教训、有旧世界的华美、有阶级的矛盾、有人性的怯懦，也有生死交关时众生平等的启示。要说海难的人命损失，要说人类更大的悲剧，"泰坦尼克号"都算不上第一，但少有其他惨剧能在启发文本的能量上与这艘邮轮的沉没匹敌。如果我们的文化史是一艘船，那"泰坦尼克号"就是头等舱的贵客。"泰坦尼克"号端坐在雕琢讲究的餐桌前，一身盛装地要求得到全心全意的服务。

　　拿掉穿凿附会与各种光环，"泰坦尼克号"的客观遭遇如下：皇家邮轮"泰坦尼克号"是当时最大也是最现代化的客轮，在很多人的心目中，这是一艘"永远不沉没"的船。1912年4月10日，"泰坦尼克号"载着2200名乘客与船员从南安普敦出发，航行目的地是纽约。船上不少乘客是英美两国的达官显贵。4月14日午夜前的20分钟，"泰坦尼克号"在纽芬兰以南约600公里处撞上了冰山。冰山的压力让右前舷的下方钢板严重受损，铆钉封口处随之断裂。海水经由船身裂隙流入，灌满了"泰坦尼克号"共计16个安全防水隔舱的5个，而这也宣判了这艘船的死刑。乘客被疏散到救生艇处，但配置效率不高，不少小艇都没坐满就开始下降入海。在撞击发生的两小时又四十分钟后，"泰坦尼克号"沉没了，陪葬的是1500条人命。夜里，705名幸存者在天寒地冻的救生艇上忍受了许久，才由赶来援助的皇家邮轮"卡帕西亚号"救起，并被带到纽约。事后经由大西洋两岸的官方调查，航运安全获得了显著的提升。当时所促成的许多做法，包括由国际冰情巡逻队来监控大西洋上的冰山动态，到今天都还延续着。

关于在那天夜里殒命的绅士公子，后来有许多的描写问世；关于船长等高级船员的决断与举止，救生艇的妇孺优先，以及票价最便宜的统舱①乘客所受到的待遇，都出现了许多讨论。但来自锅炉室的现身说法则寥寥可数。从书上"听到"詹姆斯简短而冻着了的声音，对我来说只是个引子，我马上就想知道他更多的亲身体验：我想拼凑出这场悲剧对他个人来讲是什么样的一种命运。我并不在乎他是不是干了什么苟且之事才得以活下来，也不在乎他的戏分是否一点也不如主角般高尚光彩。我研究族谱，从来都不是为了让祖宗来给自己增光（还好！）。我研究族谱，是想了解麦甘家一路走来是如何地人生如戏——他们出演的一般百姓，他们的经历与反应就是当中的剧情。带着这样的心情，我开始搜集起各式各样再小也无妨的细节。

时间来到 2012 年，我在网络上搜寻《纽约论坛报》的数据，葛瑞西引用的那篇报道是我的目标，毕竟那篇文章里提到了詹姆斯。但事情一开始并不顺利。于是我决定跟随自己的另外一个直觉。我想说《纽约论坛报》记录下的采访过程，有可能是群访的一部分，因此其他的国际新闻媒体也可能有一样的东西。这么一想，我开始将搜寻的范围扩大到《纽约论坛报》以外。

---

① 统舱，位于甲板最下层，隐私与卫生条件极差，票价也最便宜的船舱。

我的直觉是对的。我找到了 1912 年 4 月 23 日的《约克郡邮报》，那感觉像是挖到了沙滩上的阿瑟王之墓。《约克郡邮报》里不只是塞牙缝的碎屑，而是当晚的全程描述，并且全出自于我伯公詹姆斯之口。我兴奋到没办法呼吸，在读完全篇报道后，哭了。史上头一遭，我的先人里有人公开发表了他的人生体验，而也至少有这么一次，全世界都洗耳恭听。

* * *

这趟首次航行一开始风平浪静。"泰坦尼克号"毕竟是推进机制比照工厂等级的海面庞然大物。29 座锅炉分配在 6 间独立的锅炉室里，紧急时有密封的舱门可以隔绝海水。船上的黑帮被分成 3 个大班，24 小时不间断轮流工作。各班的编制都是 24 名司炭、53 名司炉，外加 4 名司炉领班。每间锅炉室里都有 4 名司炭，有人负责取来煤炭，有人负责把煤炭交给添煤的司炉。一班轮完，工人会拖着脚步，疲乏地走在船底的"司炉通道"上，然后爬上螺旋阶梯，回到船首下方甲板，那儿有他们狭窄的住宿处。

与冰山的碰撞，发生在 14 日（星期六）晚间，也就是原定 5 天航程的第 4 天。詹姆斯在锅炉室里轮的是哪个班次，现已不可考，所以我不知道那致命的一撞发生时詹姆斯所在的确切位置。他有可能人在铺位上躺着，也有可能在 6 间锅炉室的某一间里挥汗操劳。但不论他人在哪里，整个黑帮的人都很快会处于风暴的核心。

司炉乔治·克米许（George Kemish）正在二号锅炉室当班，他回忆起事发当时的状况：

我遣了个司炭去上头叫 12 点到 4 点的班——大概是 4 月 14 日的晚上 11:25，我听到一声重击，接着是摩擦跟撕裂的声音。各控制区都传来"停车"的信号，但当时我们正全速前进，船速大概是 23 节（约时速 42.5 公里）……上去叫人换班的司炭跑了回来说："不得了了，我们撞到冰山了！"

冰山在船身的右前舷摩擦了 90 米，留下好几道分开的裂痕，海水通过一个比司炉所站位置大约高两米的破洞，涌进了最前面的六号锅炉室。五号锅炉室也破了个洞，但稍微小一点。连接各锅炉室的水密舱门在舰桥一个信号下统统封闭，引擎也全数停止。

"泰坦尼克号"在全速前进的状况下猛然停下，对司炉来说是很棘手的问题。锅炉本身会有过热的问题，而过热的锅炉会有爆炸的风险。黑帮因此有个任务是要将煤炭打湿，借此来确保锅炉的安全。15 分钟内，六号锅炉室就遭海水灌满而被放弃。工人们开始以手动方式打开安全区锅炉室的门，好去帮把手，加速锅炉停止后的善后工作。但也就在此时，灯光倏地灭了。司炉们被派去拿灯，而当他们一队人来到上头，看到的是身着救生衣成群往船尾跑的统舱乘客。但黑帮还不能跑，他们还有未尽的职责。未值班的司炉与司炭被从舱房中叫出来帮忙扑灭锅炉的火。紧急动力已经启动。接下来的一个小时中，就在吓坏了的乘客被集合到甲板上之时，底下的黑帮们完成了维护锅炉安全的使命，接下来就是设法把涌进的海水给抽出去。凌晨一点零五分，突然间，六号锅炉室里的水压太大，水密门遭到突破，五号锅炉室此时失守，工人们仓皇逃离。又过了 10 分钟，四号锅炉室里的帮众膝盖以下也都泡在水里了。

这就代表玩完了。"泰坦尼克号"没救了。凌晨一点二十分，黑帮工人接到了一道命令，下令的是资深大管轮①。大管轮威廉·法夸哈尔森说："全员甲板集合，着救生衣。"此时离船沉只剩一小时。詹姆斯·麦甘还在这艘即将倾覆的危船的最底部，他头上不但有进水通道、楼梯间与爬梯组成的迷宫，还有 2000 人已经挤在他前头急着逃命。

关于詹姆斯接下来一个小时的人生，我拥有的证据来自他的自证，也来自"泰坦尼克"故事里几个知名的人物。他们当中有阿齐波德·葛瑞西上校，他是乘客里一名美国有钱人，也是这场灾难的重要专著的作者；查尔斯·莱托勒，"泰坦尼克号"二副，许多"泰坦尼克号"电影里都出现过的救

---

① 大管轮，仅次于轮机长的机舱二号人物。

生艇英雄；哈洛·布莱德（Harold Bride），"泰坦尼克号"的无线电操作员。这些人都分享了他们接下来的数小时，与我伯公近距离的接触过程。

詹姆斯设法来到室外时，情势已经相当危急了。最后几艘救生艇已经载着妇孺被放了下去，指挥者正是二副莱托勒。"泰坦尼克号"正头前脚后地沉进大西洋。凌晨两点钟，船首已经消失在海平面下，上升的海水快速朝舰桥逼近。此时船上还有约 1500 人。詹姆斯直接朝舰桥的甲板而去，在第一根烟囱的前面有一个隆起的区域，虽然那地方眼看着也将面临被淹没的命运，但总还是有一丝希望。原来那儿是船上高级船员舱房的顶端，而上头绑着两艘恩格哈特式的折叠救生艇，是给船员用的。这些小船有木质船身与可折叠储存的帆布船侧。"泰坦尼克号"上一共有 4 艘这样的折叠式救生艇，但其中 2 艘已经使用，剩下的 2 艘被称为 A 艇与 B 艇。詹姆斯跳上了高级船员的舱房，开始尝试解开 B 艇的束缚，目标是将之从左舷放下去。葛瑞西就在一旁的甲板上，莱托勒也帮着詹姆斯解开救生艇，但弄了半天，折叠式小艇放不下来。葛瑞西描述了他眼前的一群船员是如何忙得满头是汗："小艇所在的屋顶上有船员喊着：'哪位乘客有刀？'我于是掏出了自己口袋里的那把刀，扔给了那名船员。"就在此时，无线电操作员哈洛·布莱德也来到了甲板上："我看到烟囱旁有一艘折叠式救生艇，便朝那方向移动了。那儿有 12 名船员在想办法把小艇弄到救生艇的专用甲板上，他们的行动并不顺利，而这是船上仅剩的救生艇了……"

此刻已是分秒必争。汹涌的海水近在眼前。终于，救生艇松开了，他们赶紧给小艇安上了绳索，将之向下滑到救生甲板上，但沉重的船身来了个倒栽葱，数根划桨应声断裂。詹姆斯等人还没来得及把小艇翻正，救生甲板就瞬间被一个大浪劈头打上，好几个人被浪头卷入冰冷的海洋，包括葛瑞西跟布莱德。救生艇漂到了海上，依旧上下颠倒。

是生是死，就看这一刻了。舰桥上还剩下的人，爬上了沉没中甲板的围栏，准备要跟着小艇漂到海上。詹姆斯这时发现在他身边的不是别人，正是"泰坦尼克号"的船长，爱德华·约翰·史密斯。生死存亡之际，船长的命运始终围绕着许多争论。不少人相信史密斯船长在舰桥淹没前就已自尽，但詹姆斯·麦甘坚决地驳斥了这种观点，他坚称船长直到最后一刻人还在舰桥的甲板上面。根据《约克郡邮报》的报道，詹姆斯曾描述了他最后在船长近处的见闻：

"我在舰桥的甲板上，"一位来自利物浦，名叫詹姆斯·麦甘的司炉说，"我正在帮忙把折叠式小艇卸下，那最后一艘小艇被放出去时，海水已经几乎要冲到史密斯船长所站的舰桥上了……水已经淹到史密斯船长的膝盖了……这时最后的救生艇距离母船至少已经20英尺。我站在他身边，他环顾了四周一眼，表情显得坚毅，嘴唇也咬得很紧。他看来很努力在忍住不哭，我想他应该是不忍心船的命运。看着他，我自己也悲从中来，想哭得很。"

"突然间他喊道：'弟兄们，你们都很尽忠职守，都表现得很好了。我实在没办法再要求你们什么了，你们自由了，海上的规定你们都懂，现大家就各自逃命去吧，愿主保佑你们。'说完，他带起身旁的一个最小的小孩；话说舰桥上当时有两个小孩，两个都在哭。他抱起孩子，我想那是个小女生吧。他把她夹在右手臂下，跳进了海里。我们全都跳进了海里。我紧跟着船长往海里跳，在跳之前抓住了舰桥上另外一个小孩。但一进到水里，那温度之低，让我不得不松开了那个孩子。"

可怜的孩子，我可怜的伯公。那到底是多恐怖的一个局面，暴露在不仁的天地当中，这是何等的灾难。遇难的水手，从将沉的船上跳进暗黑而冰冷的无边大海中。肾上腺素爆表，经过人体机能的输入通道塞爆了前额叶皮质。入水时急降的体温，迫使他松开了原本紧拥的孩子。被问到与船长那最后的一面之缘，詹姆斯诉说了初入海那天旋地转的数秒：

我在想他刚落海的时候，那刺骨的寒冷也让他放开了怀中的孩子，他自己肯定是被海浪冲得离救生艇愈来愈远。反正话说到底，看着这一切在眼前发生之后，我也不觉得他还有求生的意念。他跳海之前，四周就已经漂着罹难者的遗体，我想他应该心都碎了。甚至连我，都不抱能活着的希望了。

"连我，都不抱能活着的希望了。"这是看似多么简单的一句话，却十分沉重——每个动作、每个行为、每个视角，统统被突触连接成崭新的记忆。记忆里有他如何用最后的力气去迎接新考验，也有他反应中流露的尊严。

就在此时，就在"泰坦尼克号"倾斜的角度愈来愈陡，将要沉入海底的同时，舰桥甲板旁巨大的前烟囱松脱落入海中，压在了不少刚跳入海里的人身上，那艘刚刚头上脚下的救生艇与其他在游泳求生的人，也都被冲得更远了。詹姆斯也被海浪波及，然后他发现自己就在翻覆小艇的旁边："等我搞清楚状况，自己已被冲到最后一艘折叠式救生艇的方向去了——刚刚上下颠倒的那一艘。我见状便爬了上去。"

翻转的船身压着空气包，所以产生了足够的浮力能支撑爬上船的人，问题就在于这艘小艇能容纳几个人？又能撑多久？詹姆斯加入了愈来愈多冻僵了的乘客队伍，大家在船底之上形成了一个危险的平衡——这当中许多人都是黑帮成员，就跟詹姆斯一样。他们不久又迎来了葛瑞西上校、哈洛·布莱德与莱托勒二副。划桨已经不知道跑哪儿去了，有些男人只好随手找残骸来当桨划，他们希望把小艇带远点，就怕大船下沉的势头会把他们拖入海面下。

他们在近处看着"泰坦尼克号"壮观的船尾直直竖立于海平面，在背景的星光下显得格外漆黑，最后终于陷入大西洋，空气与海水被吸入的吞咽声听来不似人间。挥别了大船，只剩下他们漂流在无垠的海上。

然后，恐怖换上了新的面貌。他们身边的海面开始充斥着在极端低温中惊慌失措的生灵——在以万物为刍狗的无情海洋中，这些生命凄厉地哭泣、呼喊着，在溺毙的边缘载浮载沉。葛瑞西描述了那惨绝人寰的一幕：

天际扬起了凡人从未听过的可怖声响，只有从这惨剧中活下来的我们才能作证。濒死的痛苦呼声出自千余副喉咙，那是苦楚催出的呼吼与呻吟，是恐怖缠身勾勒出的尖叫，是在溺毙边缘争那最后一口气，声音断断续续……就这么持续了一个小时，各种惨叫从漆黑的海面上蜂拥而至，只不过随着时间的流逝，这些声音也变得愈来愈虚弱，终至完全静默。

让恐怖感更加升级的一点，是他们反坐的小艇上已经塞了30个人，而且很显然已经到了极限。船身吃水的程度非常危险。这时要是一个不小心失衡而翻覆，船身里的空气就会释放出来，所有人都会被甩出去而丧命。在船上的人因此得劝水里的人不要爬上来，甚至得出手阻挡他们。运气好不用泡水的他们要活，倒霉没地方爬的其他人就得死。暴露于酷寒中一事,在此时既是一道残酷的命题,也是一个两难的问题。为了活,你愿意做到什么程度?在极寒中暴露出的真面目,会让你心寒至极吗?船底里出身利物浦的锅炉黑帮,都向葛瑞西表明了心迹,而我愿意相信詹姆斯也是带着恻隐之心,而口吐利物浦土语的一员:

就在这生死交关的当口,船员间的一些粗人讲起了粗鄙的土话,我听着觉得刺耳得很, 不过我很快就发现这些人的用心并没有不正之处。他们说着平日用的俚语,把不幸的难友称为"水里的家伙",我听来或许不甚满意,但他们丝毫没有要冒犯人的意思。

那些"水里的家伙",很可能也包括詹姆斯在锅炉室的同事。

最终他们得以将折叠艇划离紧邻濒死泳者的区域,算是守下了他们那一丝丝求生的优势。

然后就是漫长的等待。在黑暗里一待就是几个小时,只能随波逐流。在又挤又危如累卵的船身上湿透地蹲着,只有北大西洋的星夜苦寒相伴。当时的气温是 −3℃,若算上风寒,体感温度还会更低。暴露在外的皮肤开始因为冻伤而变得青紫。人体的核心温度骤降。不由自主的颤抖统率了人的全身上下。某些人因为体力不支而落海,要不就是失温而僵死在小艇上。

就连原本衣食无缺的葛瑞西，也开始觊觎起邻近水手的温暖
小帽：

　　他看起来又干又舒服，而我被水浸透的衣服却好湿，我
的牙齿抖到能敲出声音，我的头发也都泡过了冰冷的海水。
在这种状况下，我厚着脸皮请他把干帽子借我暖暖头，一下
子就好。"那俺怎么办？"是他直白的回答……可怜的家伙，
看来当家当随着船葬身大海后，他已经身无长物了。

　　虽然这个场合好像不太适合，但这段回忆还是让我苦笑
了一下。那黑帮的直白回答中有错不了的利物浦口音。千金
之身的葛瑞西恐怕一听到这样的回答，就知道他期待中的社
会经历差距已经随着"泰坦尼克号"一起沉到海里了。就像
自己的核心体温一样，他们身陷的这个世界变冷了，那温差
看似不大，但事实上却是"差之毫厘，失之千里"。

　　随着曙光即将来临，海面起伏变得更加剧烈。小艇腹中
珍贵的空气包开始慢慢逸失，船身也陷得更低了。莱托勒指
挥着大伙儿站成两排，一边一排，好透过整齐的动作来抵消
海上的涌浪。此时人的四肢跟心灵都早已麻木。时间不断流逝。
终于不知过了多久，海平面的那端出现了一艘船，那是全速
赶来搭救的"卡帕西亚号"。莱托勒用口哨给不远处另一艘
救生艇打了招呼，詹姆斯跟其他人则小心翼翼地移动到另外

一艘救生艇上，在那儿等待获救。4月15日的早晨8：12，詹姆斯·麦甘从最后一艘被找到的救生艇中，爬上了通往"卡帕西亚号"的绳梯。他得救了。

在跟着"泰坦尼克号"首航的250名锅炉黑帮中，只有48名司炉跟19名司炭活了下来。这些幸运儿当中，有一位便是詹姆斯，我的伯公。完成救援后的"卡帕西亚号"完成既定航程，4月18日抵达纽约。詹姆斯被救护车送到格林威治村的圣文森医院，在那儿治疗了腿上的冻伤。他恢复得很好。美国方面趁主要关系人都还在他们辖下的时候，快速启动了官方调查，并以传票方式要求主要的幸存者暂勿离境。葛瑞西、莱托勒与布莱德都悉听美国尊便，但詹姆斯显然不是什么大人物，所以他跟多数黑帮同僚早早重获自由，4月20日就搭"拉普兰号"返回英国——而就在要返乡前的纽约港边，詹姆斯对全球的报纸发表了他无价的第一手见闻。

虽然他的发言不会出现在任何官方的调查报告里，但他留下了将来一定会传到我耳里的话语，他确保了我有朝一日能切身感受到指尖那蚀骨的寒意。同一个家族的两个成员，就这么跨越一个世纪的时间，彼此连上了神经的突触，让同一个超凡经验融入到两人共有的长期记忆中。家族的故事听进耳里，不光代表我们间接体验到了某个事件，而且这间接的体验也会差遣我们——于是我们给自己的祖先取了名字，詹姆斯在我们家族中，成了"'泰坦尼克'的麦甘"。"'泰坦尼克'的麦甘"暴露在可怖的状态下，但没有被这场灾难冻僵；"'泰坦尼克'的麦甘"可以从恐怖中看到人性的善良，可以从孩童的恐惧中看到值得怜悯之处，可以从注定灭亡者的行动中看到荣耀。这个"'泰坦尼克'的麦甘"，他的人格自有其核心的温度。

在回到英格兰之后，詹姆斯拿到了在"泰坦尼克号"上工作的薪水——金额在当时算是一笔小财的5英镑加10先令，然后他随即返回海上。在"泰坦尼克号"出事后，他接连两年都从事太平洋航线的远洋航行工作。他定期往返的航线两端是澳大利亚与旧金山，沿途停靠的大溪地与夏威夷都充满异国风情。热带的暖意，为大西洋的寒意提供了最好的治疗。

但他的改变依旧有目共睹。不久之后，詹姆斯与老家的利物浦姑娘成亲，新娘叫作凯特·麦可米尔（Kate McMea）。这是一段幸福的结合。一年之后他们有了一个儿子——约瑟夫，一个詹姆斯可以不管人生再发生任何大难，都可以紧紧拥在怀里的小兔崽子，而且这一次，他绝对不再放手。这是一种恒常而崭新的温暖，疗愈了他蒙受冻伤的记忆。对于"暴露"这种疾患所提出的难题，这种温暖给出了最好的谜底。

孩子降生后短短3年，詹姆斯便因为肺炎而撒手人寰，年仅36岁。他的死是一场悲剧，但也是一场小小的胜利。他死在利物浦的家里，没有孤独地死在海上，他死时身旁有妻小的温暖陪伴，而不是在汪洋之中忍受刺骨风寒。暴露在酷寒之中没有让他畏缩，反而令他成长懂得爱，让他直到最后都没有沉没。

　　两个兄弟，寒暑两种极端的环境。两人各自的反应显示出面临挑战，人格会带我们走上如何专属于自己的道路。暴露这种疾患，或许会在人的身上与脑子里留下相同的深黑烙印。但终究暴露是个人专属的体验，冷暖自知；它是潜伏在我们内心的冤家与宿敌，在与之交手的过程中，我们或许会学习、会成长、会更加认识自己；抑或暴露会揭发我们内心惨不忍睹的真实一面，让我们望之生畏，让我们逃避退却。

第四章

创
伤

创伤 / Trauma （名词）

○由外来因素造成，身体上需要紧急医疗照护的严重物理性伤害。

○压力经历或事件后所遗留的负面情绪或心理反应。

医学常识

目前出场的疾患，大致都源于某种社会力量，而这种力量存在于身体以外的世界。营养不良、污秽的生活环境，或是大范围人的劣根性或人谋不臧。这些祸患就在我们肉身的范围外等着，一等到贫穷、酷虐或厄运的内应就一拥而上。人满为患的利物浦贫民窟里，带病原体的虱子因为人的物质匮乏而繁荣兴盛；战俘欠缺治疗的双脚上，脚气病得以繁衍生息；人类的傲慢与误判，让海难中水手的四肢得承受冻伤啃咬。这些天灾人祸，攻击的都是已然遭其他疾患摧残的身体。

创伤是更过分的敌人。创伤信仰的不是不厌其烦的围城，而是出其不意的偷袭。这是一种不请自来的不速之客般的敌人，也是一种与大环境无关，一声不吭就将人撕裂的敌人。创伤可能表现为严重的交通意外，一瞬间将人之所爱击倒，也可能让原本勇猛的士兵被炸开的手榴弹弄得皮开肉绽，甚至断手断脚，身负重伤。这就像纳粹的闪电战，只是被攻击的对象从邻国变成人，我们的免疫系统会被杀得措手不及，病毒会入侵我们的血液，让脏污的感染进驻身体。

比起人类医学，创伤这种疾患的历史要悠久得多，每年全球死亡人数中的9%，都是创伤造就的"杰作"，至少世界卫生组织的资料是这么说的①。创伤发生的时候，你会看到人体被外来力量袭击，结果造成身体撕裂、断裂，或脑震荡。这创伤可能是穿刺伤——人体遭到异物入侵。就以手榴弹引爆为例，碎裂的弹片会从多处刺入，然后通常会卡在身体里。这会造成开放性的伤口、败血性休克、失血过多，要是放着不管还会导致致命的感染。不用惊讶于上述种种杀伤的效果是如此之强，手榴弹设计的本意就是如此。手榴弹的弹片本体就是高速冲进人体的污秽金属碎片，所以造成的伤不但多，而且伤口都一塌糊涂。

士兵在负伤后最先体验到的就是身体的休克反应，休克代表血流立刻从细胞组织流向心脏与大脑等维生器官。当事人会如犯热病那样分不清东西南北，会心率加速，会发冷打摆子。再来，人体会产生大规模的免疫与发炎反应，这是身体在努力想修复不止一处的伤口，并且与入侵并可能感染人体的微生物大军作战。白血球会在血管中东奔西跑，斩杀外来者，但在这样的过程中，已经受伤的人体系统也会陷于更大的压力中，维生器官的运作会受影响，进而引发"多器官功能障碍综合征"（multiple organ dysfunction syndrome, MODS）。造成多重器官衰竭的头号战犯，就是好发于弹片入口处的多重细菌感染，尤其是血液循环更可能让细菌流遍全身，这也就

① http://www.who.int/topics/injuries/en/。 ——原注

是令人闻风丧胆的败血症——从上古的特洛伊战争以来，血液中毒就是士兵的杀手。若得不到清创，没有免疫力能够阻挡感染，那士兵就免不了会器官衰竭而亡。

一直到19世纪中期，医学面对战场上伤口感染的大招就是截肢。但到了20世纪初，科学已经开始了解伤口感染是微生物在作祟，而士兵作战时也会携带放有消毒药剂急救包的急救箱，用来处理伤口。第一次世界大战的发生促成了许多进步：伤者会快速后送以远离肮脏的壕沟，重症个案会进行输血，人们对于坏疽所牵涉的细菌种类也有了更全面的了解。亚历山大·弗莱明（Alexander Fleming）等医学学者确认出了含链球菌在内的病原体，就是在士兵伤口上肆虐的元凶。一旦感染，人类基本上是束手无策。这要到20世纪30年代新的药物问世后——磺胺类药物也就是抗生素的滥觞，情势才有所改变。其实在这之前，弗莱明曾无心插柳地发现了一种抗生素，而那才算是最终能扭转乾坤的关键。这个奇迹般的抗生素，便是青霉素。

1928年，弗莱明在食物上发现了一种霉菌，叫作特异青霉菌，这是种你会在放很久的面包上看到的霉菌，而弗莱明发现这种学名里有特异二字的霉菌还真有一种特异功能，那就是它是一种强力杀菌剂。弗莱明搁置了进一步的研究，因为这物质根本很难大量制造出来。但牛津大学一群科学家在霍华德·弗洛里（Howard Florey）的领导之下，接手了弗莱明开创的研究。弗洛里设法培养出足量的霉菌来进行实验。初期的动物研究显示青霉素在抑制感染上有令人眼睛为之一亮的成效，但想量产来供人使用依旧无从突破。此时适逢第二次世界大战打得如火如荼，英国的工业资源得优先用于军事生产，因此弗洛里便转而向美国人求助。美国辉瑞药厂（Pfizer）使用了一种被称为"深槽发酵"（deep-tank fermentation）的工艺，成功在纽约布鲁克林的厂区进行工业化生产青霉素。第一批货在 1944 年初完成后，便广泛用在了参与 D-Day 作战的盟军将士身上：诺曼底登陆的作战计划中，已经预计到会有惨重的死伤。一管管无比珍贵的青霉素，就这样从布鲁克林漂洋过海，来到了大西洋对岸的英国，及时在 6 月初反攻发起前投入使用。青霉素在盟军反攻欧陆时的成功应用，带我们进入了今天这个没人会为了青霉素大惊小怪的抗生素时代。

我父母亲那一辈，活在一个人类现代化加速开展的时代，一个奇迹轮番上阵的时代。此时不单是医学与科学有所进步，影响层面甚大的社会福利与公众教育也历经了划时代的变革。而集这些改革之力，麦甘家的命运转变也殊为显著。二战的结束，揭开了崭新社会契约的序幕，英国的国民保健署（National Health Service, NHS）于是诞生，时值 1948 年。公共卫生上，如青霉素之类的"新武器"正摧枯拉朽般击溃各种古老的医学疾患，且受益者并不只有凯旋的士兵，连留在家乡的妇女也看到了健康的希望。1900 年，麦甘家的足迹还停留在利物浦北部的贫民窟之际，当时每 100 个母亲产下新生儿，就有17 个人得承受失去宝贝的伤痛，但到了国家保健署成立之时，这个数据已经降至每 100 个新生儿只会夭折不到 4 名。只是对某些不幸的母亲而言，公共卫生的进步还是不够迅速。胎儿周围的羊水过多，是某些孕妇会遇到的问题，发生的概率大约是 1%，成因不一：胎儿畸形、糖尿病，或是有没检查到的双胞胎。羊水过多若未能及早发现，则可能导致胎盘过早剥离，提早阵痛，乃至于最终出现死胎。羊水过多在今天已经几无危险，现代孕妇会借超声波获得仔细监控，若情况较严重，医师也能适当加以引流。但此一时彼一时，在 20 世纪 50 年代，超声波尚未成为产科的基本配置，于是我们有了两种形成反差的创伤。一种在恐怖的战场上攻击人体，一种则是隐形的产科敌人，会夺走孩子性命。有趣的是，到最后这两种创伤的最大特色都是对人的心理层面，而非生理层面的影响。创伤在伤及身体之余，也会在心理上留下伤疤。

　　创伤所对应的心理疾患，得归咎于带有情绪冲击或会威胁生命的体验，因为这些体验会损害人的心理的正常功能运行。创伤经验，有可能动摇我们的小世界，也可能改变我们的人格得以奠定的基本情绪设定。创伤会让我们陷入高度的困惑、压力与忧郁。不论是在有意识的状况下，还是通过压抑的思想与情绪，我们都有可能在事后走不出来，只是不断地在脑中回放痛苦的记忆。若是置之不理，这有可能会诱发人格与行为的变异：抑郁、焦虑与情感的疏离。不少人知晓的创伤后压力症候群，就是一种外显的症状。据估计，每3个经历过严重生理创伤的人，就有一个人会属于创伤后压力症候群。

创伤，也可能会加剧意外发生前就潜伏着的心理问题。原本未诊断出来的异常焦虑，可能因为事件的发生而浮出水面，继而造成混杂着困惑跟压力的危机，且在煎熬之事发生后许久仍无法散去。在这些心理问题中，有一种是焦虑型的神经官能症——现在普遍称为"广泛焦虑症"（generalized anxiety disorder, GAD）。患有焦虑症，代表人会长期处于痛苦或焦虑中而无法正常生活。焦虑症会遗传，也被认为跟人脑中杏仁核的功能失调有关，话说杏仁核职掌的，正是人的原始恐惧与惊慌反应。因着焦虑症，我们会对日常的财务、工作、人际关系与健康议题反应过度。我们还可能因此出现生理上的不适，包括胃痛、失眠、心悸。原本就因为遗传而有焦虑倾向的人，若又在战场上遭逢到深沉的压力，那么长期的焦虑问题就会在心上生出根来。

这一问题若被隐蔽或未加处理，那患者就可能终其一生都为焦虑所困，由此患者的幸福、行为举止跟人际关系，都会蒙上一层阴影。

同样地，为人母者若历经了新生儿的夭折，也可能在体会人生霎时全无希望的同时，还感受到内疚、不解与沉痛。

如今民智大开，我们已知这是某种形式的哀恸：人内心在失去挚爱时的复杂反应，呈现在外部的行为与症状上。想抚慰死别的哀恸，最核心的一点就是要确认从天人永隔出发的心路历程，最终能走到心灵的涤净。若是这当中的过程打了折扣，那未解的哀愁就会留在心中，等待多年之后被某件毫不相干的事情撩动。到时候旧伤全力反扑的结果，又会让与孩子无缘的母亲陷入深深的痛苦、自责与愤怒之中。

近年来在心理创伤的治疗上，不论是疗法与用药，我们都看到了长足的进步。只可惜我父母亲生得太早，二战后的他们根本享受不到。围绕着心理卫生问题的社会禁忌，依旧深入人心。战后的英国社会极其压抑，有什么问题一概扫到毯底，眼不见为净。于是乎，我的双亲都只能身体承受创伤在前，心理蒙受疾患在后，而从他们的生活与人际关系中，也都看得出被各自反应所塑造出的轮廓。

时代的故事

战争与和平：我的双亲—— 约瑟夫·麦甘与克莱尔·葛
林，1925—1960

时序进入 20 世纪，麦甘家的境遇也慢慢有所改进。这家
人不再是目不识丁的劳动阶层，也不再是住在天井小区的叫
花子，他们已经挣脱了北利物浦的污秽陋室，已海角天涯游
历过、见过世面，等着要享受社会福利跟教育的好处。

不论是自己的人生，还是在身处的大环境中，詹姆斯与
欧文·约瑟夫·麦甘都历经了大风大浪。世界大战打乱了旧
的秩序，惊世海难则吞没了他们安逸的期待。随着风光不再
的帝国衰落，曾在其中流血流汗的麦甘一家却展开了他们不
起眼的跃升。确实，从社会进步的观点来看，我的家族史正
好与祖国的未来遭遇背道而驰。英国的大船曾经在世界各大
洋上乘风破浪，麦甘家只能在船腹深处苦干实干，要不就是
在肮脏的贫民窟苟延残喘，但曾几何时英国的光辉日渐消退，
社会上的平等却有增无减，我们得到了愈来愈多的机会。国
家保健署代表的免费保健，让麦甘家性命得保；我们的孩子

能接受质量不同于以往的教育；我们一家大小，住进了卫生条件与居住空间都有一定改善的出租公宅。英国在与列强争霸上日居下风、不再举足轻重，但在社会融合上却日渐有功。事实上，以内政的发展而言，此时还不是英国的黄金时代；麦甘家将衷心感激的各种德政，仍在前方等待。

这一章要讲的是我的父亲约瑟夫跟我的母亲克莱尔，他们是两个沉稳、聪明、爱阅读，受限于社会处境，又遭受个人创伤的孩子。他们其中一人紧抓着固有的安稳，另一个则寻求新的探索来修正原有的错误。不同的道路赋予了他们不同的人生跟性格，就像他们所处的 20 世纪在进步之余，也存在诸多价值上的矛盾。20 世纪，对麦甘家而言是个巨变的世纪。

* * *

上费德列克街（Upper Frederick Street）位于利物浦中部偏南边，是条狭长的大街，一头是英国国教的大教堂，另一头通往利物浦历史最悠久的码头。20 世纪初期，上费德列克街上还是一整排狭窄又乌漆墨黑的房子，当中穿插着酒鬼流连忘返的店家和建于维多利亚时代的廉价公寓。在离开了北利物浦的爱尔兰聚居区后，这里就成了詹姆斯跟欧文·约瑟夫·麦甘兄弟俩的家，也是他们下一代成长的地方。

这对兄弟愿意往南搬家，是为了爱。1914 年，詹姆斯娶了凯特·麦可米尔的那年，他便跟着新婚妻子返家，来到了费德列克街，也就是他弟弟欧文·约瑟夫邂逅自己未来老婆伊莉莎白·沃尔斯的地方，伊丽莎白一家就是凯特的隔壁邻居。

莉兹有 12 个兄弟姊妹。她的父亲爱德华·沃尔斯是个维多利亚时代的犟人，正直不阿到令人害怕。他曾经去捶打镇上电影院的门，还曾公开痛斥戏院的经理竟敢播放《齐格菲歌舞团》（*Ziegfeld Follies*）这样衣不蔽体的电影。他对于自己生命中女性的要求，也是这样的一套标准，完全不打折。莉兹是长女，所以在母亲 1960 年去世后，她便衔命要为父亲，也为所有还未找到听话妻子的兄弟们持家。到父亲去世为止，莉兹都没有卸下过这种责任。像这样在男性世界中认命服务，这种早过时了的三从四德，也影响了日后莉兹孩子的观念，尤其是我的父亲乔。

1917 年，莉兹认识欧文·约瑟夫之时，她已经三十出头。这一年龄在当时是剩女的年龄，一般认为已经嫁不出去了，由此，有在澳大利亚部队当过兵的邻居搬来，恐怕就像久旱逢甘霖，也像阴霾中的一线曙光。总之，结局是莉兹嫁给了欧文·约瑟夫，那天是 1918 年 7 月 13 日。婚后他们搬进了岳父的房子，以便莉兹可以继续伺候她生命中的其他男人。他们的大儿子吉米，在 9 个月之后便出生，此时欧文·约瑟夫已经落跑去墨尔本，还得有人好说歹说才肯回来跟新的家人团聚。不过他总算是回来了，而到了 1924 年，在欧文·约瑟夫因为出海而不在家的空当，莉兹又生下玛莉姑姑，之后则是我的父亲乔。上费德列克街的沃尔斯家，就这么成了新一代麦甘人的家。

在5岁之前，我父亲的日子除了穷，就是挤，但他身边很热闹，而且有很多熟悉的面容。他们租的房子分成并不宽敞的三层，里头塞进了阁楼的房间、客厅、前厅跟两个湿气颇重的地窖。在屋外，后院除了有厕所，也无时无刻不悬挂着一整片洗好的衣服被单，风一吹就像鼓起的船帆。这里没有电，也没接煤气，炉火上一壶热水是家中固定的一景，镀锡的浴缸是洗澡用的。这地方，是3个小孩、莉兹、莉兹的爸爸爱德华、莉兹两个兄弟查理跟法兰克，还有她丈夫欧文·约瑟夫的家。莉兹在不远处的达克斯特街（Dexter Street）工作，她是那儿一间洗衣厂的女工。洗衣厂是维多利亚时代发明的社会机构，宗旨在鼓励市内那些活该的穷人可以按上帝的意思干净一点。日子不好过的时候，莉兹也会从邻居那儿拿衣服来洗。而在莉兹做得要死要活，腾不出手的时候，家务就落在了她女儿玛莉的身上。玛莉得负责服侍家里的男人，得跑腿送信、照顾好还小的弟弟乔。我父亲还没开口讲话，就已经感受到了女人的地位天生之低，在母女之间代代相传。

爸爸大老远跑船回来，是孩子们一整年最期待的事情。欧文·约瑟夫会现身在他们面前，他会用从船主那儿领到的钱买些礼物带回家。土耳其软糖是给他小女儿的，一对拳击手套是给大儿子的。吉米伯伯记得在这之后，爸爸会跟他在后院的床单飞舞间练习对打："有次我一记右拳朝他打了过去——我出手可能重了些吧，结果他认真反击了一记重拳，我整个人被打飞，屁股着地滑到后院的门口才停住！"

这种父子间传达情感的嬉闹，不久后便成为绝响。1929年 10 月，我父亲年仅 5 岁的时候，欧文·约瑟夫拖着病体从航行中返家，肺炎自此让他卧床不起。眼看着圣诞节愈来愈近，孩子们在学校也做了庆祝的准备，其中让吉米喜出望外的是他因为出勤良好而得到了奖励—— 一只可以为圣诞晚餐增色的活鹅。全家人都开心极了。莉兹跟在床养病的丈夫讲了这件喜事，但欧文·约瑟夫却说："今年圣诞你们会有一只活鹅，跟一个死人。"

他说得没错。欧文·约瑟夫正好死在圣诞节那天。

吉米记得那天早上窗帘才拉开，他的两个舅舅就在后院追着鹅跑，准备抓到以后把鹅的脖子扭断。丧礼办在 4 天之后，这时地上的冰已经厚到马拉的灵车在石子路上缓缓爬着上坡都会打滑。而墓地的地面实在太硬，掘墓工人直到棺木都送到了，抱怨的嘴巴还没合上。4 名一起在太平洋轮船航运公司（Pacific Steam Navigation Company）共事的水手替欧文·约瑟夫抬棺，而他们一路上也不停地差点摔跤。后事就这么办完了。莉兹成了寡妇，有 3 名幼子要养活的寡妇，而且这还是个没有任何福利制度可以为家道中落提供安全网的时代。这是 1929 年。华尔街股市刚刚崩盘，全世界一起被打入了大萧条。我父亲全家突然身陷穷困当中，而此时失怙的孩子少了父亲扶持，家里也没有存粮可以渡过难关。

为了养家活口，莉兹把能做的事都做了，不能做的事情也做了。她接下了多得不像话的洗衣工作，临时手头紧就找当铺周转。她有一招是在拮据时把值点钱的东西拿去典当，领了薪再赎回来。她的两个兄弟会发现自己最体面的西装不见了，然后过个礼拜又神奇地出现，当然有时也会真的从此不见。莉兹有不少宝贝就这样送给了当铺，包括她自己的婚戒。

但她不止这招。她还有一招是翻出旧到不能再旧的鞋子让孩子穿上，然后派他们去自己老爸总爱坐在里头的房间的地板上玩耍。平日省吃俭用的爱德华看到宝贝孙子的鞋底有洞，一方面不忍心，一方面担心传出去不好听，就会拿钱叫莉兹去买新鞋。计谋得逞后，莉兹会把救急的钱塞进荷包，然后默默从床底把藏着的鞋盒拿出来，里头装的才是孩子真正在穿的鞋子。

那些年，我父亲会偶尔喉咙先受链球菌感染，然后又染上风湿热。风湿热的症状包括发烧、出疹、发炎与身体疼痛。要是不就医治疗，风湿热有可能恶化成为风湿性心脏病，原因是发炎症状会攻击心脏瓣膜。瓣膜一旦受损，多年后可能失去功能。今天我们可以用抗生素治疗风湿热，但当年可以治疗我父亲的青霉素尚未发明。他日后会在生死关头被青霉素救上一命，只可惜此时非彼时，儿时心脏受损的部分已无法扭转。我父亲胸腔里的那颗定时炸弹，滴答声已经停不下来。

他开始上学，既用功又聪明。在手足的印象中，父亲是个勤勉又认真的孩子。

"他好像身边永远带着本书。"吉米伯父说。

"我们家的乔，你动不动就会发现他窝在地窖的角落读书。"玛莉姑姑附议。

才 11 岁的年纪，我父亲就拿到了笔奖学金，可以上圣弗朗西斯·哈维尔中学（St Francis Xavier）这所知名的天主教文法学校①，但这股喜悦稍纵即逝，因为他根本不可能入学。莉兹不希望自己的孩子去上学，她希望他们可以帮忙赚钱。1918 年通过的教育法案让英国孩子可以 14 岁就离开校园，而要上文法学校，即便是有奖学金，也还是要自行负担书籍、制服、用具与巴士通勤等费用——这都是莉兹区区一名寡妇负担不起的东西。查理舅舅好心说要帮着出上学费用，但莉兹拒绝了他的好意。她心领了但不接受，是出于文化，也是出于实际上的考虑。在英国成为福利国家之前，坊间的工薪阶级心态是让小孩愈早分摊家计愈好，这是一种养儿防老的

---

① 文法学校（grammar school），从 11 岁上到 18 岁的重点中学。文法学校的历史可上溯至古代欧洲，因教授拉丁文文法而得名，英国在二战后出于教改的考虑立法重建。文法学校相对于强调就业的一般中学，更重视与高等教育的衔接，在概念上接近明星学校。文法学校的学业水平不输私立学校，但学费没有私立学校那么高昂。

概念。能把孩子养大到成年可以工作，被认为是奋斗多年应得的回报。

我父亲因此失去了在学业上更进一步的机缘，而他这一生都为此耿耿于怀——他为此有深沉的挫折感，而挫折感除了导致自卑，也玷染了他日后的美德跟成就。一个生来乐观向上的聪明孩子，就这样变成了固执而神经质的大人。

资助不成，查理舅舅给他找了个在火车站挑行李的差事。他姐姐已经入社会工作了，他的哥哥吉米则签进了皇家空军服役——他会寄回部分军饷给妈妈。那年是1938年，欧陆已经有意欲并吞他国的大军在集结。再过不到一年的时间，我父亲原本压抑拘谨的世界就会被战争的创伤剧烈摇晃。

* * *

利物浦这座城市，是同盟国在二战中的关键战略资产。利物浦甚具规模的码头，是美国向（英）帝国输出重要军事物资的门户，利物浦的民众因此受祸池鱼，心惊胆战地承受了纳粹的闪电战威胁，船只也经常被鱼雷攻击而失去船员。二战爆发的时候，我父亲还未成年，所以他只能志愿帮助空袭巡防队① 巡逻市区，借此让市民对空袭有所预警。人生固然不如

_____

① 空袭巡防队（Air Raids Precautions），二战时负责巡逻市区，报告轰炸状况的民防组织。

意，但我父亲对社稷总是怀抱着强大的责任感，想要尽一份力。终于等到征兵，他选择了海军。入伍后的1943年，他被派往航行在北海的船队上，任务是将极为重要的物资运往北极圈内的苏联港口。他在船上是名非常杰出的"火花"（sparks），也就是通信兵。他的职责是用连珠炮一般的速度敲发摩尔斯电码，将加密的信息传给友船。我小时候最爱玩的一个游戏，就是随便丢一个句子给父亲，然后看他拿下注用的铅笔在桌面上秋风扫落叶，铿锵有力地写出一长串点跟线。

此时在老家，利物浦被轰了个稀巴烂。因为离码头颇近，麦甘家那一带首当其冲，空袭轰炸不说，甚至还有颗未爆弹弄得麦甘一家得暂时撤离。但麦甘家总归是低着头安分守己，把自己该做的本分给尽了。吉米身为老兵，很清楚该如何跟火线保持距离。他反复灌输给军中弟弟的金科玉律是："我拜托你，千万不要志愿做任何事情！"你一自愿，上头就会当你签了某种不怕任何危险的合同，结果就是你会被派到一个令自己后悔莫及的地方。吉米清楚自己的小弟生性满腔热血，所以才不希望他做出傻事。承老天爷眷顾，乔本可以在平安水域上的驱逐舰电报室里见证战争的结束，但他没有。

聊起这段往事，父亲干笑了一下——他想起了他把自己干的好事告诉吉米时，哥哥是如何气得脸红脖子粗的。"我的梦想是当潜艇的船员，"父亲说，"所以我跑去跟指挥官说我想调单位。结果我还没搞清楚状况，就被选进了皇家海军突击队（Royal Marines Commandos），然后被送去苏格兰。"

　　准确一点说，我父亲被选进的是皇家海军滩头突击队的通信部门。皇家海军滩头突击队是一支负责两栖攻击的特种部队，属于英国三军联合作战的一环。这支精英部队的使命是在战斗开始后于敌人防线上抢滩上岸，目的是确保主力部队和跟随的装备上岸后能快速推进而不会陷入泥潭。他们是先锋中的先锋，前线中的前线。之前意大利的西西里岛与安济奥登陆战，他们都取得了辉煌的战果。而如今他们即将一心一意完成的终极任务，就是登陆法国，反攻欧陆。

　　1943 年末，父亲被送去苏格兰艾尔郡的特伦（Troon, Ayrshire）受训。魔鬼般的攻击操演，似乎唤醒了他的潜能。虽然心脏有没检查出的隐疾，但他依旧表现得非常突出。我甚至觉得他这辈子没这么开心过。我们家有张他在受训时拍的大合照，坐在正中央的他精壮而笑得灿烂。上级肯定他是不可多得的人才而且几乎无可挑剔，且他跟同伴的战友情感也相当深厚，毕竟他们是生死与共的袍泽。领着他一步步前进的是强烈的使命感，而他如今的角色正呼应了这样的自我期许。只不过这时的他，还没有真正被推入这角色代表的熔炉中试炼。

　　到了 1944 年的春天，训练的学员已得知自身的重大责任。我父亲的部队将在 D–Day 参与代号"大君主作战"（Operation Overlord）的诺曼底登陆，而他们的任务是要在阿罗芒什 – 勒 –

班（Arromanches-les-Bains）附近登陆，然后在滩头上建立无线电信号站，借此来导引海军在陆军上岸前炮轰敌军所在的地点。这可不是要去海边漫步，德军早就在沙滩上布满了阻碍，而且也挖好了防御工事来抵抗各种想得到的攻击。突击队员得不计生死，才能奋战在滩头上抢得立锥之地。按照指挥官对爸还有其他队员所说，这是自杀任务。他们的性命是战争的一点小小代价。我记得父亲摇头讲述这段往事时那仿佛要上绞刑台的微笑，毕竟这么诡异的打气演说，他还真的是头一次听到。

所以一切就是从此时此刻开始的吗？那无眠长夜里，从他胃里传来的焦虑纠结，把长官的字字句句放大成一种挥之不去、忿忿不平的感觉？我无从想象明知自己即将踏上灭亡之路，仍能以职责之名坚持下去，需要多大的勇气。他才刚满 20 岁，是个虔诚的天主教徒。这样的牺牲能给他心中带来安慰吗？他相信某处有个更好的来生吗？又或者那股恐惧曾凝结起来，让他对自己身处的世界充满恨意？这世界给聪明才智、责任感与满腔热血的回报，竟然是让人去送死？勤勉而服从的他理应好好活着。生命，究竟懂不懂什么叫作礼尚往来，好人有好报呢？关于这个问题的答案，他很快就会知道。就在反攻号角吹响前的最后几天，他被调到南安普敦的汉普郡某营，准备登舰——那里正是 32 年前，他伯父詹姆斯踏上"泰坦尼克号"跨洋航行的同一个港口。他们在 6 月 5 日登船跨越英吉利海峡，天气很恶劣，可怜的士兵在舰上不但绷紧神经，而且还晕船晕得要命。决定命运的时刻终于来到，他们被下放到人挤人的登陆艇上，然后开始朝法国海岸挺进。我父亲形容舰上巨炮射着炮弹，以尖锐声响从他们头顶呼啸而过，轰炸着诺曼底滩头，此时海岸的暗影已经在他们前方隐隐约约成形。

终于，登陆艇的舱门放下，年仅20岁的约瑟夫·麦甘被抛入地狱门口。

父亲所搭的登陆艇太早搁浅，所以全副武装的突击队员跳下原是舱门的斜坡时，脚下还是深达约3米的海水，而且水中一样是枪林弹雨。父亲一边亲眼看着朋友溺毙，一边爬上岸，然后缩在德军的反登陆障碍物后保命。那一幕真的是人间炼狱。有一次我听着他回忆目击到的杀戮有多恐怖，他先是僵住了，然后呼吸变得沉重，接着又一遍，先僵住，再呼吸沉重。终于，他开口说："战争这种东西，是很可怕的。儿子，非常、非常可怕。"

他当年也只是个孩子。我像他当时那么大的时候，连鞋带都还绑不好呢。就算乔·麦甘后来就一直待在障碍物的后方，为了活命而缩在那儿，又有谁能怪他呢？今天换成我，我敢说自己不会那么做吗？

但乔·麦甘没有龟缩。他鼓起勇气，站了起来，左右横移在沙滩上前进——时而开枪射击，时而找寻掩蔽，但都是在做自己职责所在的事情。最终他平安抵达了海堤处，获得了暂时的安全。但此时他的无线电已被打烂，原本的主要任务已无法执行。他于是与其他人一起扫荡某处固守据点中的德军。这一段战斗推进得相当顺利。他甚至收下了一个精美的纪念品——德军的野战双筒望远镜，准备凯旋后在家人面前炫耀一番。

但就在此时，一根棒状的柄式手榴弹飞了过来。那是海堤另一边的德国守军扔的。盟军士兵一时四散，但我父亲察觉得太晚，只能本能地转身，在原地等待手榴弹爆炸。果然手榴弹一爆，碎片穿入了我父亲身上多达50处——左臂、左腿、右大腿、腹部，无一幸免。他立马瘫倒在了沙滩上，身负重伤——生理性的创伤。

接着的几个小时，对他来说是一片模糊。他在沙滩上浑身颤抖，这一方面是因为休克，一方面是他失血的缘故。就这样几个小时过去。他后来记得自己在半梦半醒间躺在了知名的盟军工事——桑葚人工港 ① 旁，等待着后送，此时飞机与炮弹、子弹，都还在他的头顶呼啸而过。

他再清醒过来时，人已经在英格兰莱斯特（Leicester）的医院里。他所处的病房里尽是伤兵。他活下来了。

活下来了？他是怎么活下来的？污秽的弹片，为什么没有

---

① 桑葚人工港（Mulberry Harbour），盟军为补给顺利而在诺曼底滩头组装的人工港。

毒害他的血液呢？他巡视四周，想在床边寻找宝贝战利品的下落，但双筒望远镜已经消失无踪。妈的！一定是被谁偷了！但失之东隅，收之桑榆，他获赠了一件更为稀有，也更为珍贵的大礼。每隔几个小时，就会有护士来给他注射一种新药。弗莱明的奇迹之药，刚从纽约的布鲁克林远渡重洋，新鲜到港的青霉素。环顾整间病房，皆是觉得匪夷所思的阿兵哥在病榻前围成一团，像在献宝似的展示他们的伤口好得多快。他们第一次开了这样的眼界，见证医学上的奇迹——抗生素。这些士兵是人类历史上的第一批，有这种新药帮忙清创防止体内感染。这份大礼让他永生难忘。我父亲后来见到有晚辈因为咳个两声或有一点小伤口就把抗生素当维他命吞，都会酸他们，他觉得年轻人实在是不知好歹。"你们都不知道自己是怎么生出来的。"他会这样说，意思是孩子们不知道天高地厚，而他酸得对。父亲生在一个被玫瑰刺刺到就可能死于败血病的年代，他生在一个链球菌感染就能啃蚀心脏的年代。有了抗生素，代表生理上的创伤有了新的天敌，而这细菌的天敌会仔细照顾我父亲，就像他的母亲无微不至地照顾她生命中的男性，而且无怨无悔。

在活下来的幸福感褪去之后，我父亲的职责也告一段落，返回基地。1946 年 7 月 5 日解除动员，但从医院到基地的这段期间，发生了一些引起医护人员注意的事。我不知道这是压力过大造成的冲动个案，还是时间累积的不满被战火点燃。

总之军医在父亲的病历上写了两个字，让他深以为耻。他觉得自己的英勇奋战，以及期待获颁的勋章，都遭到了这两个字的玷污。这个污点，成了他对家人永远无法启齿的丑事，而这是他妻子多年后会踩到的地雷。

这两个英文词是 anxiety neurosis，意思是焦虑症。

创伤卡在了我父亲的心上，啃食他内心的平静。令人生惧的乌云，在他心情的地平线集结，他的人或许活了下来，但他受的伤却没有彻底痊愈。他活着看到的世界，值得他在战场上的勇气与恐怖经历吗？他儿时那种觉得不公平的心情开始慢慢觉醒，于是父亲做了他每次觉得受辱，每次为无法洗清的冤屈而感到受伤时都会做的事情。他把伤口藏在父母辈生养他的维多利亚时代的严格礼教中，把焦虑埋在乱葬岗，然后继续在岁月中赶场。

复员之后，乔回到了他在利物浦的故乡。他家已经搬离了上费德列克街那被炸得惨不忍睹的贫民区，搬到位于悉尼花园（Sydney Gardens）的廉价公寓。公寓生活代表了一部分利物浦工薪阶级的璀璨前景：室内卫浴、煤气、电、冷热自来水。有朝一日，这些不动产物件会跟都市的衰败画上等号，但在还是新落成建筑的时候，这些公寓代表着货真价实的进步，至少对麦甘家来说是如此。

父亲和手足都还跟老母亲同住，没人脱单。一种仿佛孤岛般的气氛，日益让我父亲感觉到幽闭恐惧。打在胃里的那个结，挥之不去的那个结，让他一天天更焦虑于想象中邻人的出言不逊，他担心这些邻居会对自己感觉不很正常的宅男人生嗤之以鼻。乔开始急着要搬出去。他想建立自己的家庭，但问题是往哪儿搬呢？成家要跟谁成呢？随着艰辛的 20 世纪 40 年代翻到 20 世纪 50 年代，父亲也发现自己从 20 多岁升级为 30 多岁了。三字头的他仍是单身汉—— 没有老婆孩子可以让他在社会上抬得起头来，也没有可以让他好好照顾的对象，虽然他脆弱的内心深处很渴望能这么做。

如果说那些有爱与温暖的家庭是火，那乔就是只蛾。在自家找不到爱的他会像飞蛾扑火般，被温暖的家庭吸引。葛林家就是这样的一个家庭。当地有间海湾马旅店（Bay Horse Hotel），是大家当酒馆去喝酒的地方。而在那烟雾缭绕的酒馆大厅内，父亲结交了一个暖心的好友叫亚伯拉罕·葛林，他是小区里的中流砥柱，也是一家七口的慈父，事实上葛林家就住在隔壁一栋，是麦甘家的邻居。亚伯拉罕有个女儿叫萝丝·葛林，漂亮而外向，一下就吸引了父亲的目光，但萝丝身旁还有个比父亲小 11 岁，很容易被忽视的存在，那是萝丝安静、聪明但内向的小妹，克莱尔·葛林。

我的母亲。

* * *

葛林家出身兰波特街（Lamport Street）。兰波特街位于利物浦人口最密集的托克斯泰斯（Toxteth）区，就在上费德列克街南边大概一英里处。在都会区工薪阶层的地位排名中，葛林家稳稳地处于山顶上。他们是西米德兰兹（West Midlands）的新教徒不说，亚伯拉罕，我的外公，甚至还在年轻时当过业余牧师。虽然有着新教徒的根，但亚伯拉罕却爱上，也娶回了一个叫作玛莉·巴瑞特（Mary Barratt，我的外婆）的女子，这在他家里也引发了质疑。但这段结合是真爱，两人白头偕老到20世纪80年代初才相继离世。亚伯拉罕最终改信了天主教，而葛林家后来共生了8个孩子：玛莉、比利、萝丝、我母亲克莱尔、温尼、贝蒂、东尼与约翰。令人难过的是，平安长大的只有7人。小贝蒂还在襁褓中就夭折了，而4岁时看到妹妹的遗容，成为我母亲最早的记忆。

没过多久，葛林家就有了别的事情要担心。贝蒂离开大家才不到一个月，二战爆发。葛林家举家迁至附近街道，即诺森伯兰街（Northumberland Street）一栋维多利亚时代老公寓的一楼另住，努力把日子过好。生性害羞的小克莱尔在20世纪40年代开始上学，但上学一事对她来说并不总是遂意，也包括戴防毒面具跟经常性的停课，原因是有空袭要躲。在课业上，克莱尔很快就展现了天赋。"我一直都很爱读书，但我真的太内向了，静静的。爸总是说我静静的。萝丝才是家里个性阳光的那个。"

但对葛林家来讲，事情很快就没那么阳光了。有天早上，适逢利物浦历史上恶名昭彰的五月闪电轰炸，6岁的克莱尔一醒来就发现床上盖满了窗户玻璃碎片与灰尘。家门已经横躺在地上了。"我们被轰炸了，"说话的是她哥哥比利，"我们还是赶紧起来吧。"孩子们冲出了几乎被炸塌的公寓，然后被来救人的警察带到警局避难。住一楼算是救了葛林一家的性命，他们楼上好几户邻居都死于非命。像在点名一般，亚伯拉罕·葛林找回了自己怀着身孕的太太，还有所有的孩子，他们奇迹般地全部生还，但身外之物全都没了。葛林一家只能在市区里一步一脚印地走着，准备搭公交车去郊区投靠亲戚家，此时他们身上穿着的是沾了厚厚一层灰的睡衣。等公交车时，素昧平生的人自动让开，让他们先排，因为他们的模样实在让人于心不忍，那是个说要共赴国难不会让人起鸡皮疙瘩的年代。

　　妈被送去某阿姨家住了3个月，她很不想——结果是原本就内向的她，内向得更厉害了，她想要的是家人给的安全感："我就是不够外向，我好想好想他们。"在历经了仿佛一辈子那么久的时间之后，葛林家终于被公家安置在麦托花园（Myrtle Gardens）这处大型公寓小区里，并在这里住到20世纪60年代。也是因为搬到这里，他们后来才会跟麦甘家产生联系。我母亲得以复学，而她也没有辜负受教育的机会。老师们看她表现实在优异，便给她升了两级。就在我父亲还在法国海滩上的创伤回忆里走不出来时，我年轻时的母亲正梦想着要上利物浦顶尖的某所天主教文法中学。跟爸不同的是，我母亲的梦想终将实现。战争结束后，妈通过了奖学金的审核，进入了圣母文法学校（Notre Dame Grammar School）——这里为新兴的利物浦集合了所有天主教中产阶级家庭的女儿，是个斯文高尚的求学之所。

从我父亲念书的时代以来，工薪阶层子弟中凡有能力者，其获得高质量教育的空间已经有所改善。文法学校里的免费学籍名额已经增至近半。但家境中下的孩子即便得到这些免学费的机会，家长也往往敬谢不敏，因为他们不见得负担得起额外的制服与用具上的花费。

妈的学费由校方负担，我外公外婆还领到了一笔小小的制服补助，但这笔补助只买得起大衣，其他制服必须靠后来省吃俭用、东拼西凑才得以买齐。我母亲衣服缺三短四就去上了学，结果就是在学校里显得格格不入，非常惹眼。

虽然打扮上有些无伤大雅的缺漏，但克莱尔仍非常兴奋能第一次进入知识的殿堂。文法中学里有以前没学过的新科目德文、法文、拉丁文、英国文学，而妈的表现也精彩得很。以此为起点，我妈在圣母文法中学待了4年，但随着的年龄增长，她愈来愈觉得在班上被孤立，在慢慢有了雏形的阶层歧视中，在狗眼看人低的同学或教职员眼里，她俨然就是个眼中钉。"有些老师会对我眼光不同。当年学校还没收很多工薪阶层背景的孩子，校内就读的女学生多数不是医师，就是富商的千金，而我爸只是个码头工人！10岁的时候，你不会觉得这有什么问题，但到了14岁，你会发现问题大了。"

念到第4年，她真的忍无可忍，问爸爸可不可以让她辍学。当时英国法律规定义务教育的年龄还比较低，所以15岁辍学是可以的。外公非常犹豫，但她本人想法非常坚定，于是便放弃了各种再读一年就能拿到的学历资格，踏出了圣母中学。即便如此，在校的时光仍让她非常难忘。用功让她遭到的白眼，还有她要记住这次教训的决心，会在日后成为一股动力，她会因此要孩子接受文法中学的教育，也会为此鞭策自己去接受师范教育。

20世纪40年代末离开圣母中学后，克莱尔投入社会的第一份工作并没有累到她聪明的脑袋瓜。她进了一家工厂，精确地说是一家做尼龙袜的工厂，而她完全不喜欢这工作。所幸她听说李托伍兹足球彩票公司（Littlewoods Football Pools）有岗位——那儿的办公室环境看重智商、计算与阅读能力，薪水给得也算大方，而且对像克莱尔这样年轻单身的女子来讲，这一工作能让她们在适婚年龄前有点独立的本钱。她获得了这份工作，而且很快就获得升迁，她在那儿愉快地工作了8年。

口袋里有了钱，加上课本都已经收起来了，克莱尔这个害羞的女子也好去跳舞了。姐姐萝丝会陪着她走遍利物浦的舞厅：丽雅朵、葛拉芙顿、洛卡尔诺等。而克莱尔会看着男人像磁铁一样黏在她漂亮又外向的姐姐身边。她跟萝丝会是一辈子的朋友跟同伴，这两姐妹共有的是爱，是相互的理解。在那段岁月里，内向的克莱尔很乐于躲在萝丝的身影后。在新获得的独立面前，克莱尔依旧心存一种怯生生的人生观，她仍隐隐地惧怕这个男人的世界，害怕男人的需求，害怕顺着男人需求会导致的后果。"那时的我觉得世界很可怕。我害怕性行为，怕生小孩！我一点准备都没有。妈从来没跟我说过那方面的事情。"

"那方面的事情"，以她的宗教信仰跟成长背景而言，性知识只能潜移默化。不论是学校、教会，或是家里，都没有性教育供克莱尔取得相关的知识来了解性欲是怎么回事，但她急需这方面的知识。一个害羞的女孩只能自己一个人摸索着自身的欲望，面对欲望可能的后果也只能单打独斗。倒不是说没有男人愿意陪她一起探索欲望。豆蔻年华的她也曾经被众星拱月地追求过，有人带她去看电影、有人送花、有人送礼，但她总是会设定一条不能跨越的线：

男生一认真起来，我就会喊停。我很怕会跟对方弄得……太过亲密。

就在这个时期，我那才 15 岁的母亲认识了我父亲，乔·麦甘，她姐姐萝丝的新男朋友。

她一眼就喜欢这个人。他年纪比她大上许多——我父亲是战争时代的人，而且看到他就像自己的老爸一样，稳重、见过世面。每个周末，他都会来葛林家，跟她真正的爸爸一起赌足球彩票，然后他们会聊天。克莱尔发现乔跟她一样喜欢学东西，而且他一知道她上过文法学校，就非常感兴趣地什么都想知道。有乔在身边，克莱尔觉得很舒服，很有安全感。所以当萝丝宣布跟乔订婚时，克莱尔的反应是开心。"我第一时间就改口叫他姐夫！"

然后，突然之间，事情有了改变。萝丝昭告天下说她要从军。他们的父亲考虑到萝丝已经有婚约，说什么也不答应，但18岁的萝丝超级执着，一心跟父亲对着干。最后家里还是拦不住，她就这样拍拍屁股走了，乔·麦甘也被放了鸽子，一个人在老家形单影只。至于妹妹克莱尔，也因此少了能罩着她的人——怅然若失的母亲受到不小打击。

接下来的几个月，满16岁的母亲缩进了她的壳里，而父亲，这个"被分手"而不知道算不算单身的男人，还是会固定来葛林家找克莱尔的父亲。有天晚上，来访的乔扑了个空，家里只有克莱尔一人。两人于是聊了一阵，然后父亲问她想不想去看场电影。母亲还记得他们看的是丽塔·海华丝（Rita Hayworth）的《今宵多珍重》（*Tonight and Everynight*），也记得他们玩得很开心。"跟他聊天很轻松——我从来不觉得需要提防什么。"在很君子地共度一晚后，两人相偕散步去小酒馆，而就在他们爬到山丘顶端的时候，年轻的克莱尔玩心一起，问感觉像爸爸一样的乔敢不敢做件傻事："我跟他说：我赌你不敢一路单脚跳下山坡。"但她万万没想到，他照办了！乔一路单脚跳下了山坡。他稳重的形象简直完全被颠覆。最后两人都笑到快要断气。母亲一直记着那次的事，也经常跟孩子们讲这一故事，她觉得这证明了他们父亲内心也有轻松的一面，只是很少表现出来而已。"从那之后，我看着他的感觉就不一样了。他在我心目中不再是那个'古板的老爹'。当然啦，我对他所知真的不多……我不清楚他在战争中经历了什么。"

日子继续过。萝丝终于从在德国的基地写了封信给父亲，内容是他们的婚约取消。但这之后，我父亲依旧往葛林家跑。

两年过去。萝丝退役，嫁给了别人。二十多岁的克莱尔仍在李托伍兹足球彩票公司工作，被保护得好好的她很满足于自己的生活。然后有天晚上，没有任何前兆地，乔·麦甘突然约她出去。这时已经怀孕的萝丝并不反对，于是克莱尔便接受了。"我并没有期待什么，我才20岁，而他是个熟人，一个我喜欢也尊敬的熟人。我觉得他是个心地很好的人。"

但乔的想法，又是另外一回事了。他有所期待，从两人开始交往之后，乔的内心便有一股以克莱尔为目标的焦躁，并开始蠢蠢欲动。他已经31岁了，迫切想要走入婚姻。虽然克莱尔还不满 21 岁，一心想再等一等，但乔对结婚非常急迫，于是最后她放下了心防，接受了他的求婚。

她的父母亲非常高兴。但我母亲没有收到订婚戒指，因为我父亲之前已经跟她姐姐订过婚了，我父亲觉得跟姐妹各订一次婚，在外头"不好看"。这反映了我父亲对于社会观感的在意与焦虑，而这一点我妈日后感受非常强烈。1956 年 9 月，随着婚礼的日子愈来愈近，克莱尔变得愈来愈犹豫，她甚至想把婚礼再拖一阵子，但父亲死活不肯。毕竟新娘礼服都借了，伴娘的衣服也由玛莉姑姑特地改好了。

我母亲跟我父亲在 1956 年 9 月 29 日结婚，地点选在奥弗伯里街（Overbury Street）的圣安妮教堂（St Anne Church），距离他们居住的公寓也不用走很久。婚礼定在早上的 10：30 开始，预示这会是漫长的一天。下午在麦托花园的公寓还要招待宾客，晚上再到海湾马旅店热闹一番，歌声、啤酒庆祝。

然后就是洞房花烛夜了。

个案的证词：不存在的双胞胎

21 世纪的现在，我坐在我母亲甚是舒适的公寓里，而母亲的公寓又在索尔斯伯里（Salisbury）这座美丽的城市里。温柔托着这座城市的，正是索尔斯伯里大教堂的瑰丽投影。我母亲 81 岁了，身体还很硬朗，思路也非常清晰，我到她的年龄要还能这样，也别无所求了。年届中年，我慢慢能看到养育我母亲的是怎样一个女人，知道能让一个年轻女子蜕变成她在孩子面前的模样，有哪些力量在作用着并塑造了她的创伤。克莱尔·葛林是我的朋友、我的灵感来源，也是串起我们家过往与现在的丝线。

我问了她婚礼当晚的事。我母亲顿了一下，吸了口气，缓缓在脑中搜寻适当的字眼来描述那一夜：

那晚……嗯，一团乱。我什么都不懂，我寄望着他会一步步带我。毕竟他年纪比我大又见过世面，但他也没有任何招数——他不懂怎么温柔，也不懂怎么让人感觉被爱。那天我一点也不舒服。

我父母的洞房花烛夜，简单讲是灾难一场。我父亲虽然年长，虽然上过战场，虽然不怕大风大浪，但改变不了的事实是他是处男。身为处男，他被焦虑弄得紧张兮兮，根本没办法享受身体的亲密接触，同时他在心态上也无法接受自己因为房事而感受到的脆弱。"他抱住我，但没说半句安抚的话。他大概自己也觉得很糟糕，我们两个都很煎熬。"

我父母真正圆房，已经是婚后三星期的事了。性事很快就变成一道创伤，羞耻就像弹片一样埋在我父亲的内心。他把得体的外在表现当成保护自己的硬壳，压抑着房事不顺导致的精神压力——他带着伤口，退缩到了严峻的男女分界之后，不善表达的他自小学的就是那一套：

性变成了一种单纯的生理需求，谈不上享受。没有所谓的温柔，也没有一丝浪漫。我若开口要两人亲近一点，他只会回答我："你电影看太多了。"

话说我父亲实在非常欠缺罗曼蒂克，但他却很成功地做到了繁衍后代。我母亲几乎是婚后立刻怀孕。新婚的他们当时住在我外公亚伯拉罕跟玛莉姨妈的公寓中——所以我父母新婚生活的各种冲击，算是得到了一些缓冲，但母亲一下就怀孕，也让人感觉非常不真实：

我一发现月经没来，就立刻去看了医生。他确认我有了身孕，然后要我第六个月的时候再复诊。没有扫描、没有检查，什么都没有。回头想想，我那时候应该要好好给医生看一看的，但那个时候傻傻的，什么都不懂。要是看一看，事情可能就不一样了。

怀孕的前几个月，她的肚子慢慢鼓了起来。她的母亲也注意到了，但感觉也没什么好紧张的。只不过到了孕期第五个月月末，她的肚子大到晚上都睡不着了：

我躺不下去，因为太不舒服了，只能在床上坐着——而这样我会让你父亲睡不好，于是我夜里便改到沙发椅上睡。

在沙发椅上睡了六晚，睡眠不足导致了特殊的症状。母亲说话开始口齿不清，而且意识经常浑浑噩噩。家里叫了医生过来，他触诊了一下她的腹部——结果肚皮绷得像鼓皮一样紧。在我外婆的陪伴下，母亲被送进了产科医院。到了医院，她被转而要求去照 X 光，但还没来得及照，母亲的羊水就有如洪水溃堤般破了，病床湿成一片。母亲的眼泪开始在眼眶里打转，她不舍的是当年那个还是孩子的自己。"我真的是天真得可以。我那时真的转头跟你外婆说：这样我可以回家了吗？"

当然不行。X 光片出来，确认了母亲怀的是双胞胎，而且阵痛稍早已开始了，母亲这时才怀孕第二十六周。意料之外的阵痛，代表母亲得第七天失眠，而且这次身边还多了两个冷漠的护士。她们那不当回事的态度，让我母亲没一秒钟能够放松：

我已经失眠一星期了，感觉又累又怕。每次我叫出声或请人帮忙，她们就是啧啧声连发。她们完全不是……那种贴心的人。痛的感觉一来，我请她们给我止痛药。她们没答应，还说她们不希望我睡下去。所以我最后就只能随它痛，然后顶多是数着产房天花板的磁砖来分散注意力……我算着自己能在下次宫缩前数到第几片……

等宝宝终于要出来的时候，护士便把医师叫来剖腹。两个宝宝都很小，而我母亲在静默中等待宝宝哭出声来。

她一直没有等到。

我看着母亲的脸，那痛苦还是那么明显，未曾因为岁月而稍减："我看到了他们其中的一个，我看到他小小的腿在保温箱里动着。那应该是约翰吧。"

宝宝的动作很快就停了。经过恍如隔世的一会儿后，护士望着她，但说起话来依旧毫不修饰："很遗憾，你的两个宝宝都死了。他们太小了。"

两个男生。其中一个是死胎，另外一个撑了短短几分钟。他们小小的遗体随即就被医护人员收走，我母亲再也没看见他们。"就这样，我没亲手碰到他们，没机会抱抱他们，我甚至没看过他们的脸。"

母亲盯着天花板。医生一声不吭地将她的剖腹伤口缝合。之后护士说："好了，我们现在送你去产后病房恢复。"产后病房是个满是幸福母亲与新生儿共享天伦之乐的地方。"我说：'我不要！不要把我跟一堆婴儿放在一起！拜托！'我当时应该是吵得挺凶，因为他们最后把我推回的是待产病房。"

隔天医生来了趟病房看我母亲跟父亲。"这种事情难免，"他脱口而出，"再努力就是了，明年再回来。"撂下这话之后，医生就没影了，徒留母亲跟父亲去消化这样的人生无常。

我母亲在医院多待了10天才回家，此时她嫁做人妇才不过8个月。短短8个月，她对未来幸福生活的期待，包括婚姻与肚子里的新生儿，都已经等于是胎死腹中，而过去生活起码有的笃定，则已经被粗鲁地一扫而去，她连凭吊一下的机会都没有。产后的前几日，累瘫了的她只是止不住地昏睡。但等睡饱了，伤痛就来了，那心理上深深的创伤如同败血症一样在她体内扩散。

期间我父亲应该也很不好过。母亲在医院休养的同时，他得办理两个儿子的后事。在那个时代，婴儿还没有专属的墓园，教堂也不会特别为婴儿举行丧礼，也没人提供相关的心理辅导——就算有，当然我父亲也不会去接受。为让孩子入土为安，他得去找近期有家人辞世的丧家，请他们好心地把他的孩子放进棺木中。九泉之下，他的孩子得借住别人家。双胞胎最后被送到安菲尔德墓园（Anfield Cemetary）里的一处公墓中。我父亲清理了家中所有准备给宝宝穿的东西。

我们不清楚父亲心里是怎么想的，因为他始终只字不提，一个字都没有。在我母亲面前，他把双胞胎埋骨之地当成永远的秘密。另外父亲趁她在医院时都做了哪些安排，他也守口如瓶。他这么做，并不是对我母亲残忍，而是觉得直视这样的痛苦对我母亲的情绪没有任何的益处，这是他一向的作风。他总是把腰板挺直、牙关咬紧，然后把痛苦、爱与感性的自己都藏在坚硬的外壳底下。等母亲出院回到家，一切都已经收拾得整整齐齐。家人强忍悲伤，笑着要母亲"坚强一点"，但他们真正期望的是母亲可以放下一切，让不幸成为过往。母亲显得麻木："我没有以泪洗面，我根本没有哭。我只觉得……困惑。"

某种程度上，父亲很清楚母亲的感受。他带母亲去曼岛度了一星期的假，算是散散心。母亲还留着当时拍的黑白照片。在强风吹拂的阳光下，我年轻的父母笑得坚定，这时的两人产生了未来会成为奢侈品的共鸣。她想起来还觉得回味无穷："他很温柔，气氛缓和了很多。他一片好意，焦虑跟紧张少了很多。或许他当时自己也想出来走走。"

但等假期结束，我父亲把话说得很清楚，他的意思是我母亲非走出来不可。痛苦也好不痛苦也罢，她都是他的妻子，而妻子有妻子的责任要尽。他在妻子娘家附近找了一间出租公寓，好让我妈可以脱离家人的呵护。她回到了李托伍兹足球彩票公司上班，但我父亲愈来愈坚持要她辞职在家照顾他。母亲还记得他们都吵了些什么，从怎么想都不公平的土壤里，她内心的女性主义开始萌发：

我说："乔，结婚前你跟我一样，我们一样在工作，也都喜欢书，喜欢充实自己。但从当时到现在你的生活一成不变，而我的人生却已经彻头彻尾改变！我有自己的日子要过，但你现在却只希望我步上你母亲的后尘！"而他的回应是："嗯，但你现在是有夫之妇了，别忘了你是我太太。"

随着夏季的序幕拉开，他们夫妇间的摩擦与日俱增。只要不在岳父母的面前，面子也不用顾了，我父亲的焦虑与躁动完全显露在母亲的面前。性事依旧千疮百孔。时至9月，我母亲的忍耐终于到了极限。某日她在跟医师的例行会面中嘴巴还没动，就先崩溃痛哭。而这一决堤，泪水就止不住地狂流。医生觉得她的情况不对，二话不说拨了电话给邻近医院，找认识的精神科医师。精神科医师当晚10点来看了我母亲，同时间我父亲在工厂值晚班。医师看完觉得相当担心。

我整个人都垮了。太多事情不顺利，而我觉得自己被困住了，没有人了解我，也没有人在乎我。我不知道自己的人生能干什么，也不知道能向谁求助。我甚至不能跟我爸妈说，因为我真的不觉得他们会懂。我觉得自己被困在了一间公寓里，身边只有一个心灵完全封闭的男人，他完全缩到他的工作、职责之后，而我只能配合着他，也只为自己所谓的本分而活。我不知道该怎么办才好……

面对我母亲千丝万缕的苦楚，精神科医师的反应直接到令人啧啧称奇："他说我有非常严重的抑郁现象。他告诉我，要是我三个月内情况没有改善，他们就得考虑电击疗法。"

电击疗法。短短一年的时间，就让我母亲从一个健康、聪慧的年轻女子，因最亲近的家人与丈夫欠缺就医的敏感性与情感上的"便秘"，变成一个内心创伤极深的人妻。而知悉了这千头万绪的创伤，医师提出的唯一解决办法竟是把电极贴在她的头上，然后希望电流能让她的状况好转。

电击疗法的正式名称是电痉挛疗法，这是让少量的电流通过脑部，刻意诱发痉挛的一种医疗程序，其实际的机制至今成谜，但它可以非常有效地治疗特定病例。我生气的，并不是世上竟有这样的疗法，而是想到我母亲只身面对人生的外敌时，其唯一的防御竟然只剩人为的痉挛。世间的各种创伤已让她饱受重击，而仅有的处方竟然是进一步给她电击。

不过最终她没有接受电痉挛的治疗。我问了她原因，母亲转头对我浅浅一笑说："我一个月后又怀孕了。"

她怀上的是我的大哥，乔。这是件事，但不是个答案。所以她的忧郁最后是如何远离的呢？她是怎么继续走下去的呢？"我只是做了大家都希望我做的事情，继续过日子。"

换句话说，我母亲让步了，她结束了在李托伍兹足球彩票公司的工作，回归家庭，她成了尽忠职守的主妇。除了我哥哥乔在她体内一天天成长，她每天也准备丈夫的吃食，洗他的衬衫。她把创伤埋进了内心深处，然后不再触碰。既然只能孤独地冷暖自知，那她也只好为了生存而做她必须做的事情。她曾经当过的那个人，她曾经希望成为的那个女人，都已经死了。

话又说回来，那个真正的她并没有死透，差远了。我哥哥乔出世之后，好事终于发生，而且还有了出人意料的彻底发展。我母亲终于可以亲手把孩子抱在怀中，而这对她产生的效果宛若重生。至今提起，她还喜不自胜，会面露喜色地说："我当妈妈了，这真是……太神奇了！"

对于成为母亲的反应，她也完全被自己吓了一跳。我母亲从来不是个特别有母性的人，她从来没有特别想抱或照顾别人的小孩，但直视着我大哥清澈蔚蓝的眼睛，她生命中的乌云被一道阳光猛然驱散，瞬间消失得无影无踪；她血流中一股想要回馈的爱被熊熊点燃。再也没有什么事做不到了，克莱尔·麦甘彻底拥抱母亲的身份，她不仅有身为人母对孩子的热情，还将之视为肩上的一道使命："我想尽自己所能成为最棒的母亲。我随即出门，买了史巴克博士[①]的育儿新书。任何该知道的事情我都想要知道！"

接下来的几个月，乔的出生堪称我父母的婚姻中最值得额手称庆的喜事。我父亲需要用以平息内心压抑与焦虑的人生典范，似乎顺利塑造了，他终于成了维多利亚时代典型的家长，有儿有妻，而且妻子也按他的指派成了家庭主妇。一切终于都在他的控制之下，诺曼底海滩上的鬼哭狼嚎终于暂时歇息。

但我父亲眼中母亲的顺服，其实只是母亲"愿望尚未实现"。母亲一腔热血里藏着新的目标——她的孩子。她打算把所有的爱跟火一般的热情，统统灌注在孩子身上。而她心中的这把火，最终也将点燃提升自我和进修学习的欲望。这样的她，最后脱离了丈夫的掌控。克莱尔确保了一点，那就是她的孩子的人格，不会熔铸在他们阴郁父亲所出身的僵硬模子里，而会按她的感性，在懂得变通的勇气中成型。他们会成为麦甘家的人，但却是克莱尔·葛林的样子。

快乐的日子并不长久。我父亲那深沉的抑郁与难以平复的焦躁，终究再度来袭。他无止尽地批评母亲，再鸡毛蒜皮

---

① 史巴克博士（Dr. Benjamin Spock），美国儿科医师，1946 年首次出版《婴儿和育幼常识》（*The Common Sense Book of Baby and Child Care*），很快洛阳纸贵。

的事情都能找碴。但此时的妈有孩子要养育，为此她学会了跟他的灰暗情绪讨价还价，在当中为孩子争取最大的利益。

有一回，在去看家庭医生的时候，她决定跟医生全盘托出——而医生也很有耐心地聆听。

终于，她找到了一名良医能够感同身受地听她诉说细微的心理变化。这名医生翻出了她先生的病历档案，供她过目。这是她第一次看到海军的便条用回形针夹在了丈夫的档案上，也是她头一回听说有种病叫"焦虑症"。

医师说："你先生患有焦虑症。他的这种行为模式是肇因于过往的经验。他之所以贬低你，是因为这能让他感觉好一点——感觉自己更有控制力一点。事实上，你先生深深地感受到了婚姻生活的压力与责任。"

真相终于大白。她的丈夫有苦说不出，她的丈夫的心里藏着伤痕，之所以像负伤的动物拼命挣扎，是因为他内心的创伤与痛楚。他曾经在战后去看过精神科门诊，但他没把这事儿告诉她，即便她后来也陷入忧郁，他还是把往事当成秘密，所有的事情对他来说，都是秘密。

突然涌上母亲心头的，是对父亲的不忍与同情。她冲回家到我父亲的身边，跟他说了医生告诉她的话。她提了些办法，希望能由她来帮忙减轻他肩头的压力，希望夫妻可以携手解

210

决这个问题。我母亲边笑边摇头，她笑的是自己当年有多天真。"他一点也不意外地气炸了。他气的是医师好大的胆子，竟然把病历上的资料拿出来讲。这之后我们再也没有谈过这件事情，一次都没有。"

那是一个转折点。从那之后，我母亲跟父亲就在某种程度上各奔西东；他们虽然在一起许多年，但对自身伤痛的不同反应却让彼此的内心渐行渐远。我母亲以承受的痛苦为师，进而有所成长；我父亲则终其一生没走出来。多年之后，在生离死别的病榻前，我父亲执起母亲的手，说出了她等了一辈子的一句话。

"我很抱歉。"他说。

"没关系了，乔。"这是她的回答。

但其实并不是没关系，至少不是完全没关系，或者应该说在母亲的心里不可能完全放下。

　　　　＊　＊　＊

父亲过世后，母亲以50来岁的年龄，决定成为一名悲伤辅导人员来帮助失去亲人的遗属。这就是她向来的作风——把自己的失去转化为力量，去做造福别人的事情。辅导的训练中有由浅入深的理论课程，介绍了哀恸中的各个侧面。某天晚上，课程的主题是新生儿的死亡。"我坐在那儿，听着辅导人员讲述如何处理婴儿夭折的案例，听着听着我突然哭得不能自已，怎样都停不下来。"

辅导老师领她到一旁，而母亲在呜咽的空当解释了起来。

双胞胎，她无缘亲自抚养的双胞胎。那么多年了，但一听到有人提起夭折，当时的痛还是敲锣打鼓地回到了脑中，就像一记重击捶在她的头上。她被这股力量的威猛给震慑住了——未曾真正画下句点的悲伤，突然从丈夫死去后的压抑中得到释放。"你从来没有哀悼过他们吧？"辅导员说。"我告诉她：'没人告诉我可以那么做。'"

那天晚上，她满脑子都是双胞胎，迷失的双胞胎。他们就在某个地方，在某个不知名的墓地里相互做伴。隔天早上，她心里有了一件非做不可的事情，她一定要找到他们，叫出他们的名字，让他们再次成为她的孩子。

接下来的几个星期，我母亲做了一件很了不起的事情。她开始四处寻寻觅觅，找起了自己失去的孩子。我父亲没跟她说过任何一点埋葬的情形，所以她得漫无目标地从零找起。所幸她走了运，找到了 20 世纪 50 年代我父亲最有可能委托的几家葬仪从业公司，结果当中一名热心的葬仪公司员工接受了她的请托，并成功确认了双胞胎当年被放进的是哪一名陌生人的棺木。

于是发愿数周后的某日，在利物浦安菲尔德墓园的冷冽天气中，管理员领着我母亲来到了双胞胎埋骨的无名坟前。园方答应让她在墓边放块小小的石碑，小石碑上简简单单地铭刻出《以赛亚书》第四十三章第一节的内容，写着："请知道我从没有抛弃你，我呼唤了你的名字，你是属于我的。"①

约瑟夫跟约翰是麦甘兄弟②中没人有机会认识的成员。他们的名字永远没机会出现在舞台剧的聚光灯下或电影尾声滚动的字幕中。但他们是最早来到世上的麦甘兄弟，也是我们无缘的哥哥。他们是曾经迷失的男孩，如今我母亲将他们找了回来。

对我母亲来说，双胞胎不只是两个死去的婴儿，他们小小的肋骨中，曾经寄托着她年轻时对新生活的无限期待——那段她还没来得及哀悼就被夺走的生活。她掉进了一段欠缺温馨与尊重的婚姻，而她的爱不该就这样被打发；她被剥夺了圆梦的机会，而那是个若能成真，或许她丈夫也会觉得宝贵的梦想。

所幸如今，她终于自由了。她可以自由地凭吊自己的过去，自由地从对逝去生命的纪念中得到内心的平静与安慰。我父亲从未真正把我母亲静谧但如铁的精神压抑下去，如今他不

---

① 原文中所指第四十二章应为作者误植。英文原文为 Know that I have never abandoned you; I have called you by your name; you are mine. 现有《圣经》译本多诠释为"不要惧怕，因为我救赎了你；我按着你的名呼召了你；你是属于我的"。此处改以较符合作者母亲心境的方式表达。
② 麦甘家四个兄弟，乔、保罗、马克，与最小的本书作者史蒂芬，都是英国演员，有时合称为麦甘兄弟。

在了，她又回到那个他埋葬了她天真的地方。她回到了那个她心怀痛苦一身污泥孤单躺着无人问津的地方。她把天真与痛苦挖了出来，用带着岁月痕迹但充满智慧的臂膀，一把抱住了当年那个勇敢而年轻的女孩，用她所有应得但被剥夺的爱，温暖着怀抱里的她。她用名字呼唤着那年轻女孩的勇气，勇气再一次属于她。

有些伤口一目了然，有些伤口深不可测。有些创伤我们会选择处理，有些创伤我们宁愿粉饰太平。不变的是，我们若不想任由伤口感染，进而让败血症摧毁人生与健康，那某个疾患无论是显性还是隐性的，都要同等用心照料。

第五章

窒息

窒息／Breathlessness （名词）

○血液循环中的含氧量不足，使正常的呼吸功能出现困难。

○由兴奋、期待、恐惧或紧张等情绪所引发的有规律呼吸暂停。

医学常识

从离开母体呱呱坠地的第一声哭泣，到人死前咽下最后一口气，人一生做的第一件与最后一件事情，都是呼吸，由此可见其重要性。呼吸与生命的体验与维持，真的是息息相关，否则我们也不会在巨细靡遗的医学生理或是高耸入云的人类艺术中，用尽各种语言去描述呼吸。呼吸的各种功能，辅助人体中最为基本的化学反应过程，而人若能通晓呼吸的控制之道，便能透过其操作与表演艺术来传达至为深刻的文化意念。人的声音——在个人体验与人类社会这个大家庭之间，扮演着桥梁的字句、声调与化为口语的情绪——也不能独立于呼吸之外，因为声音就是呼吸流过声带时，获得操控的结果。若"我说故我在"的提法成立，那人类的呼吸就是我们的自我投影中那不可稍停的律动。

在医学上，利用肺进行呼吸的整套动作的正式名称为"肺通气"（pulmonary ventilation），是人呼吸系统的关键组成。这包含了一整组生物与化学的流程，其目的是要将氧输送到人体细胞，借由氧化来提供人体重要功能所需要的能量，并且带离属于废弃物的二氧化碳。肺通气又可一分为二，也就是吸入与呼出这两个阶段，且主要控制呼吸的，是肺部下方与腹部上方之间一道圆拱形的肌肉，那就是横膈膜。人体吸入空气时，横膈膜会收缩向下，因而扩张的肋骨骨架会在肺部制造出一方空腔，空气便会取道口腔与鼻腔通道拥入。空气沿喉头而下，穿过气管后分道扬镳，分别经由树状的大小支气管进入左右肺叶中——被称为"支气管树"，是因为进入人体的空气会向下分叉进入到肺中愈来愈小的支气管里，直至来到终点的肺泡。氧会通过肺泡进入血液，然后再经由血液循环抵达人体细胞。在氧前往人体各处的同时，作为废弃物的二氧化碳也会从身体各角落运回肺部。呼气的时候，横膈膜会放松，肋骨会回弹到原本的位置，要呼出的气体便随之排出。这样跑一遍，呼吸所交换的气体量约为肺活量的1/6。正常来讲，在放松的状况下，人的呼吸是完全无意识的，而频率可达到每分钟 20 次。

当然，人体的状态不可能永远让你既正常又放松到没意识到自己的呼吸。在激烈运动时，躯体其他部位的肌肉会出手辅助横膈膜扩张肺部，以便让身体吸进更多运动时急需的氧气。在高海拔处，人的呼吸频率可以提高，借此来补足空气中较稀薄的含氧量。影响呼吸的，不光是人无意识的各种身体机能，控制呼吸的自主性化学交换，其实这也可以被有意识或出于七情六欲的人类行为接手管控。心仪的人走进房里，我们可能会呼吸加速。要是想上前跟喜欢的人讲话，或情不自禁想将情歌来唱，那我们就会将呼吸的控制调为手动，以便让肺部输出气压到喉头，引发声带的震动。气压的输出会再与声道、嘴唇、舌头与下颚的调整相互结合，这样就能唱出音符、讲出字句、表达情绪：情伤的叹息、恋人的呻吟、喜悦的笑语。

人体的肺通气，不单是生命所需氧气的快递系统，也是人内心深处想法与感受的输送带。呼吸，是人类表达意见与确立自我的主要机制。通过与环境的互动，呼吸可以维系个人健康，表达个体个性。肺通气的机制一旦出了差错，人的生理与情绪都会有疾患临头。

在与肺通气有关的疾病当中，最著名的就是跟肺活量受限有关的那些了，讲白了就是喘不过气。而在这些令人喘不过气的呼吸疾病当中，气喘可以称得上是最为常见的。气喘是种会影响到肺呼吸道的发炎性疾病。肺呼吸道一发炎，呼吸就可能受到严重阻碍，因此具有潜在的危险性。气喘发作时，胸腔会感觉紧缩，人的体质也会大打折扣，严重时可能致命。准确地说，英国每年有25万人死于气喘。气喘的成因一言难尽，无法根治，至于症状的轻重则因人而异。最常见的状况是患者会因为灰尘、花粉等常见的过敏原发病。至于环境污染或剧烈运动则可能让气喘的症状加剧。不少原本健康的孩子都在成长初期受到气喘的影响，这让他们在哮喘缠身之余，体质也跟着变弱。

儿时得气喘的起因与后果，其存在的心理与社会面向都需要考虑。先期存在的焦虑与压力，会让气喘的症状恶化，而对气喘的孩子而言，跟同学一起上体育课的机会变少，缺课的次数会增加，由此会导致两种状况，一个是与同侪之间的疏离，另一个则是社会人格发展的停滞。一个孩子若年纪轻轻就得了气喘，因此被迫长时间进出医院，你还能期待他或她跟普通的孩子一样拥有在街头与校园里肆意奔跑的正常童年吗？

气喘，也会让孩子得肺部疾患的概率提高。呼吸道长期而慢性的肿胀与敏感，会让人成为患肺炎等传染重症的高风险人群的一员。肺炎是一种发生于肺泡的急性细菌或病毒感染，严重时需要紧急住院。每年全球死于肺炎的人数是 400 万。

肺炎从感染到发作往往非常迅速，经常是一两天内的事情。发病的初期，所有的症状都会让你觉得这是单纯的上呼吸道感染，你会喉咙痛、会鼻窦发炎，但病症不用多久就会转移阵地到肺部，炎症会在那儿落地生根，且开始有积液的情形。患者的咳嗽声会闷而浓重，同时会喘不过气到有窒息的感受。小孩跟老人是肺炎最爱侵袭的对象，一有状况得立刻就医，否则会有性命之虞。好消息是现代医学已经无惧肺炎，但是在抗生素发现之前，肺炎可谓杀人不眨眼。1918 年，著名的现代医学先驱、加拿大籍医师威廉·奥斯勒（William Osler）曾形容肺炎是"死神的队长"。

传统上，遇到有肺炎症状的病人，处理的方法之一是使用法籍医师夏尔·米歇尔（Charles Michel）在 19、20 世纪之交发明的氧气帐。顾名思义，此法是将一个帐篷状的罩子盖在医院病床上，借此将患者封闭在控制的环境里呼吸。氧气会用泵打入帐篷里，而帐篷内的环境会保持高湿度，这是要避免患者的肺部干燥。在这样的环境下，病人虚弱的肺部可在每次窘迫的呼吸中获得更多的氧。

　　气喘的孩子若能撑过肺炎等呼吸系统疾病的一轮猛攻，那么长期的预后往往可以乐观以待，半数孩子的气喘会在 10 年内雨过天晴。随着这些孩子的童年告一段落，成为 10 来岁的青少年，他们的肺会一扫之前的惨状，对运动的反应也会增强。同一时间对这些年轻人影响甚巨的荷尔蒙分泌，也会带着他们的肺叶体验到什么叫真正的喘不过气跟刺激：初吻的令人屏息、演出校内舞台剧时的丹田用力、运动会赛跑时率先过线后的欢呼狂喜等。只可惜这些新鲜的肺，也可能因为自恃年轻而被摧毁。青少年若是不懂事、不会想，或受到坏朋友的影响，也可能把并不适合他们的东西放进自己的嘴里，亲手摧残自己的呼吸。

　　青少年接触这些东西，常常是要借此与同龄人打成一片，就像手中揣着本小团体的护照。结识的朋友虽有如过眼烟云，但其后遗症却会长年累月地留在少年身上，届时小团体早就一哄而散。成年人抽烟，大多是从少时养成的不良习惯，他们有半数人的性命会断送在这个恶习之上。吸烟对呼吸系统的伤害，是实时性的，主要是烟雾会损害肺部的自我清洁机制，也就是呼吸纤毛。微小的纤毛是毛发状的凸出物，长在支气管上帮助扫除肺部的异物或杂质。人体分泌的黏液会把灰尘或危险的有机物困住，纤毛则负责把这些黏液连同垃圾一起扫到嘴巴，然后加以排除。烟雾一进入人体，便会在第一时间抑制纤毛的功能。长此以往，纤毛将永久停止作用。"老烟枪"咳嗽时会有那种特殊的破锣声，就是这样来的，他们的纤毛已经不会把胸腔累积的黏液往上扫了。但你以为事情就这样完了吗？这才是开始而已。习惯抽烟的人，呼吸会愈来愈闷，而这又会引发支气管炎或肺气肿等病症，呼吸困难、疲倦与哮喘的症状也会纷纷上身。最终，抽烟造成的伤害会彻底改变肺部的细胞结构，使人罹癌。年轻时因为害羞又想要交朋友而抽烟，代价就是肺部变黑、英年早逝，然后变成一个统计数字。年轻时的心理缺陷，最终会直接而具体地影响到我们呼吸的质量。

人类的心理缺陷与呼吸困难之间，有着微妙且多重的关联。与焦虑有关的心理疾病，如广场恐惧症，就能在具体或理性原因完全未为人知晓的状况下，导致患者严重的呼吸困难与恐慌。广场恐惧症作为一种焦虑症，患者害怕的是暴露在难以逃脱，或焦虑发作时无法及时获得帮助的公共场所。广场恐惧症易发于 18 ~ 35 岁，患者约占人口的

222

3.5%。关于广场恐惧症，一个常见的误解是这纯粹是一种对开放空间的恐惧。但真相远比这复杂，广场恐惧症的英文是agoraphobia，前半部分的 agora 是希腊文，意思是城市里的公共聚集地，这代表广场恐惧症不只是一种空间焦虑，也是一种社交焦虑。

患者一旦因为暴露在公开场所或处境中而感觉呼吸不畅，就会出现眩晕、恶心、昏沉等合适；快要窒息的感觉会让患者的呼吸速度加快，形成换气过度。换气过度将过多的二氧化碳从肺部搬离人的血液，破坏人体内的酸碱平衡，而酸碱失衡又会强化眩晕的感觉，一个恶性循环就此产生，人会陷入慌乱的旋涡中无法自拔。患者会拔腿逃回他觉得有社交安全感的地方，比如自己的居所，而日后任何会诱发焦虑的地点或处境，他们都会怯于前往。未来尚未发生，但人只要在心理上有所期待，便会随之点燃焦虑，而担任火种的，就是人曾经有过的痛苦回忆。这种有趣的现象，被称为"对恐惧的恐惧"，意思是广场恐惧症一旦启动，它就会变成一种心理上的"永动机"——广场恐惧症所预期的恐惧，会比人真正体验到的多。心灵的失灵，会成为身体的毒药。

广场恐惧症可以影响人数月、数年，甚至一生。患者会变得大门不出二门不迈，恐惧让他们走不出来。他们只要向外头踏一步，恐慌就会一拥而上，呼吸困难与要窒息的感觉也会伴随而来。即便是再人畜无害，甚至再令人愉悦放松的场合，都无法避免这些症状——休闲的场所如酒吧、餐厅或公园，都会变成危机四伏的地方。更惨的是，若是患者的生活与工作牵涉与人直接沟通，比方说公开演说或艺术表演，那光活着就会成为一种恐怖焦虑的源头。光是要走上台，接受数百名陌生人的品头论足，对任何一个广场恐惧症患者来说都是活生生的地狱。

广场恐惧症一旦形成，就无法轻易治愈。面对想要保护自己但没办法正常运作的心灵，我们要么告诉它说：你没有什么好怕的，你所怕的只是自己而已。广场恐惧症的治疗，需要我们找到正常行为与反应短路的内在认知，将之拔起来重新设定。有个效果不错的策略是逐步让自己暴露在会引发惊慌的环境中，假以时日，脱敏（降低敏感度）的效果就会出来，最终，重新训练过的大脑就会切断恐惧与特定地点／处境的联结。

虽然当中确有很多恐惧与痛苦，但我自己青少年时期的这种疾患，也就是广场恐惧症让我经历了人生中极为正向的一次体验。在我人格养成的阶段，这种经验给我上了一课，我知道人类心灵与意志的力量有多强大，对于人类最大的利益与最善良的意图而言，这种力量就像水能载舟，亦能覆舟。我之所以常年对神经科学与大脑复杂的运动感兴趣，就得从这次的体验说起。这种经验迫使我拥抱了自身的脆弱，脆弱于我不是方便贴上的标签，而是广大复杂人格中的宝贵成员。

我的疾患成了我的恩师，成了我同理心的触媒，也成了我智慧与力量的来源。让还是青少年的我停止过呼吸的那件事情，最终让成年后的我得以呼吸得更清晰、更干净。

呼吸是身体、心灵与精神的巧妙交集。透过与所处环境的互动，这三者的巧妙交集维系、传达了人类的个性。

呼吸，是人性发出的声音。

时代的故事
学着呼吸：麦甘家，1960—1983

从 1962 年年尾到 1963 年初的冬天，是一段"极寒"时期。极地般的气候延续了很长一段时间，入春了都还没有要休息的意思。巨量的积雪阻塞了街道，海面也随之冻结。在利物浦，伯斯托路上有一整排连栋排屋，其中一户人家里有个大肚子的克莱尔·麦甘跟 3 个儿子约瑟夫、保罗与马克，母子 4 人一起在屋里等着寒冬过去。身为丈夫的乔在雪地中跋涉，目的地是市郊的炼铜工厂，他有班要去轮。5 年不到的时间，克莱尔已经产下了 3 个孩子，肚子里的是老四。事实上不用太久，她就会再生下老五。成为母亲对她来说，就像呼吸新鲜空气一样，她因此充满能量。母亲的身份有一种令她惊异的力量，那股推着她前进的动力，这个不断变化的世界还未能看见。

就在进入 2 月的极寒天气中，有着身孕的克莱尔·麦甘开始阵痛。家人叫来了助产士。助产士得辛辛苦苦、冒着风雪骑自行车而来，态度自然有点好不起来。母亲跟我说她生我的过程中，助产士从头到尾脸都超臭。所以想想也挺好玩的，她这样生下的老四，长大后竟然会在电视剧里演起医生，而且还在剧情中赞美起 20 世纪 60 年代以自行车代步的助产士，说她们在床前的职业道德有多好 [1]。这名演员出生时可没有这么好的待遇。我来到世上的第一口气，那声哭号，就是对自己造成的各种不便用力道歉。那，是我演艺生涯的开端。

我被正式宣告出生后，四周响起亲戚明显的失落絮语。他们等女孩儿已经等得不耐烦了。妈的反应，则像是用铁一般的爱熔制出的抗议。"你很美！"她说，"美到不能再美了，而且你是我的宝贝。"

老实说，我出生时的模样只能很客气地说是"健康宝宝"。说得不客气一点，我看起来像是个急于讨好小朋友的小丑手中被吹大了的气球。出娘胎时，我足足有 4.3 公斤重——这让我一举成为我妈生下的最有分量的孩子。顺便一提，当时的平均值是 3.4 公斤。三姑六婆在我坐的婴儿车边上轻声细语，看来颇为风趣："喔，真是个健康宝宝！"他们用的形容词是 bonny，对美国人来说就是 healthy 的同义语。而我戴着这个头衔，也觉得很光荣，因为一个宝宝被说成健康，就代表他能睡能吃，在茁壮成长。在 19、20 世纪之交，英国每千名新生儿在一岁前夭折的是 145 人，英国国家统计局的资料上是这

---

[1] 作者在电视剧《呼叫助产士》（*Call the Midwife*）中饰演特纳医师（Dr. Turner）一角。

么说的①。战后的福利国家政策，将这个数字降到了 30 人以下，但新一代母亲仍继承了上一代失去过孩子的苦涩记忆，所以对妈妈来说，孩子能吃就是福。

此时的麦甘家虽未大富大贵，但也开始享起了一点小福。从爱尔兰先祖踏上利物浦码头算起，100 年过去了，这 100 年间多数的时间，麦甘家都只是苟延残喘，但如今他们都列名国家开办的保健、社会福利与义务教育体系中，这代表了英国战后自信的高峰：这时的英国国库充裕、国际上声誉卓著，国内则燃烧着进步的热情。对于拿到奖学金却无以为继的孩子，我说的是乔跟克莱尔·麦甘，国家把他们不曾享受到的保护与机会给了他们的下一代，而他们会用双手好生接住这些机会。

伯斯托路上那不算大的排屋房子不是麦甘家租的，而是他们花钱买的。所以没错，麦甘一族第一个名下有房贷的人，就是乔·麦甘。当时这个家买得并不便宜，房价足足是 700英镑，对 20 世纪 60 年代的工厂工人来说，这绝对不是一笔可以开玩笑的小钱。这个家有道相当陡峭的阶梯，爬上去之后有三个简朴的房间，一楼则是一点也不宽敞的客厅，一个接待客人的前厅，还有一个迷你厨房通往后院，后院则有一

---

① http://webarchive.nationalarchives.gov.uk/20160105160709/；http://www.ons.gov.uk/ons/rel/hsq/health-statistics-quarterly/no--18--summer-2003/twentieth-century-mortality-trends-in-england-and-wales.pdf .

个户外厕所。在那个还没有中央空调的年代，只要离开炉边，家里的所有地方都非常寒冷，那种冷会渗透被单，让窗户生雾，让人的胸口凝结，让人无法呼吸。但这房子总归是我们的，这是我们一方小小的世界。

虽然窗户很模糊，但我的人生的前几年充满了清澈的呼吸跟灿烂的阳光。距离小妹克莱尔出生还有两年，所以在这段空当中，我拥有母亲专一的爱：就我们这样一个六口之家而言，这算是很难得的奢侈待遇。幼儿园我一天都没有上，所以我算是接受母爱的欣喜与狂热接受得最彻底的孩子。我是透过她那双闪亮的双眼认识这个世界的。有如荒野般虎视眈眈的公园游乐场，我要到五岁才第一次踏进。那是一段天堂般的日子，只不过我也常想，那段岁月是否太安逸、太像孤岛了，以至于对我日后的人生造成了阻碍：那种专心一意到忘记呼吸的爱，那种家的安全感，都让我太过依赖，让我没法准备好面对广大的世界，也没办法做出该做的改变。我日后在青少年阶段遇到困难的时候，会在慌乱中跑回那个家取暖，说来不是没有原因的。在我人生还单纯到无任何积累的岁月里，那由红砖砌成的子宫曾为了我而呼吸，那种脐带般的联系，无须我以迸发的呼声去表达勇气或抗议。

小妹克莱尔在 1965 年加入进我们的队伍，而我好爱好爱她。英国社会曾普遍认为呼吸新鲜空气对健康的帮助远重于儿童的安全，所以利物浦的妈妈曾把推车里的孩子往门前一搁，然后自顾自地去忙家务，一点也不以为意。排屋一条街边的人行道，是由遮阳棚、针织羊毛毯、话家常的妈妈，跟飞行的橄榄球所组成的重重障碍。我会从侧边爬上克莱尔的推车，给她唱《梅西节拍》杂志介绍的歌曲片段，同时间一旁会路过身着"迷你裙"的辣妈，她们漫步前往的目的地是店家。这些辣妈手拿真皮包包，包包里揣着老公给的花花绿绿钞票。20 世纪 60 年代的利物浦是个属于工薪阶层的城市，而众人活在一个父权的现金经济体里。每个星期四，当爸爸的人领到装在褐色小信封里的周薪后，就会给妈妈"家用"—— 让她能善尽妻子职责的钱。他绝对不会透露自己到底赚了多少钱，而已婚女子自己开个银行户头来管钱，根本是闻所未闻的天方夜谭。当妈妈的人不能签名用分期付款买东西，也没权力办房贷。她凡事得靠老公，就像孩子凡事都得靠她。

虽然我很爱我妹，但她的出生也代表我被挤出了母爱的专属特区。这会儿我得另寻出路了。也就是在这个时候，我的胸口开始郁结，晚上尤其惨——又是哮喘，又是咳嗽，搞得隔壁床的马克哥哥也睡不好。三个小房间配上一家七口，怎么算都不可能一个小孩一间，但这种苦其实也是蛮甜的，上下铺、四个小孩住在一起，街灯透过窗帘，昏黄地照进房间，我们聊天、嬉笑、讲悄悄话，爸妈则在一旁又嘘又骂。家人间的距离，在这瞬间近到不能再近。

但这也是我与呼吸困难搏斗的战场。妈会拿枕头把我的头撑起来，尽量让我的呼吸道顺畅些，而爸则会拿"维克斯"牌（Vicks）薄荷膏往我的胸口上又抹又揉，尽量让我塞住的鼻窦打开一点。我一天到晚跑皇家利物浦儿童医院（Royal Liverpool Children's Hospital）的门诊，在那儿一待就是几个小时，此间婴儿的哭声不绝于耳，外表一点也不和蔼的老护士会拿着手写板，用大嗓门吼着病人的姓氏。但也因为候诊时间长，我又有了机会跟妈独处，我们母子俩会聊天、想事情，会一起耗时间，这时她心里只有我一个人。我觉得这太棒了。医生说我的病是气喘，而雪上加霜的是我对房间里的灰尘过敏。这影响到的似乎不只是我的呼吸，我的体重也开始从"健康宝宝"的水平下降到皮包骨。我小小的肋骨开始鼓出苍白的躯干，其他的手足开始戏称我是"排骨"，亲切但又过于直接。这个新的身份，代表我面对的是新的敌人——体弱多病——名字这玩意儿，用久了就会成为我们甩不开的身份。

悬浮在伯斯托路空中的灰尘不是我唯一的敌手，我父亲的焦虑与抑郁，是麦甘家的孩子从懂事就吸得到的烟霾。有时候你甚至尝得到它的味道，仿佛那是种真实存在、辛辣的烟尘。我们会在他轮完长班后打瞌睡时，蹑手蹑脚地溜过他的椅子旁边，祈祷着他不要醒来，或者我们会小心翼翼地把聊天限定在不痛不痒的轻松话题上。这并不是因为我们怕他使用暴力、发酒疯，或者怒不可遏。我父亲从来不是那种会招来警察或神父上门的人。真要说，他像是一朵忧郁的云。他会见缝插针地渗入我们乐观的缺口，把我们童年的彩色漂成苍白。我们的家庭生活会被他忧郁的节奏拉走，餐桌上若是没有他，那顿饭就会充满考验肺活量的大爆笑、无厘头的辩来辩去、话不成话的乱讲一通、学校里的新鲜八卦，乃至于谁跟谁好又不跟谁好的你来我往。但如果他在场，那这顿饭就会吃得胸口仿佛压着块大石头，大家都兄友弟恭得不得了，彼此还会紧张兮兮地用眼神打暗号。最令人哀伤的是有时候他会想要突破阴霾，加入家庭的欢笑。他努力的样子，让人看着心碎到不忍。他爱着我们，我们大家也都爱他，但我们作为灯塔，光线都还不够明亮，不足以引导他脱离那暗礁密布的焦虑之海。最后他尝试累了，就会在沙发上打起盹来，届时我们就会像小逃犯似的溜到外面玩，生活中依旧是满满的乐观。

所谓的外面，就是我们一待几小时起跳的圆石路或碎石柏油路——我们会用粉笔画线当足球球门踢球，会跳绳，会在人行道的地砖上跳格子。我们是出生在艾德礼①之后，芯片之前的孩子；我们会长时间在户外活动筋骨，不管哪里断了都有免费的医生可看，我们没有信息可传，也不会有游戏机诱惑我们在屏幕前老僧入定。我们有的是自行车，是跑步比谁快，是各种比赛，是你追我赶。你会看到指甲缝脏兮兮的两大群小孩，脸庞稚气未脱的他们会像两军对垒的战士把阵仗摆开，然后吼着用唯一可行的方式展现他们的勇武，那就是体能。

① 艾德礼（Clement Richard Attlee），战后竞选中意外击败丘吉尔的英国首相。

我的肺活量若是能拿去称一称，绝对斤两不足。因为气喘，所以冲刺时我总是掉在最后，踢起球来也会落得在边线外咳嗽又哮喘。而我的毛病还不是喘不过气而已，我还太害羞，太沉浸在自己的世界里。我会动不动就分心，然后没接到传球，或是我会想太多而把可以接到的球给漏了。我不像别的孩子有那种"随便啦"的勇气，所以没办法像他们那样拼一把输赢，也没办法跟他们一样挥拳把人打得鼻青脸肿来解决纷争。面对人生安排给我的都会童年，我会在跳板前犹豫不决。其他孩子对于我低下的勇气，也很认命和接受——这是个不光想竞争，也懂得包容的部落——只不过此时孱弱不论对同侪抑或对我自己而言，都成了一种代称、一种标识，极短篇的传记，或者你可以将之想成家畜皮肤上的烙印。对还未完成发育的我来说，这是一种粗暴的借代。

　　气喘的毛病，很快就在我所属的大家庭里成了我童年人格的替代品。在利物浦这座工人城市，在膝盖总是会磨破的游戏场中，也在5个努力着要弄清自己是谁的兄弟姐妹群里，气喘成了我的固有标记。气喘成了一个方便的标签，毕竟父母有各自的欲求不满，有共同承担的不幸要烦心，甚至我自己也开始这样定义自己，"一天到晚在生病的那个""体弱多病的那个""不好对他期望太高的那个"。一旦你向这种打了折扣的期望低头，人生其实还是蛮轻松的。家庭里的身份，不论是怎么指派的，都会变成像是吸进身体的氧气，那是人类—一种无意识的求生本能。

有时候我会彻底放弃磨破膝盖的游乐场，转身回到屋子里去看我父亲忙碌。我父亲有一个特别的嗜好，能让他在周末空闲时埋头苦干。他喜欢修理晶体管收音机，每一台都是有故障的指针和看得到裂痕的主板；他会从工作上的朋友处或垃圾桶里把这些古董抢救回来。摇一摇这些收音机，松脱的零件会在机身内哗啦作响。想修好它们感觉是不可能的任务，但爸会在沙发椅上老僧入定，一周又一周过去，他会在鼻梁上架好眼镜，然后又是调整这里，又是焊接那里。我会坐在他的脚边，问他每个零件叫什么名字。他会跟我讲他打仗时当报务员的故事。收音机在那个他勇不勇敢会有差别的年代，曾经是他负责的科技。他爱收音机，而我爱看着他简简单单爱着一样东西，没有阴影。

第一个教我晶体管原理的，就是我父亲。晶体管是收音和计算机的基本组成元件——若说让现代世界呼吸的肺是电气用品，那肺泡就是这些晶体管。晶体管是由三层硅组成的硅三明治，其作用可以是一个电子开关，也可以是放大器。你将电流导入硅层当中，便可以让电子按你希望的方向流动。但晶体管的秘密，其实存在于它的瑕疵当中。制作晶体管，纯硅当中必须刻意掺入杂质，如此才能让晶体管的导电性符合人的需求。要是没有这些人造的瑕疵，那硅元素就会过于纯粹而完全没变化。但只要融入了杂质，那整块硅的力量就会放大，而世界也就会附耳倾听。

最终只要修几周，父亲的旧收音机都会没有例外地爆出哔哔剥剥的声音，重新展现生命力。他会在欣慰中静静地露出微笑，他世界中的杂质，短暂地融入了晶体管。

我们儿时对和声的启蒙，就来自于从那些老收音机上听到的歌曲。我们家的孩子都有不同的才华，但在当年，这些内在的天赋都还没有表现出来。唯一的例外，大概就是唱歌了。还都是小孩的时候，我们就有办法在一起组成完美的和声了。我们没有老师教，只是在收音机上听某一首歌几次，然后其中一个人就会唱起主旋律。听到有人起了头，屋子里另一隅的手足就会用高于主调的和声加进来，接着另一个人又会加入成为第三部。第四个人会直接与主调差八度。最后我妹妹会抓到那几乎不可能抓得到的七度和音，或者是美得余音绕梁的六度和音。到了此时，一开始发动旋律的孩子会抱怨起自己的歌被黑暗版的冯特普家族①抢走了，所以我们是麦崔普家族吗？

我们家小孩在唱和声时的秩序，反映了 5 人的年龄与在家中地位的微妙排序，当时正好是我们四男一女开始意会到这点的时间。合唱的时候，我妹跟我从来唱不到主旋律；在现实中，我跟她也从来不是麦甘家这首歌的演唱主力。我们

①　冯特普家族（von Trapp Family），电影《音乐之声》（*The Sound of Music*）的歌唱家族原型。

两个小的得在父母与哥哥的权威歌声中摸索空当与间隙，才能找着属于自己的音符。在利物浦的工薪阶层家庭，存在着难以撼动的长幼有序，而其中的每个孩子都需要一道标签来给自己定位；在家庭成员组成的合唱队伍中，每个孩子都需要在五线谱上有个固定的音符。乔是"老大"，身形以他的年龄来说算高大，他的敏感藏在身高之后，而且是我父亲看不惯的那种敏感；保罗是"运动健将"，是"自信型"的孩子，他被鼓励把脆弱与自我怀疑的一面藏在运动细胞跟装出的酷样之后；马克是"中间的孩子"，别人以为他会欠缺安全感，但韧性、勇气与悲悯都大量隐藏在他的内心；我——"病恹恹的那个"——身为家里的体弱多病者，一方面比较不受期待，压力比较小，但一方面也被小看，潜力因此少了实现的空间；克莱尔是"小公主"，她神童般的聪慧与优秀的学业表现，却因为她年纪太小又是个女孩儿而无法完全发挥。我们 5 个孩子各居其位，但这些标签也都没能完全诉说关于我们的一切。我们日后都不得不把紧绷的外皮褪去，才能像动物一样脱壳成长。回首过往，我为我的自以为是笑了。我曾以为我是家里唯一喘不过气的孩子，但其实我们 5 个手足都以各自的方式，在争那一口气。

我们慈爱的双亲怎么会任由这种标签横行呢？是图个方便吗？是粗心大意吗？抑或是我们其实本身有这种需求？或许身为孩子的我们只能靠这些刻板印象，才能在上下铺与共享卫浴的强迫亲密间，杀出一条血路，刻画出属于自己的些许空间？

不消多久，我就从长幼有序的规律中，刻画出了属于自己的一种另类空间。从很小的时候开始，我就一天到晚进出医院，但我觉得很开心。这虽然坐实了我在家里的"病人"角色，但也给了我独处的时间。我可以一个人阅读、一个人思考、一个人呼吸。医院本不是个愉悦的场所，而且人在医院里也确实得面对打针、麻醉，或手术等麻烦事。但上医院真的不是全然没有好处，我会在严格管控的探病时段中被捧在手心，会收到玩具、糖果，所有人跟我说话都好声好气，我想干什么都可以。20 世纪 60 年代的英国保健病房，是照护有如军营般一丝不苟的地方———尘不染的地板、浆洗过的床单、令人不寒而栗的病房护士、不锈钢便盆的碰撞铿锵声、久久不散的消毒剂香味。在这种有条不紊的慈悲当中，有种温暖与安全感。我第一次知道什么叫独处，第一次感受到自我，就是在医院。我可以在众目睽睽下躲藏起来：一个默默无闻的小孩，隐身在氧气瓶与一堆葡萄适 ① 当中。我好自由。

但这样的自由并不长久。我一能站起来走路，就代表上学的时候到了。圣安妮天主教学校（St. Anne's），有着哥特

———————————

① 葡萄适（Lucozade），专门给病童补充能量用的葡萄糖饮品，原为葛兰素史克药厂（GlaxoSmithKline）旗下产品，后售予日本的三得利公司。此饮品的配方由英国药剂师威廉·沃克·亨特（William Walker Hunter）于 1927 年调制出的。

式风格的砂岩校舍，有用蜡磨得发亮的木质地板，有不苟言笑的黑袍修女。这所学校离我家所住的公寓不远，而他们专收市内的天主教家庭小孩，从还是婴儿到可以上工厂做工的年纪都收。麦甘家的小孩都在这里上学，虽然从我们家走路过去有将近一英里。父母看中的是圣安妮天主教学校对学业的重视与要求，而我们也很快就明白了这一点对他们两人是何等重要。我们的父母，志同道合的事情寥寥可数。他们鲜少社交，两人的对话也经常显得如履薄冰，沟通非常吃力，经常是鸡同鸭讲一番之后陷入令人喘不过气的沉寂。夫妇间仅有的身体接触都是稍纵即逝，而且令人尴尬。但只有在我们的教育一事上，两人有相同的观点。他们共同巴望着的是我们能把书读好，然后顺利踏上文法中学的升学之路。他们人生仅有的交集，就是这一点。而对于他们的这点盼望，我们做孩子的也确实能如他们所愿。

在《1944 年教育法》（*Education Act of 1944*）通过之后，英国由政府出资的中等教育三轨制 ① 已于此时进行得如火如

---

① 英国于 1944、1947 年两度通过教育法案，针对 11~18 岁的学生采取三轨制（tripartite system of education）的中学教育分流，其中现代英国的文法中学即源于此，是为第一轨，主要教授文学与科学学科，另外两轨分别是技职中学（secondary technical school），教授工程与技术，以及现代中学（secondary modern school），传授实务技能。大部分文法中学都是公立学校，经费来自政府，等到这一制度废止后才逐渐转变为私立学校。根据这一制度，学生在小学最后一年参加"11 岁考试"（eleven-plus examination），成绩排在前 20% 的学生才有机会进入文法中学。由于越来越多的人认为这个制度不公，于 1976 年立法废止，不再成立新的文法中学，并根据延迟分流的理念推广现在属于单轨的综合中学（comprehensive school）。

茶。这场战后的宏大实验，让像我们这种出身的孩子得以在政府的全额补助下进入精英的文法中学就读，我们要做的就是于 11 岁那年的考试中过关。这算是某种程度的一试定终身，因为没考过的孩子会被筛选到另外两条轨道去，其一是技职中学，也就是职业学校，而更多人会被分到学业要求不高的现代中学，这儿的女生准备毕业后怀孕生子、进入家庭，男生则准备从事技术难度不高的初级工作。这是一种粗暴的逻辑，一种硬把人分成绵羊跟山羊，然后决定他们人生能分配到多少机会的二分法。

父母希望我们加入绵羊还是山羊，瞎子都看得明白。他们只要看到孩子把耀眼的成绩单拿回来，就会喜不自胜地露出希望与骄傲的表情，整个房间都像打了光，莫名地明亮起来。保罗哥哥当年曾写过一首诗，我母亲到现在还当宝贝留着。那是两行一组押韵的诗，配上他龙飞凤舞，花哨地绕着大圈的中学生草体。诗里保罗颂扬起自己最近在学业表现上的可圈可点，还有他手足不可企及的成绩，一点都没有要客气的意思。读第一遍，你会觉得这诗轻柔而风趣，但反复咀嚼，你会感受到当中的动人之处。这首诗的初心不是目空一切的自负与傲气，而是张大着眼睛，天真地想要讨父母欢心。保罗把大家的好表现搜集起来，包成一份大礼，送给我们的父母；这是一份祈求和平的贡礼，他希望父母以孩子为傲，希望父母觉得人生因此有了目标，然后用这份喧嚣去将父母之间那道无声的嫌隙加以抹平。

我在圣安妮天主教学校里进步神速，这是我们家的传统。我的成绩单都非常漂亮，但严峻的社交世界让我适应不良。圣安妮天主教学校的学区多样化，但交流相当贫乏，生活中被忽视而留下伤疤的孩子会共享课桌椅。我还记得穷孩子身上有一股可辨识的味道，热饼干的味道，其中还闻得出棉衣没洗与微微的抑郁；口臭的味道，是小朋友牙齿没人管的结果；汗干掉的味道，反映的是过不完的苦日子，跟永远看不到的地平线。我的家虽然简简单单，但不缺安全感。那里有爱，也有规矩。长着乳牙的我每天好好刷牙，衣服也都有人帮我烫。但只要事情稍有差错，那穷人家孩子的饼干味也绝对可以出自我的鼻孔。麦甘家距离他们不堪的过往，只有咫尺之遥。这穷困的饼干味属于与我相隔并不远的祖先，属于我心地善良但运气不好的隔壁座位同学。可能有人会以为所谓的穷不过就是钱不够用，但这些人多半不曾平起平坐地和富人呼吸过一样的空气。

到了7～11岁的小学[①]阶段，我的身形因气喘而显得瘦弱，品行又讨老师喜欢，结果是我在弱肉强食的学校操场上成了被锁定惩罚的对象。我的午餐钱经常被偷，小男生结伙从事

---

① 英国学制，4～5岁小朋友念的是 reception class，为"学前预备班"，类似幼儿园，5岁开始念一年级（Year 1）。细分的话，一、二年级（Year 1～2）算是 infant school，为5～6岁的"幼童学校"；三年级到六年级（Year 3～Year 6）为 junior school，是给7～11岁学童念的，也就是"小学"。

有计划的暴行，也动不动就会拿我开刀。我记得自己有一次想要反击，结果只是引来讪笑。这只他们拿来逗弄的瘦弱小熊，也还有那么点可敬之处，这些折磨我的人是真的被逗笑了，当然，等耐心终于耗尽，他们就会往死里踢我，算是给我的反抗一点教训。结局是我会在有裂痕的柏油地上勉力呼吸，几乎就要窒息。

很快，呼吸不畅就不是我唯一的问题了。1971年年初的几个月，我胸闷的情况比以往更严重了。左肺的剧痛让我难以入眠。跟我平日的呼吸困难相比，这感觉是不一样的东西，可以说更锐利些。这是我素未谋面的一个全新妖魔。医生被叫来了，诊断出来是严重的肺炎。他叫了救护车，而我面无表情，好像很能忍的圣人似的躺在担架上，被护送到了车尾，看热闹的邻居则在隔壁的车道上站着。这应该算是我最擅长的运动了。比弱，我绝不会输。

到了医院，我母亲灰白的脸庞说明了一切。这不是我平常那种到医院度假的情况。我是真的生病了，而且病得不轻。我的意识变得模糊，于是医院把我放进了氧气帐中——一个大塑料罩子，从上方盖住了我的病床，希望能借此将我逼出汗来退烧。帐中则灌入加氧的空气来协助我呼吸。氧气帐内的湿度高得令人难以忍受，床单都因为流汗而湿透了。透过染上一层雾气的塑料罩，护士的动作像是鬼影幢幢，凝结的水蒸气把她们的轮廓都弄模糊了。每隔几个小时，会有名护士拉开塑料罩，帮我翻个身，然后在我屁股的静脉上打一针。每打一针我都会哭一次，这代表我的坚忍已随着时间不断流逝。有天晚上，护士又一次把塑料罩拉起来，出现在我眼前的是坐着的父亲，是他在为我守夜。他焦急的眼神被一道要说多温柔就有多温柔的表情给冲淡了。护士又在准备起针头，而我也很配合地哭了起来。父亲把手轻轻放在我的头上。"嘘，乖乖的，儿子，"他说道，"这是青霉素。这药很好，它会让你好起来。"我望向他的脸，总是乌云罩顶，满是小孩不懂为何忧郁与自我怀疑的那张脸。但这张脸此刻看不到怀疑，有的只是关爱与确定。

在我父亲的人生中，唯一没有辜负过他的就是青霉素。他在最需要帮助的时候，青霉素也当过他头上那只温柔的手。如今青霉素又回过头来，要拯救他儿子的命。青霉素是大爱的信使。麦甘家不再是其祖国的一种疾患，染病又无可救药。乔·麦甘的儿子值得用最好的药、最好的医疗照顾。这种权利是他奋战而来的，所以他的孩子才能不使蛮力、不用花钱，却依旧能享受到这样的福利。青霉素递上的是尊严与感激，它是人类智慧的结晶，也象征着人的恻隐之心。青霉素是文明社会的呼吸，是孩子的一线生机。

我活了下来。我的肺变清澈了，回到小学，继续在课业上大杀四方，只不过气喘其实是更严重了，由此我缺课也比之前更频繁。回首这段过去，我的哮喘背后并非只是过敏或遗传。

我在学校里一天比一天更加焦虑、更不开心，而这也让我的气喘多出一个身心症的面向。随着"一试定终身"的11岁升学考日渐逼近，成果丰硕的学习变成我人生的句子，连续的病假则成为句子与句子间的冗长逗点。我养成了一个遇到压力就逃回家寻求安全感的习惯。

终于到了考试的日子，我在压力之下还算平静。这种考试测的是智商，至于考法就是变化不大的智力测验，一题一题——这种格式对我挑战不算大。我们就像实验室里的小老鼠，在数据并不复杂的迷宫墙里跑来跑去。只要能用足够的准确性去嗅出正确的道路，那我们就会被认定有资格获得奖励，进而被改放进镀金的笼子里。要是做不到这一点，拘束我们人生的铁条就会变得更粗。我被认定为是前者。我顺利通过了考试，得到了机会到绿意盎然的利物浦郊区念书，那儿有一所天主教的文法中学。从我家过去，搭公共汽车就到了，但在心理上，这学校跟我原本熟悉的生活，差了何止十万八千里。

麦甘家的小孩无一例外都通过了11岁的升学考试，受教育的地点也全都位于郊区，由国家出钱办理的天主教文法学校。不夸张地说，在麦甘家一个半世纪的家族史上，我们通过这些考试而受到的教育，是扭转家族命运的最大转折点。这超过了所有的天分与职业，超越了薪资或医药或房贷或经验。真正造成差别的，是教育，是教育带来的各种观念，是教育打开的各个世界；是哲学、物理学、弓拉在小提琴弦上的声线；是辩论、质疑、挑战、诗句、书中无止尽的可能性。这些，是我母亲曾浅尝辄止过的东西，是我父亲努力而终未获得的东西。没有了这些东西，没有了教育，我们兄弟将永世无法拆解一份脚本或建构一个角色。通过这种粗暴的鉴别方式，跟我们一样的孩子得到了教育，而其他人则失去了靠教育翻身的机会。这当中的弊病可受公评，也确实受到了该受的抨击。但不变的事实是这套体系改变了我们家的一切，改变了我们家的当下与未来。

* * *

我来到艾伦枢机纪念文法学校这所男校时，身上穿的是我父亲千辛万苦付钱买来的制服。我哥保罗已经先一步在这里念书，而且在运动上表现出优越的天赋：他创下的各种全校纪录，光荣地陈列在学校廊道的告示板上，陪伴着还是新生的我们鱼贯进入。体育老师知道了我的身份，便把我挑了出来说他对我期望很高。我因为紧张而吸了口气，胸口的哮喘抖动得让人无法漠视。啊！

所幸我想发光发热，还有其他的科目可以依靠。我大部分的新同学都出身于中产阶层的郊区家庭。他们有半独立的花园，有公司配车。父母那一代遭受的偏见，他们听到也只当成是耳旁风，不值一哂。但我并没有被这些同学吓到，我

244

在管弦乐团练习时的表现把他们甩得很远。总之我进学校的成绩相当令人振奋，我父母亲为此相当开心。

当时能让他们开心的事情真的不多。我父母亲的婚姻，向来就不是孩子能感到安全的领域，如今更是出现了严重的裂缝。我母亲之前对培育孩子太过投入与享受，结果就是孩子一开始去上学，她一不做二不休，决心让自己照顾人的能力更上层楼。我一路哮喘读完圣安妮天主教学校，她也受训成为幼儿园的护士，此时的她已经在市区的幼儿园里任职。我父亲很看不惯她这样。他觉得老婆外出工作，是对他个人的一种污辱。为此他会酸妈的薪水低，会指控她为了工作而忽略了自己的小孩。这种残酷的态度是出于想复仇，是精神上的欠缺安全感，这种态度变形成了愠怒与卑劣的混合体，其用意就是要磨耗她的灵魂，就像早期的他曾经以各种极端的方式磨耗过他们的婚姻。只是到了这个阶段，我母亲已经站稳脚根，不会轻言退让了。这会儿已经是 20 世纪 70 年代，跟她同时代的女性已经开始将自身的欲望，注入到由男性期望构筑出的封闭世界里。克莱尔·麦甘已经尽到了所有为人妻与为人母的责任，全无可议之处，如今她打算不顾丈夫的阻力，要朝着自己小小的梦想追去。她最后会打赢这场战争，但付出的代价是她的婚姻，还有她孩子内心的平静。

我在艾伦枢机纪念文法学校的第二年，父母吵得愈来愈凶，愈来愈大声。争吵变成了持久的消耗战，家里仅存那一点薄如蝉翼、表面上的和平，也就荡然无存了。餐桌上的谈话变得话不投机半句多。后来父亲开始长时间绝食抗议，母亲则会利用暑假带我们离家出走，把父亲一个人扔在家里。我的大哥乔受不了，便放弃了这个家，一个人搬出去了。保罗为了保护自己，发展出了一种当成防护罩用的自信，不轻易流露感情。马克正在与尴尬的青春期扭打，他会无视所有的大呼小叫，也要拼命让父母听到自己。小妹克莱尔成了学霸，她把一张闪亮过一张的成绩单拿回家，急切地想用献礼带来和平，但被不幸蒙蔽了双眼的父母，却怎么也看不见她没说出口的失落。

　　而我呢？我倒是莫名其妙地，发现气喘没以前严重了。虽然家里气氛紧绷，我开始健康的肺部却能让我愈来愈大口吸气了。只不过，满胸的氧气不是我对家这个环境唯一的需索。我的身体历经着变化，身上有些不好说的地方，此时隐私部位开始长出了毛发，同时我也第一次因为青春的性觉醒而困惑不已。我的胃又一次打起结来，但这次让我紧张纠结的已是另一码事情。水涨船高的惊慌让我无法专心。伯斯托路上这小小的家曾经像温暖的子宫，我可以安全地立足于此去探索、理解世界，但如今这温暖的地方已家不成家。我的课业开始一落千丈，老师们都不解于我表现为何如此反常。我提不起劲念书，人看起来懒懒散散，没一点方向感。但真相并不是这么一回事，我内心其实在求助、在呐喊。

我飘飘荡荡晃过了进入青少年期的头几年，与此同时父母的婚姻则土崩瓦解。夜晚对我来说是一种逃脱。我会在夜里梦到在公车站偷瞄到，或是在弥撒时在我眼前一脸虔诚，从走道上飘过去的那些标致女生。我因此累积的邪念，够我在告解厢里跟神父相处一整个月。

白天，同一批年轻女子会回瞪着我，就好像我是她们优雅鞋履底上某样不洁的东西。我当时绝不是什么女孩心目中的白马王子。气喘前脚刚走，后头就来了青春痘。包括四肢在内，所有从身体凸出来的东西统统开始抽长，但好像全都没长对方向。我既害羞又笨拙，根本没有足以撩妹的自信能把令人屏息的美梦搞定。

然后有一天在学校里，我做了一件非常不像自己做的事情。我两脚不听使唤地去校内要演出的新戏试了镜，我主动说我想分担一点戏分。我演技尴尬得可以，但看过上一回的校内舞台剧，保罗也上台演了一个角色，我深深被他精湛的演出给触动了。保罗在众目睽睽下，展露了他在家从来不轻易示人的另一面——力量与感性，在扎眼的聚光灯下展现的勇气。我也想在自己的内心找到这样的勇气，而更重要的是，女孩子一看他演戏就晕了。当然，他本人帅度爆表，皮肤又好得跟什么一样，绝对也是让女孩儿对他趋之若鹜的利器。但管他的，死马当活马医，对我来说，试一试也不会少块肉……

我试镜的并不是什么大角色，掌握起来并不困难。负责导戏的老师是个英文老师，名叫约瑟夫·哈特利（Joseph Hartley），他对开启麦甘兄弟的演艺事业的关键作用，绝不亚于我们日后遇到的任何一位贵人。总之，哈特利老师觉得我演得不错，把角色交给了我。彩排好玩极了，因为我终于史无前例地有了种归属感。那是种跟大家一起努力的感觉。我们像是一群帮派，差别在成员不会扁我。只不过等到真正要上台的日子，我还是吓坏了。我的台词只有短短几行，但我还是在脑海里一而再，再而三地念过来、念过去，就怕自己会在聚光灯下出丑。终于轮到我出场，我完全听得到自己踩在木地板上的脚步声，胸腔里的心跳声更是震耳欲聋。我站在那儿，像根冻结的冰棒，就等着我的台词逼近。怎么办，一翻两瞪眼的时候到了，我是该跑，还是该拼？

最后我开了口。这会儿发生的事情是我的横膈膜下降，气流涌入肺叶，我胸腔的肌肉收缩，把要呼出的气导入喉头。我的声带振动，我的喉咙与嘴唇、舌头与下颚开始天衣无缝地合作，把咬字清晰的字句投送到学校礼堂的最后头。我听到了自己说出的第一句台词。声音完全不够厚实，差远了，但我毕竟是听到了。我没有临阵脱逃，守住了自己的阵地。

我的英文老师是很好的啦啦队。他在我人生充满问号的这段日子里，给了我信心。他表示我有演戏的天分，就跟我的哥哥保罗一样。哈特利老师鼓励保罗成为演员，但保罗对该如何踏出第一步毫无头绪。他之后没多久便辍学离开了学

248

校，开始无所事事，于是妈决定这事她不管不行。她打电话去查号台，问到了她所知道的唯一一所戏剧学校的电话号码，那是一所叫做"皇家戏剧学院"（Royal Academy of Dramatic Art）的学校。我们都没听说过，但她还是拨了那个电话，跟对方索取了报名表。表要来了，保罗一开始还不愿意填，妈为此还费了一番唇舌说动他。最后学校答应让他表演一个莎士比亚的段子，外加一份出自《窈窕淑女》（*My Fair Lady*）的朗读稿。试镜日到来，保罗搭火车去了趟伦敦赴约。他白天去，当天晚上回来。事后没听说有什么确切的结果，于是保罗又钻回了乡下过他的小日子。

保罗的试镜告一段落后，麦甘家的乡土剧情主线又拉回母亲的婚姻，此时真的走到了再也走不下去的终点站。在所有解决问题的提议都被我父亲一一否决后，母亲要求分居，但父亲一样不肯买单离开。母亲去找了教区的神父帮忙，但我父亲还是寸步不让。母亲跟父亲，虽然有他们各自的问题，但他们终归是虔诚的天主教徒，因此婚姻的誓约对他们来说绝非召之即来、挥之即去之物。

母亲是忍着极大的痛苦才去找了律师，循法律途径诉请离婚。但都到了这步田地，父亲还是不愿搬离，于是母亲又去把禁制令给办了下来。把事做绝到这一步，苦楚与内疚让母亲内心隐隐刺痛。到了最后的最后，神父只得亲自来我们家帮父亲打包行李。因为执拗而失去一切的父亲，心碎地搬去与伯伯还有姑姑同住。

我妹跟我被夹在父母对射的火网当中。我们现在得跳起破碎家庭典型的悲伤舞步，毕竟我们是分居夫妻的小孩——对外我们得面对急切的专家挂上千篇一律的笑容，嘴里说着粉饰太平的外交辞令，内心我们得天人交战，在对父亲或对母亲的忠诚与背叛中，寻觅着平衡点。克莱尔以她过人的勇气与纪律，埋首在课业里，即便是美满家庭生活在她周围消解的同一时间，她的学业成绩表现仍可圈可点。比起坚强的妹妹，我则开始随波逐流，唯一能持续消耗我精力的东西只剩下胃里的结。令人窒息的家让人待不下去，所幸马克哥哥找到一个很棒，而且可以当成创意出口的地方逃避，那就是"凡人青年剧团"（Everyman Youth Theatre）。这是个年轻人组成的剧团，根据地是利物浦凡人剧场的仓库。来剧团的孩子大抵都强悍、聪明、直白，同时也非常有趣，非常"引人入胜"。像这样的一群人，我是第一次见识。斗志十足的年轻诗人、美丽而玻璃心的庞克信徒、尖酸的年轻同志，乃至于笑得仿佛不怀好意，出身贫民窟公寓小区的顽皮鬼。我很快就跟着哥哥加入了每星期的例会，这是个会长久影响我们人生的决定。

我加入凡人剧团没多久，家中的门垫上就出现了一封信。捎来信息的是皇家戏剧学院。保罗通过了试镜——他从千余位报名者当中脱颖而出，跻身仅仅20人左右的候选之列。保

250

罗惊呆了，就连我们也都被吓了一大跳。利物浦一个薪水阶层的工人之子，而且经验也只有两出学校的舞台剧，竟然能获得世界级戏剧学校的青睐。在这一刻之前，戏剧只是我们家无心插柳的玩意儿，我们对演戏全无半点野心，演戏只是我们的乐趣，只是我们用以逃避现实的选项之一——演戏就像氧气，也像骨架，释放了我们的创意。我们从未全家一起上过戏院，我们不认识任何演员，更没有懂这方面事务的熟人可以问，但就靠着一位英文老师的热心鼓励，加上一位母亲的坚持到底，我们家终于出了一个可以接受专业演员训练，朝着成为职业演员之路前进的人了。事实上，保罗是麦甘家历史上第一个从事"专业工作"的男性——专业的意思是跟什么煤灰、子弹、工厂油污，或指甲缝里的土，统统说再见。

保罗要去学演戏了，那我的出路呢？我的O-level①考试眼看就要到了，而我一有空不是排学校的戏，就是泡在凡人青年剧团里。我明明还不到法律规定的年龄，却会跑到某些酒馆里喝酒，反正总是会有店家不守规矩，照样给我上酒，还有就是我离异的父母出于补偿的心态，总是会让我口袋里有

_____

① 英国中学生会在完成五年修业后（7～11年级，12～16岁），在16岁时参加普通教育证书（Education）的普通程度考试，也就是GCE Ordinary Level考试（简称O-Level），通过O-Level等于中学毕业。欲进入大学深造者可续读两年大学预科（这两年被称为7～11年级共五年级后的第六学级the sixth form），然后于18岁时参加GCE Advanced Level考试（简称A-Level），成绩作为大学入学的申请参考。O-Level已于1988年经英国考试改制后走入历史。

满满的零用钱。我还记得自己的第一包烟，才挣脱气喘没多久的青春肺叶有种紧紧的感觉。在我发育尚未完全的脑子里，尼古丁就那么作祟。这是选择性的自我伤害，是懵懂天真的我在搞破坏，是我对尚且无法寄予信心的未来，一种表达抗议的叛逆手段。

我的晃荡，只是我们家当时许多外显的乱象之一，其背后所反映的是当时塑造麦甘家景况的各股力量。以家族史而言，麦甘家站在一个尴尬的十字路口上。教育领着我们走出了靠体力过活、单纯中有粗暴的过往，但却没有给我们本事去面对、调和新达到的复杂世界。这就仿佛是我们随父母亲来到二战后的应许之地，被丢包在大门口，然后这才发现自己身上没有钥匙。想进门，我们得自己想办法把锁撬开。我们到底是谁？我们跟父母已经不一样，跟父母的父母更不一样，但同时我们也跟教导我们的人、给我们试镜的人、跟我们同窗的人，都不一样。我们是另外一种存在，一种欧文跟苏珊看到应该会认得的存在。我们是移民，是仓皇中想在陌生土地上立足的移民。我们的教育是载着我们来到此地的船，如今换我们必须设法离开码头边的贫民窟。

* * *

O-level 的普考成绩出来，我竟然勉强通过了其中 7 科，这让我自己也吓了一跳。之后因为也不知道要干什么，我便决定留在学校念"第六学级"（中学第六年、第七年的大学预科）。我读的是音乐，空闲时间则全部花在凡人青年剧团那既聪慧又厚颜的世界里。20 世纪 80 年代刚揭开序幕，利物浦的文化艺术蒸蒸日上，城市的经济发展则江河日下。音乐排行榜由利物浦出身的乐团大举进占，利物浦的剧场则因为洋溢喜悦与怒火而显得生气勃勃。青年剧团的演出是我们在这座城市里长大成人的背景，毕竟这是个注定要奋斗的城市，而奋斗的过程既令人喘不过气，又让人兴奋不已。

我的初恋在此时降临。同为学生，学艺术的她美丽、风趣、见多识广，而且心地善良。而我仍旧是那个害羞又怕东怕西的处男。等我终于鼓起勇气亲了她，我就再也不想停下来了。在托克斯泰斯的塞夫顿公园（Sefton Park）边上，有荒废了的商人宅邸，我们在那儿的不羁派对上度过一夜又一夜。这些大手笔出自维多利亚时代的商人阶层，曾经铺张高调的宫殿，如今已然颓圮，只能无偿被身无分文的庞克学生当成游乐场。欧文要是还在，应该会觉得这样的讽刺很到位。我们第一次做爱，是在人潮汹涌的室内，反正所有人都已经嗨到看不出来或懒得去管。我们一起在高潮的瞬间屏住呼吸，好让那种愉悦尽量延续。未来任由它去。

但我的未来还是悄悄摸了上来。想念 A-level 的音乐，我必须要精通某项乐器（包含声乐），为此音乐老师建议我去上男高音的速成班。同时为了提升我的识谱能力，他还建议我申请加入利物浦爱乐合唱团（Liverpool Philharmonic Choir）——利物浦拥有享誉全球的市立交响乐团，这个优秀的业余合唱团就附属于它的旗下。于是我给自己找了个当地的声乐家教，学一学便跑去利物浦爱乐合唱团试音，令我喜出望外的是，我成功了。

声乐课上起来并不轻松，事实上是非常辛苦。虽然此时我年纪轻轻，却在呼吸这件事上累积了一堆坏习惯。我的呼吸太浅，太像被人掐住脖子，唱高音时的喉咙也太紧。现在我得全部砍掉重练，重新学习正确的呼吸法。人一辈子大部分的时间，呼吸都只是一种无脑的本能，但经由引导所进行的呼吸，为了艺术表演而进行的呼吸完全是另外一回事。气不足，你便无法拉出长音，也没办法把完整的声音掷送到舞台的最远处。控制不好把我们跟其他人联结起来的事物，我们就永远无法掌握好自己的意图，就永远无法把自己最好的那一面，投射到天大地大的世界里。

就这样一星期又一星期，一个月又一个月，我几乎没唱什么歌，每堂课的重点都是呼吸练习。以小时为单位的深呼吸不断反复，氧气太多弄得我头晕，感觉天旋地转。所幸苦练有了收获，我逐渐地能够驾驭住横膈膜的力量，将其掌理的巨大气柱纳入麾下。我终于能把音符唱到有足够共鸣和延续性，而不只是一出口就显露败象，台词的尾巴更是直接死掉。

让别人听到我的歌声，终于不再是件让我觉得丢脸的事情，我终于能唱出合格的歌声了。

我不得不如此。在爱乐合唱团初试啼声之际，我每每都紧张到不能自已。因为团内都是高手，所以不太需要排练，瞄一眼就能纵身于又臭又长的复杂乐谱中，如入无人之境。一无是处的我只能一副驴样，跟在他们屁股后面迅速翻页，同时模仿他们充满自信的颤音。但他们创造出的乐声，真的是登峰造极，令人叹为观止——贝多芬、巴赫、佛汉·威廉斯、艾尔加听后也会夸奖。

同时我们能在像赛门·雷托（Simon Rattle）这样优秀的指挥带领下，于皇家艾伯特演奏厅（Royal Albert Hall）与皇家音乐厅（Royal Festival Hall）这样一流的场所中献唱。男高音在表演时，必须着出席晚宴的正式西服，还得打上领结，这实在不是我平常会做的打扮。母亲虽然收入有限，却依旧不惜血本地买了她能力范围内最棒的一套行头。在母亲的努力下，我看起来真的人模人样，只不过我自己还是感觉不太出来。其他的团员都比较年长——优雅、富裕，他们为人都还是非常温暖、非常体贴、非常有趣。那对我而言是个陌生的世界，但倒不是一个有敌意的世界。

我的人生，愈来愈充满了不协调的乐音，不论在任何一种和声底下，都出现无法加以调和的两种主题。我刚刚还在斯文有礼的合唱团中盛装高歌，没多久又现身青年剧场的派对，开黄腔又不受控；或者我刚刚还在音乐课上讲究呼吸的力度与纪律，没多久又醉醺醺地拿有烟味的嘴在公园里接吻起来。我依旧在晃荡，我的三魂七魄依旧没有归位，我依旧在有形无神地模仿着别人十足笃定的颤音，而乐谱则在我缺席的状况下一页页翻过去。这两道不协调的旋律，正以愈来愈快的速度各奔东西，我可以非常清晰地感受那股毛骨悚然的分离。我漂荡在某条河流上，瀑布的边缘就在不远的前方，愈来愈近。

　　麦甘兄弟中的大哥跟二哥，现已双双落脚在伦敦。其中乔进了音乐界，身份是创作歌手，而保罗则在皇家戏剧学院修炼，演员的架式也于此间愈来愈足，马克跟我则把所有醒着的时间都花在了凡人剧场内。在完全没有人能设想或计划的状况下，艺术表演像个不速之客，闯进了我们家，演绎共同的故事，成为剧情的中心，这直到今天都是我们心中的不解之谜。为什么是艺术而不是——比方说，经商、做研究，乃至于成千上万其他的出路？只能说艺术感觉是我们在测试自己、定义自己的时候，心有灵犀地选择的同一条道路。艺术就像一道孤独的旋律，我们各自尝试吟唱，也各自在其中添上了一道和声的声线。找不到钥匙，我们便只能用艺术来理解自己的生命，只能用艺术来开锁，也只能用艺术来与码头挥别。但我们仍需要一些运气：一瞬间的天时地利人和，让我们一个个斩断锁链，然后被推着向前。

　　说到运气，马克就突然走了运。当时他在某个乐团里唱约翰·列侬的口水歌，而那个乐团又在演出由肯·坎贝尔（Ken Campbell）执导的《前世今生》①。马克揣摩列侬可以说惟妙惟肖，最终剧场的艺术部门人员注意到了他的那些口水歌。剧场接下来要上档的戏码不是别的，正好是约翰·列侬的自传音乐剧，于是他们选了我哥哥马克挑大梁。这戏当年一炮而红，后来在西伦敦的戏院演出也受好评。马克诠释列侬实在是太有一套了——列侬身上的那把火、那股热情与那颗心，都满满地在马克身上活了起来。于是一夜之间，我哥哥摇身一变，从业余的青年剧场演员，变成了前途无量的专业演员。他挣脱了锁链，跃身向前。我的 A-level 考试到了，而我考得其惨无比，甚至可以说是一塌糊涂。终于，我被放逐到成人的世界里。但我依旧毫无准备，依旧在逃，依旧找不到身上的斗志。至少我此时还有合唱团，还有我女朋友的智慧与温暖，也还有青年剧场里的社交磁力在召唤。问题是，我所在的利物浦，正陷入经济不景气的深渊。找不到工作，连最没保障的工作都一样。失业的我跟所有人一样，都靠领救济金度日。托克斯泰斯的街头有了暴动，而到手的救济金则被我统统拿去喝酒。我做爱，我抽烟，我飘忽，我逃跑，我等候，我等的是

---

① 即 *The Warp*，由尼尔·欧兰（Neil Oram）根据自身经验所创作的剧目，全本其实是 10 出戏的循环，但分开演出意义不大，因此通常是以 22 小时的马拉松方式演完，而这也使其成为演出时间上最长的舞台剧之一，故事内容是讲述以盲眼诗人菲利浦·柏克·马尔斯顿（1850—1887）为原型的主角，在数千年的岁月中历经的前世今生。

命运神奇一跃，能让我脑中的不协调音，突然连成一首有意义的旋律。

我来到了瀑布的边缘。

此时我偕合唱团来到了伦敦，我们要在皇家艾伯特演奏厅演唱艾尔加的曲子。在演奏厅内，合唱团的站台有弧度、有高度，而且站阶的落差非常大。就在中场休息结束，要站回到男高音区的时候，我俯看着席间的观众，突然间胸口的呼吸变得急促而浅薄。我被一股铺天盖地的恐惧淹没。厅内很正常的交头接耳声，在我耳中扭曲了起来——我身边其他团员的声音，变得刺耳，有如巨响。我感到晕眩，开始手足无措。我左右两边的出口都被阻断，我已经无处可逃、无处可躲。艾伯特演奏厅的天花板让我感觉泰山压顶。我觉得自己好像赤身裸体。要是我脚软摔下去了，怎么办？要是我唱到一半昏倒，又该怎么办？

在经历了几分钟感觉像石化般煎熬之后，我的呼吸慢慢恢复平静。音乐奏起，合唱团开始高歌，但我却只能滥竽充数地作势在唱，然后煞有介事地跟着众人一同翻页，其实我一个音都唱不出来，因为我惊魂甫定，根本弄不清自己刚刚发生了什么。

飘荡结束，坠落正式开始。

个案的证词：我的广场恐惧症

"你还好吗？"

我女朋友穿好了大衣，人站在伯斯托路我家中的客厅。她在等我陪她走路去等公交车。但我坐着一动也不动，因为我努力想控制的惶恐，此时正在我的体内蠕动。

"我很好，我只是……累了。昨天喝了点酒。今天晚上，你可以自己去坐车吗？"

她看着我。当她眼光落在我身上的时候，我听得到自己的脉搏鼓动。

"好啊，那明天见。"

她走了之后，我像是松了一口气，呼吸也跟着平静下来。有如跟踪狂一般，在窗外头显露着杀意的那股惊惶恐惧，暂时得以远离。那种心情，舒缓中混杂着罪恶感，毕竟让我女朋友一个人回家有点过分。我的内心，开始驱赶这种心情所导致的焦虑。这没什么，我只是人不舒服而已，别想太多了。宿醉、感冒、疲倦、某种生理性的东西，有名字可叫的东西，方便解释的东西，不是什么需要大惊小怪的东西，不要……自己吓自己。

但我的心，说不出这个东西的名字，它的词汇里没有这个单词。名字这玩意儿，一旦说出口，就会成为我们甩不开的身份，我不想要这个身份。在虚弱的身体里，自己的心灵始终是我人生的支柱。在童年被霸凌的眼泪与孤单中，是心灵安慰了我；在我只身一人，没有朋友的时候，是心灵陪伴着我——心灵就像真相，对照着我所处世界的虚妄。心灵不会说谎，也不会对我妄下断语。

我不能排遣我不理性的恐惧。这恐惧看着我徒劳的逻辑，露出了一丝鄙视的笑意。只有在自己的家里我才觉得比较安全，但即便关起门来，恐惧的阴魂也不能完全消散，因为夜里总有噩梦来袭，这成了我挥之不去的焦虑，成了我日常认知中令人头晕目眩的虚幻。我的双眼跟这个世界之间仿佛隔着一层不规则的玻璃，这就像是我的未来，在缓慢地缺氧窒息。

此时是 1982 年，19 岁的我已经离开校园，失业一整年，也在家宅了几个月。离开安全的家，即便只是去附近店家很快买个东西，对我来说都痛苦至极，我必须要做心理准备，需要速战速决。但即便如此，我并没有被诊断出任何毛病，我既没有去看医生，也不觉得自己有什么异状需要承认。没有名字的东西，我无从承认。

最可怕的莫过于出远门，尤其是去伦敦。我会提前几天就开始紧张，会分分秒秒都在努力想控制住那股恐慌，那种当身在拥挤的酒吧或合唱的现场，会突然降临在我身上的恐慌。

刚从皇家戏剧学院毕业的保罗，正以新锐演员的身份闯出自己的一片天地。他在特雷佛·格里菲斯（Trevor Griffiths）的剧作《喔咿，英格兰》（*Oi for England*）里出演一个角色，准备要在皇家宫廷剧院（The Royal Court）粉墨登场。我们一家赴伦敦去给他捧场，看完再去家庭聚餐。我们家有张举家同贺的照片，就是在这顿晚餐的桌上拍的——笑容、酒精、家族的骄傲，尽在其中。马克也在场，他此时的头衔也是演员了。一家子各自都有了出息，而且4个大男生的舞台经纪人还是同一位，一个很招摇、很有野心的商界女强人，她一心想把我们推出去，令世界惊艳。就此，伦敦成了一块磁铁，吸引着我们前去圆梦。麦甘家以伦敦为目的地，展开了全新的文化移民。

只不过这张照片里的我虽然也挂着微笑，我记得的却只有那微笑掩盖的痛苦。餐厅里人满为患，令我几乎窒息。我练就了一层假面具，好让自己度过那难过的时刻，但戴着这张面具让我筋疲力尽。我一心想要回家，同时我内心无比憎恨。我恨这情形是何等地残酷，我是"它"的奴隶，而我内心充满了敌意。我在逃跑，没有在奋战。

第一个给了"它"名字的人，是我的女朋友。有天晚上她看着我，然后大声说出了这种状况的名字。

"我觉得你患了广场恐惧症。"

我在慌张中一跃而起。在伯斯托路家里的小房间里，这个字以高速在地板、天花板与四面墙之间，高速反弹。我反驳她说的话、嘲笑她胡说八道，我顾左右而言他。等她离开之后我躺在床上，整个房间天旋地转起来。这个名字像是有了自己的生命，还在黑暗中对我伸出手来。我试着调节呼吸，我试着回想在音乐课上，老师是怎么教的——呼吸要从横膈膜开始，把气深吸进肺的底部，借此来放松紧绷的肌肉与肩膀，但我的尝试徒劳无功，我不停地掉落、掉落，怎样都醒不过来。

接着突然有样东西现身，挡住了我的跌势，是愤怒。温度高到现出白光的怒火，完全不含杂质。天啊，我真的很愤怒！我怒的是自己，怒这个世界，我怒自己的软弱。这股怒火就像反应剧烈的钾金属，在黑暗中熊熊燃烧。我一腔怒火全朝着广场恐惧症而去。我可以在钾的火光中看见恶魔的面孔。恶魔的本尊正是儿时操场上偷了我午餐钱的恶霸，是脚踩踏在我胸口上的混混，是在学校里对我不屑的体育老师，是幼时紧锁住我的稚嫩的肺，让我人生的潜力无法尽数发挥的气喘痼疾。单单一行的家族自传，那出言无状的缩写依旧掐在我的脖子上。

体弱多病者。那个你不能对他有期望的孩子。

不，我受够了。我的心灵骗了我，我的人生骗了我。这不是我，我比这好得多。我想要呼吸；我想要跟那些拥有铁肺的团员一样中气十足、无所畏惧；我想要与情人做爱至狂喜时屏住声息；我想要用强大的横膈膜驱动勇气，然后把剧本上的字句投送到最后一排观众的耳里；我想要唱一首可以供人和声的歌曲；我想让世界听到我，知道我是多么地善良与坚强。我不想得什么广场恐惧症，我想要变得不一样。

从那一刻开始，我脑子里有了一股不一样的声音。这声音让我猛然惊醒，站了起来，这声音像念咒一样，让我知道了该正面迎战。

起来，史蒂芬，起来战斗。

      * * *

我们在伯斯托路的家旁边有个小公园，是水库填成的。早上我会步行到公园隔壁的报摊，买份报纸。途中每踏出一步，我都能感觉到心脏在肋骨后摇撼晃动，也能感觉到过度换气那浅薄、冒火的快节奏。我一边用颤抖的手握着铜板，一边排着队。买到了报纸之后，我会小心翼翼地走到公园，天空在头顶上虎视眈眈，路人看我的眼神像是有什么盘算。我会找张公园的长凳坐下，用深呼吸来平缓我的心率。拿起报纸，我会从头版开始读，缓慢地顾及每一个小细节。报纸会抖，我试着稳住手，再接着往下读。头版读完了，我会从第二版反复一整套流程，然后是第三版。耸动的标题、无聊的广告、字体故意印小的八卦消息。狗主人会遛着爱犬，经过我的长凳旁边。蹦蹦跳跳的小朋友呼吸正常，很显然看不出我的内心挣扎。总之，即便身旁过尽千帆，我也一定要等到整份报纸读完才让自己回返。我不跑，我步行。每一步，都煞有介事地走着；每一步，都是我在努力控制自己。进了家门，我往床上一摊。累归累，但还是决心十足。

隔天我重复一样的练习，隔天的隔天继续如此。隔天的隔天的隔天也不放弃。就这样一天天坚持下来，我胃里的结依旧是恶魔，但它已经成了一个我不陌生的恶魔，已经成为一种我可以去深入侦察的敌后，一个我不会被炮弹的震撼弄到暂时失明的敌后。这是一条孤单的旋律，期待不了任何人的和音。

有天我父亲来到家中，母亲多半跟他咬了耳朵——不然就是他看到我眼神里有他认得出的某样东西。他告诉我他帮我约了利物浦的一个专科医生，我可以跟他一对一聊聊。就诊那天，我们搭的是公交车，父亲没有对约诊一事多说什么，事实上他什么都没说。他紧握不放的世界观，那个恐怕难堪一击的世界观，并没有词汇供他表述父子共有的脆弱之处。他只是摸摸我的头，摸摸我的头发，就像我得肺炎的时候那样。到了目的地，医生跟我闲聊了一下。我说我对演戏有兴趣，医生则说艺术家的感性与认知上的软弱相生相伴，并不是什么值得大惊小怪的事情，很多人都有这种情形。"这是你秉性的一环。"医生说，过度的内省，偏低的自信。他说我需要的是超脱自己的脑袋。他要我找个嗜好，最好是能让手动一动的嗜好。他问我考不考虑去运动运动。

他给我开了处方笺，让我服用镇静剂。我父亲跟我拿完药，一语不发地离开了药房。在回程的公交车上，沉默成了一种煎熬。我渴望父亲跟我说他感同身受。我渴望听到他口吐智慧的只言片语，好让我能把破碎的思绪回路给衔接上，让我的人生能再度流动起来，就像电流重新通过他那些老收音机一样。我希望自己的声音能像广播一样，传给全世界。但爸没有办法，因为他要是想把碎片般的我焊接回去，就不能不先承认他也会在被摇晃之时，发出身体里散落零件的声响，喀里哐啷。

那一晚我吞了一颗蓝色的小药丸。镇静剂一吃，我脑子就像蒙上了一层烟雾，那种窒息的感受就跟焦虑没有两样，也跟被钝器打倒没有两样。我于是把药丸丢开，深吸了口气，回到了那仅凭一己之力哼唱的旋律。

那个夏天，就这样在公园里度过了。接着一点征兆没有，天时地利人和就这样降临到我的战场上。事情是这样的：马克跟保罗的女强人经纪人要在伦敦一间美轮美奂的餐厅里办个派对，届时将是冠盖云集，伦敦剧场圈里有头有脸的人，都会大驾光临。她拨的算盘是利用这次机会，好好介绍一下她羽翼之下的新晋艺人给伦敦认识，她想要力捧麦甘四兄弟。为了当晚的活动，她特别要求要有乐队在场，而且她还建议我们四兄弟都要一块儿上。"我只是想看看会怎样。"她说。

这个提议真的把我给吓死了。伦敦，一个陌生的房间里布满射出敌意的眼睛，所有人都将看着我如何驾驭自个儿脑中的大敌。我试着不要转身逃跑。我又听见了脑子里的那道声音：起来，史蒂芬，起来战斗。我对女强人的提议点了头。

那天晚上在餐厅里，我们的乐团表演只能用烂来形容。真的，我没胡说。我们排练不够，走音不说，而且还一点分寸也没有地猛灌烈酒。靠着扩音器的音量压过交头接耳的喧哗声，我努力试着不跟在电视上看过的人四目相交。终于我熬过去了，演出结束而我还留着条小命。而就在我想安抚一下肚子里的结，朝着吧台走去之际，一名醉醺醺的剧场总监像是拦路虎，挡住我的去路。他一开口，其实是夸奖我们表演得很棒，我礼貌性笑了笑，接着他说他想让我们四兄弟一起加入他在东伦敦制作的一个音乐剧。口齿不清的他把这话说得含含糊糊，于是我请他隔天再来电。我看着他离开时的步履蹒跚，摇了摇头。明天？明天他能先记得自己姓谁名啥，就不错了。

到了我口中的"明天"，我在大哥乔的伦敦公寓沙发上醒来。我一察觉自己人不在家中的房间里，吸气时马上就神经紧绷。我深呼吸，想控制恐慌不要继续累积。我头痛欲裂，估计是因为昨夜的酒精。此时乔的电话响起，是昨晚的那名总监，他竟然没忘，所以他是认真的，他希望我在他的音乐剧里出演角色，跟我的三个哥哥一起。听他这么讲，我一时间竟像个哑巴一样，不知道该说啥。

"我没有演员工会卡。"这是我挤出的第一句话。

在那个年代，你想在英国的戏剧圈以职业演员的身份登台，非得是名为"平权"（equity）的演员工会会员不可。但我当时还是个业余演员，想拿到工会会员卡谈何容易。每年只有特定的剧场能发出一两张，只有极少数的幸运儿能够拿到。

"我们剧场还有一张没发，"总监这么回答，"你要吗？"

一瞬间我又愣了一下，然后才回过神来。

"我要——我要我要。"

就这样，我瞬间成了职业演员。恰到好处的机缘，击破了我长期身处的炼狱，我再不用以买报纸的仪式让自己保持清醒，也不用老觉得自己的呼吸被谁偷去，如今有条路终于出现——我想开锁，想挥别码头，请由此去。

至少是一个可能性。

我的怒火足以推动自己向前吗？抑或我刚答应下来的事情会让恐惧向上累积，最终让我逃回家，再也走不出来？

* * *

1982 年 10 月，迈尔底路（Mile End Road）上，半月剧场。

伦敦繁盛的非主流剧场一隅，这天上演的音乐剧叫《叽里呱啦》（*Yakety Yak*）——这是出光辉灿烂，但嘴巴不太干净的致敬之作，其赞颂的对象是 20 世纪 50 年代一对作词作曲的搭档李伯与史托勒①，乃至于他们创作的音乐。当时我晚上睡在乔的公寓里的沙发上，白天则一起搭地铁去排演。凡遇列车在隧道中莫名暂停的时候，还有跟无名通勤者人挤人时，我都会难以呼吸。如果用 3 个词形容一次次排演的过程，就是精彩、吓人跟疲劳。有一位编舞老师会负责训练我们；我们会一个小时接着一个小时地反复排演，直到汗一直滴，体重也下降为止。

每天晚上在浴室的镜子里，我都能看到自己苍白的颧骨与空洞的眼框，而随着开幕之夜愈逼愈近，我每晚都得借酒浇愁，才得以化开肚子里积累的郁结。

半月剧场跟大字沾不上边，能坐个几百人就算顶了天。但这儿很舒服，舒服到让人有种放心的感觉。在半月剧场登台，跟我在青年剧场表演时的感觉有点像。只要把眼睛眯起来，我可以骗自己这里不是什么公共场所，而我蠢蠢欲动的恐惧也可以先暂存起来，留给日后更大的战斗。我可以融入这里——我在这里不会觉得自己太过毫无防备。我可以牙一咬，撑一下就过去了。我们 4 个男生挤在一间小小的更衣室里，

---

① 作词的杰洛米·"杰瑞"·李伯（Jerome "Jerry" Lieber）和作曲家麦可·史托勒（Mike Stoller），合称李伯与史托勒。

感觉很温馨。我觉得我们好像穿越时空，又回到老家房里睡上下铺似的。我们就像"我为人人，人人为我"的四剑客。生命里能有这样的际遇，我们都觉得相当有趣。

开演之后的头几个晚上，我算是侥幸活了下来。我没有晕厥，没有死掉，没有从舞台上逃跑。真要说的话，我脑子里有惊声尖叫，还有为了把缩住的声音传送到剧场斗室内的远处，我挣扎间的呼吸显得有些凄厉。能活下来，感觉很刺激。我选择了战斗，没有逃，但战与逃之间还有些别的，一种几乎察觉不到的东西。那是一股隐藏在脆弱外表之下的力量，一种还不足以发出声音的勇气。

观众疯狂了。短短几天，我们的票即告售罄，剧评也都一面倒地叫好。流行杂志蜂拥而至，要帮我们拍闪亮亮的特辑。我开始在观众之中看到电视上的人物：新闻主播、（同属非主流的）另类喜剧演员、音乐家等。专栏作家也跑来想挖独家消息。从1912年，詹姆斯·麦甘站上纽约码头算起，这是再一次有媒体想听听麦甘家说些什么。但我完全置身事外——我在众目睽睽之下像个透明人一样，根本不相信这一切能持续多久。

恶魔依旧会在夜里来找我。若非那有如钾在空气中燃烧的怒火，我真的会撑不下去。那股生气勃勃的怒火压倒我的软弱。每一天对我来说都疲惫不堪，这样的日子，就像带着报纸去公园的加长版——我手中依旧拿着无形的报纸，依旧一行一行地读着，依旧每一行都感觉得到呼吸的压迫感。但我告诉自己这日子不会永远下去，戏终究会下档，到时候职责已尽的我，就可以回到安全的家里。

就这样到了档期的最后一周，总监出其不意地说要开会。

他脸上难掩兴奋之情。

"天大的好消息！我们要进军西伦敦了！"

这话说完后，我们只休息了短短几个星期，就把戏搬到了崭新的大剧场。新场地一下子多了几百个座位。新剧评的目光会更加锐利。新的舞台像个巨大的洞穴，站在上面，眼前是一片无法看穿、伺机而动的黑暗。

所有人都在欢呼，但我的呼吸却在胸中凝结。

我没办法，怎么又来了？我不要去那边。我不能再每晚过这种日子，一过又是以几个月为单位。我的怒火不够强大，需要某样别的东西来助阵，某样更加完整的东西。一个更温柔的声音，一个更深入的理由，一个更符合我现状的名号。一股我可以感觉到，藏在我脆弱中的力量，那个我父亲找不到字眼去形容的东西。

我必须把呼吸练得更好。

＊＊＊

1983 年 1 月。查令十字路，阿斯托利亚剧院（Astoria

Theatre）。《叽里呱啦》的开幕夜。更衣室里，天朗①牌喇叭中传来外头交头接耳的声音，嘈杂声来源于满怀期待的观众。

我坐在镜子前，直直盯着戏服已经穿好的自己。此时距离登台，还有 5 分钟，4 分钟，3 分钟。

我的胃开始不安稳。呼吸开始在我的喉咙卡死。

我父亲也在台下的某处，跟我妹妹一道。他是来看孩子们出人头地的。他是来看那些年的尽忠职守与咬牙苦撑，终于得到回报。他来要一个答案。我想起在我这个年纪时的他，还在法国的海滩上为了活命而奔跑，那当中是含着何等的勇气，又含着何等的恐惧。

2 分钟。

我想起去看医生的回程，那个在公交车上的他，那个无法与我分享内心脆弱的他，那个无法让人生中的勇气与恐惧融为一体的他，他的世界脆弱而无声。我在他的脚边，努力想听默默在焊接电线的他跟我分享只言片语的智慧。他就像他收藏的那些出故障的老收音机，无法传送电波。他就像坏掉的晶体管，无法将他个性中的杂质与瑕疵整合进他原本的个性里；每个成年人都需要这种融合，才能让儿时由恐惧与需求所组成的拼装物，变身为流畅、有些缺陷，但仍完整、音量够大的人形收音机。这样一台收音机，将会在噼噼啪啪的破音中展现新生，对着世界唱出勇敢而真切的歌声。

----
① 天朗（Tannoy），英国老牌扬声器品牌。

1 分钟。

突然间，海阔天空。简单的智慧从那么多年前一闪而现，信息得以接通。

晶体管动起来了。

我怎么会瞎了这么久？在我呼吸困难的怒气与恐惧中，那样的冷冽纯粹里藏有一个温柔的声音。蕴藏在脆弱中的力量。我的杂质，被融合成音量成功放大的勇气。一道干净而强大的旋律，流淌过难称完美的孱弱肺叶。那是我的人性，在呼吸的声音。

拥挤的更衣室里，我和 3 个哥哥在一起。他们伸出手，放在我的手上。人人为我，我为人人。我看着他们把紧张控制下来，看着他们各自做着专属的准备功夫，如今，我更看懂了他们是如何在强烈的聚光灯下聚首，投身同一种职业。他们这么做，是要在强光下测试自身孤独的勇气，是要用与陌生人的第一类接触来量度他们的力量与脆弱，是要发出人生的大呼喊，是要唱出自己的主题曲，并盼望得到能和声的知音。是要在找不到钥匙的状况下认识自己，是要发出信息，是要呼吸，是要当个晶体管。

戏剧，就是人的信息传递。戏剧所传达的，是或脆弱或坚强的普世人性。接触戏剧中的人性，我们便更有机会了解自己。而要在戏剧中传达这些人性，你必须完完整整地面对自己——你内心的复杂与纯粹、你内心的懦弱与勇敢、你内心的恐惧与自信。你必须要把自己身而为人的杂质，融合成所有引以为傲的强大之处。你必须放大自己的音量，必须要成为一个堪用的晶体管。

"第一幕，开场演员请预备。史蒂芬·麦甘到舞台定位。"

我走向灯光昏暗的舞台。听得到乐团在准备的声音，我从帷幕的缝隙中窥见观众在席间你一言我一语，看见台下有那一眼就能认出的大明星脸庞，还有让人直起鸡皮疙瘩的恐怖剧评家。我想起伯斯托路，此时不知道在多少英里以外，我感觉到胃里的结又绷紧了起来。

但即便有这许多纠结，我还是笑得出来。

"预备。"

广场恐惧症在我身体里，但广场恐惧症不等于我。我有气喘，但气喘不代表全部的我。我的总和，远不止于广场恐惧或气喘。我的内心还有谦逊、勇气、羞赧、爱意，还有高潮时的那令人屏息的狂喜。缺一不可，我之所以为我，就是因为这每一样东西。

一样东西有了名字，就会变成我们甩不开的身份。但我不是我父亲，我更像是他手中的一枚晶体管。我可以拥抱杂质，因为杂质能让我把自己最好的那一面传到全世界。

观众席安静了下来。我踏出步伐，来到舞台，进入刺眼的聚光灯下。我望向那无法看穿，危机四伏的黑暗。我害怕，但这次的我不逃。

接着我开了口。我的横膈膜下降，空气涌入我肺部的深处。我胸部的肌肉收缩，刚吸入的空气开始被导向喉头。我的声带开始震动。我的喉咙与嘴唇、舌头与下颚开始携手合作，把台词投射到剧场的后头。我听见了自己的第一句台词。清晰中微微颤抖，脆弱中不失其强悍。一层新的外皮，一种新的呼吸。

第六章

心脏病

心脏 / Heart （名词）

○由肌肉腔室构成的器官，功能为压缩血液，令其在循环系统中流淌。

○人类情感的借喻；某件事物的核心与精髓所在。

医学常识

人的心脏，在医学、历史、语言与文化当中，都占有特殊的一席之地。这是个拳头大小、肉组成的节拍器，数百年来，但凡外科医师、恋人、艺术家、刽子手、神父与诗人，无一不心系热血与瓣膜。"心"这个字在人类用语中，有着无所不在的身影，以至于我们常遗忘"心"原本是人体的器官，甚至突然想起这事还会有一点吃惊，事实上心脏作为一个器官，在人类生命的维系上扮演着要角，而与其相关的疾患，也会对心脏病患者的生命与家属产生深远的影响。在人类的心血管系统中，心脏处于核心的引擎位置——心脏代表一组相互呼应的程序，人体所需的营养、红白血球、荷尔蒙、氧气与要排出的二氧化碳，都通过这组程序所带动的血液在人体内流动，生命因此得以延续。回到最基本的常识，心脏就是成套的两个泵，左右各一，两者合作得天衣无缝。心脏左右各有两个腔室，较小的心房在上方负责接收血液，较大的心室则于下方负责把流入心脏的血液再挤压出去。这么出去的血液在完成了递送氧气与养分到组织与器官的任务之后，就会背负着废弃的二氧化碳返回心脏，进入右心房，然后取道右心室被压送到肺脏，在肺脏进行气体交换。呼吸的时候，人的肺会一方面取走二氧化碳，一方面交付新鲜的氧给氧含量已经枯竭的血液。重新获得氧气的血液会走左心房返回心脏，然后再以左心室为起点被输送到人体各处。

这个循环得以往复不断，负责节制的是右心房一群名为窦房结的特殊细胞，你可以将之想象成心脏内建的心律调节器，而其发射出的电子脉冲会使感应到的心房肌肉细胞进行压缩，进而推进血液进入邻近的心室。接着心室中一股相应的脉冲也会发挥作用，将心室的血液压送到人体系统。这样跑完一遍，窦房结就会再发射出下一道电子脉冲。人类的心跳声由此而生。以一颗在休息中的心脏而言，这个循环会每分钟重复 50~100 遍，24 小时如此，一周 7 天如此，一年 52 个星期如此：从五周龄胎儿那第一下清亮的脉搏开始，到老人的心电图躺平，拉出一声单调的长音为止，这个循环都不会中断。

为了维持血液在心脏四个腔室中的流动顺畅，每个心房或心室都各存在一片瓣膜来防止挤压出去的血液逆流。其中联结左心房与左心室的瓣膜，就是所谓的二尖瓣（或僧帽瓣）。二尖瓣的责任，是先在含氧血液从肺部来到左心房的时候封阻通往左心室的血流通路，然后再打开，让血流入左心室，准备经由压迫输往人体各角落。在健康的状况下，我们丝毫不会察觉到瓣膜在胸腔中运作，因为开阖的瓣膜就像音乐厅里的管风琴那样左右对称。反之要是我们的瓣膜出了问题，那我们也会马上有感觉。

二尖瓣狭窄是瓣膜一种颇为严重的缺陷。二尖瓣狭窄代表瓣膜无法彻底开启，至于其成因可能是硬化或结痂造成瓣膜损坏。血流通道的紧缩，会使得左心房的血流无法迅速有效地打入左心室，由此人体获得供应的含氧血量便会减少，患者会因此感觉疲倦与呼吸困难。另外阻塞的血液也会造成心房承受的压力变大，进而导致肺部积液。严重的话，血流的阻碍会造成心脏衰竭。

二尖瓣狭窄一个常见的起因，可以回推到距离心脏现场很远的地方。我说的是儿童时期的风湿热——看似单纯由链球菌感染引发的喉咙痛，却恶化成严重的发烧、起疹与关节发炎，这就是风湿热。而风湿热有一个很要命的副作用，是会让二尖瓣在不知不觉中结痂，进而造成二尖瓣狭窄。以抗生素对链球菌感染进行早期治疗，现在在发达国家已是司空见惯的方法，但人生并非一直如此美好，二战之前的穷人家小孩在那个公共医疗不发达的年代，很容易就会遭到风湿热的毒手。然后，物换星移，在根本忘记小时候得过风湿热多年之后，长大成人的他们会尝到心脏衰竭的苦果。

若干心脏病的起因，甚至可以回推到儿时之前。先天性心脏病是一个医学上的统称，其中包含一系列新生儿的心脏结构问题，比方说宝宝的心脏腔室之间可能有个孔洞，或是供应血液给心脏的动脉可能管径太窄。话说遗传基因对我们心脏的功能也有影响，其中唐氏症，就是一种会摧残宝宝心脏结构的遗传性疾病。唐氏症的发生，是遗传性的异常造成宝宝的染色体比正常人多了一条 ①——英国每年有超过 750 名唐氏症宝宝诞生。广为人知的是，这种遗传物质的异常会对人的外貌与学习能力造成影响，但较少人知道的是，唐氏症对身体内部造成的损伤。"唐宝宝"生来就是有先天性心脏缺陷的高危人群，而其中一种缺陷便是法洛四联症。

法洛四联症是四种相关心脏问题的集合，整体而言会导致心脏腔壁渗漏、瓣膜问题，以及血氧匮乏。缺氧的血液供应会使嘴唇、舌头与皮肤上出现怵目惊心的泛蓝色调，且患者会一而再再而三地呼吸困难、喘不过气跟感染，使人不寒而栗。罹患法洛四联症的儿童必须接受大型的心脏矫正手术，才有希望或长或短地享受一些生活乐趣。短期的外科手术或能让法洛四联症的杀伤力收敛一些，但除非心脏的根本异常能获得彻底的治疗，否则有这种毛病的孩子终究会不敌心脏衰竭而殒命。患者的辞世，代表受损的器官将不再为小主人的生命扮演四面楚歌的盟友，余下的只是死气沉沉的一团肌肉、血液与瓣膜。

抑或事实并非如此？

人的心脏对于我们来讲，始终都有其情感与隐喻上的价

---

① 一般人是 23 对染色体共 46 条，唐氏症患者的第 21 对染色体多了 1 条，共 47 条。

值，这绝非其医学上的性质加总可以比拟。古埃及人认为心脏是人性道德的基座，亚里士多德觉得心脏是人类智能的所在位置。天主教的象征主义认为，圣心的牺牲是美德与虔诚的终极表现。即便在我们身处的世俗现世中，心脏依旧是浪漫爱情或人类情绪的强力表征。我们使用的语言，让心脏赋予了强大的人际互动价值——这种价值会驱动我们最刻骨铭心的感受、行动与抉择。比方说，我们会说把一颗心"送给"某人，或者我们会因为别人的行为"心碎"。在某些状况下，我们的心甚至可以被人"偷走"。我们不需要多么深入心脏的隐喻世界，就可以跟所有权或选择等概念打上照面。但这些天马行空的奇思异想，跟一颗心脏的价值与保管权，有什么关系吗？

关系可大了呢，搞不好，说不定……

逝去孩子的心脏，一颗因为法洛四联症或其他病症而有着异常复杂缺陷的心脏，可以提供珍贵的样本供医学研究之用。医疗人员若能不浪费时间，赶紧把器官摘除，保存起来当成研究资产，那么让这颗心脏停止跳动的问题，或许就有机会变成造福后世的契机。毕竟，原本的小主人已经用不上这颗心了。就医学论医学，给医疗人员这样的权限去取得研究用的大体器官，难说不是合乎逻辑与实务的做法。

但在法理上，事情没办法这么简单。在英格兰与威尔士，2004 年通过的《人体组织法》（*Human Tissue Act*）明确了人死后器官使用的权利义务与基本要件。这部法律奉为圭臬的原则，是器官只能作为医学研究用，而且必须先明确取得遗属的许可，亦即医疗人员若有需求，他们得开口问，开口问当然就有被拒绝的可能。不论在科学上有多大的利用价值，逝去的小小心脏的最终保管权，仍在曾经用爱培育过这颗心的家人手中。

为什么？为什么一个理性的社会、法治的社会，会在死亡者器官的所有权上做出这样的规定？为什么我们会把医学发展的急迫性搁在一旁，选择相信一种情感象征的意义，也选择把处置的权利交到伤心的家人手上？这样真的符合公众的利益吗？

我觉得是。就法论法，这里的关键词并非"所有权"，而是"同意权"，亦即国家并不希望对器官捐赠关上大门，相反地，英国非常鼓励器官捐赠。唯在鼓励的同时，国家也体认到这当中的价值判断。社会究竟要赋予一颗心脏什么样的价值，是一种必须的选择，而且这还是一种远远超乎医学应用或基因遗传等问题的选择。把要不要将宝贝的心脏当成赠礼的选择交到悲恸的家人手上，代表社会认同曾灌注在这颗心脏中的爱，具有疗愈的力量。爱不只在爱人与被爱的过程中无比强大，爱更在无偿赠予的过程中，迸发了积极的治愈力量。捐出的心脏，会帮助一群看不见的家庭，而这群家庭和在悲恸中割爱的遗属，会因为爱而产生联系。因为有了共同爱惜的心脏，他们结合成了一个没有血缘的大家庭。这不就是一种公益吗？

处理起心的问题，给人选择永远是让爱展现的最佳捷径。

时代的故事
圣心：麦甘家族，1983—1990

说到家族史，我们的论述往往会从血缘的角度切入。身上流着一样的血，是一种隐喻，这隐喻代表的是祖先一代代传给我们的基因。由此我们会谈到相似的外貌，相近的人格特质，或是家族中容易染上的相同疾病。这是一种很诱人的概念。扭成一束的染色体在细胞里，就像是无法撼动的身份证明，确认了同属族人的关系。双亲贡献出一部分制造出我们，得到的产物就是染色体，染色体就像面包屑，其铺成的小径可供我们追溯回父母那一辈，父母的父母那一辈，父母的父母的父母那辈，这样一路向上，在时间的长河中一脉相承，我们甚至可以溯源到生命的起点。在这个隐喻里，传承是一种别人给予我们的物品。这种传承在我们出生之前就已经存在着既定的脉络，而我们将之传给下一代，也没有经过他们的首肯。一家人的定义若是身上流淌着共同的血液，而血液意味着基因，那么 DNA 就必然是这一切的核心——流动在我们被动接受的静脉里，那个有着脉动的单一身份来源。

但所谓一家人，真的就是如此而已吗？别人传给我们的同一组基因密码？一种被动的传承？看着树状的家谱，我们会发现当中跳出来一个不一样的真相。我们会发现开枝散叶后的家谱中有许多分支，但里头的人不见得都跟我们有基因上的关系。事实上很多人跟我们根本没有直接的 DNA 联系，这包括各种姻亲或是兄弟姐妹的另一半。即便如此，我们多数人还是会称呼他们为家人，同时也把他们纳进"身上流着同样的血"的一群。就拿我的比利姨丈来讲，就是那个在日军战俘营里饿过肚子的比利姨丈。光是看到他的名字写在我的家谱树上，我就能感同身受地体会他受的苦；因为是一家人，所以我能感受到那股尖锐的抽痛。他是我的比利姨丈，我儿时的大玩偶，嘴巴老不干净的家伙，吃花的人。但比利姨丈跟我是一家人，只单纯是因为他结婚的对象是我母亲的姐姐。科学家拿他跟我的血液来比对 DNA，会发现我们之间没有关联。就生物学的定义而言，我们是两个没有关系的人。同样，我跟姻亲间也有可以回溯数十年的情感联结，像钱宁跟我就是很亲的亲戚，我们两个的父亲的关系历时超过 1/4 个世纪。他弟弟戴维的生命与心脏，构成了这一章的核心，也是我的家族故事里的重要一环。但他跟我的基因并无重叠之处，我们的血脉，在医学上并不兼容。

所谓家族，不光是被动接受传承。所谓家族，不全然是由基因所指派，也是由其成员所选择的关系来定义。每一回，有家族成员透过婚配、领养或生育而与生物学上无关系的人走上共同的人生道路，新的家族就会在那个联结的关节处，加入麦甘家的家谱树。新的先祖会与我们固有的先祖熔接成一片，新的后世会透过不同基因密码的混合而诞生。若少了这种出于爱的选择，我们的基因库就会如一潭死水般干涸；少了这种拼合出的新家庭，说好的传承就无法延续。基因或许决定了肉身的组成，但少了我们选择去爱，用爱去超越这些生物学的隔绝，家庭就不能将其潜力彻底发挥出来。

家族的血脉是一种面貌多样的存在，它可以由不同的载体来搭载。它可以选择自己想在其中流动的动脉，可以自我补充，可以透过输血转移到陌生的心脏里去分享生命力，可以联结新的爱、新的家庭、新的身份。

* * *

1983 年 1 月。

在阿斯托利亚剧院，《叽里呱啦》的开演之夜上，我父亲显得神采奕奕，我是说他红光满面地流露出满满的骄傲与十足的幽默感。他看完四个儿子在西伦敦的舞台上大放异彩，又在整个庆功宴上非常活跃，一下子跟史班道芭蕾合唱团（Spandau Ballet）的成员你一言我一语，一会儿又兴致勃勃和庞克流行歌手海柔·欧康诺（Hazel O'Connor）谈天说地。看着他非常融入现场，我们也被他带着一起偷得浮生半日闲，

286

在忙到疯掉的行程中抽空享受一下。

　　这些年来，父亲在忧郁与责任中度过的人生，最终换来了一个意料之外的安慰奖。在他与人生不留情面地互呛一辈子之后，最后爽快地让对方一枪毙命的，是他自己。他突然发现自己成了星爸，而且还一家四个儿子都演戏演到出名。我们四兄弟开始上谈话节目受访，小报上也刊登了相关文章。父亲把剪报带到他走动的教会俱乐部，好让一起打英式台球的伙伴们羡慕羡慕。我们成了"乔·麦甘的儿子们"，几个小伙子算是给地方上争光了。他的姓氏，如今要么登上报纸，成了头条，要么在剧场外的霓虹灯光里闪耀。这对他有其意义，就像他跟人生订了新的契约，展开某种第二春一样——或是你可以想成是旧合约的款项一次结清，银货两讫。

　　进入五十多岁，父亲的心脏也开始闹起脾气。他从海军退伍之后就没再抽过烟了，身材以他的年纪来说也算是维持得不错，只不过他会喘不过气，几乎走不了多少距离。找医生就诊，医生说是心脏瓣膜的问题，然后还问了他小时候是不是得过风湿热。父亲说他不记得自己得过什么风湿热，但在那个英国还没有医疗保健，算得上是苦日子的童年时代，什么风湿热等可能被遗忘在铺天盖地的大小毛病里了。他得过风湿热的证据，就是他结了痂的二尖瓣。确诊之后，他动了瓣膜置换手术，但新零件撑了几年还是难逃失效的命运。原本感觉像乌云罩顶的父亲，前景显得更加黯淡。他气色很

287

差，一脸倦容，名为孱弱的墙将他孤立起来，周遭的崭新能量变得不得其门而入。

这令人感到非常遗憾，因为这病什么时候不来，就刚好来在他好不容易与世界和解，两造要开始融冰的关键时刻。就以他跟母亲的互动来讲，此时也有了触动人内心的后续。母亲终于邀父亲搬回家一起生活。在孩子们纷纷离巢前往伦敦发展之后，他跟母亲重新建立起相敬如宾的关系。他固然仍拉不下脸认错，但与母亲分居这些年的遗憾，终归让他的牛脾气多少变软。这场仗，终于打完了。从一开始，母亲就没真正想要跟父亲离婚，所以看到他的状况愈来愈差，她其实也乐于有机会可以抚平自己内心那默默存在的罪恶感，那是种从她付清最后一笔律师费之后，就一直心如刀割的歉疚。离婚在他们共同的信仰中仍旧是大忌，这与离婚的理由无关。母亲挣脱婚姻得到了自由，却也因此违背了教会的最高教律。于是她趁此机会，索性宣告离婚无效，不需要法律文件，也不需要正式典礼，一切她说了算。某一天她邀请父亲搬回到家里，父亲也就照办了。等孩子从伦敦回来，父亲已经在他习惯的椅子上坐得好好的，仿佛什么都没有发生过一样。

做孩子的我们觉得这样的安排很棒。我们喜欢那舍弃了喧哗的温柔与妥协，我们欣赏那不按牌理出牌的智慧。一对国家法律认定已经离婚的天主教伴侣，以技术上单身的身份生活在同居的罪愆里，这当中的道德矛盾，蛮令人莞尔的。

你拿母亲这种另类的婚姻状况去质疑她，问她如何对世间自圆其说，她会俏皮地耸耸肩头，"离婚这档事儿啊，天主教根本就不承认啊，"她会说，"所以在上帝的眼里，我跟你父亲依旧是夫妻。"这，俨然就是托马斯·摩尔爵士[①]等的绝妙逻辑。"神所结合的，律师不可拆散之"。[②]这一点，也让人想起了另一样推着麦甘家族在时间的血管中流淌，直到今日今时的脉动，那是一样早在罗斯康芒的马铃薯歉收之前许久，就已经标注了我们家族本色的东西。名为忠诚的联结，不只存在于我们眼前看得到的家庭——曾经有一颗受了伤的心，比我们自己的肉心更值得敬拜。我说的，是宗教信仰。

天主教家庭的小孩开始接触到"心"的概念，不论是在随便一位亲戚的家里，还是在《圣经新约·马可福音》第十章第九节，参与弥撒的教堂内，都牵涉脑海中一种血红的形象，耶稣圣心的形象。圣心在天主教的各种象征当中，称得上深入人心且历久弥新——这个古老的视觉符号，代表的是基督的人性，也代表了他受了苦，好让我们的罪孽获得宽恕。对于未经世事的婴孩来说，圣心看了真的会令人怵目惊心。耶稣被安排成面对我们的方向、敞开胸怀、展露他胸口正中央暴露在外的心脏。更讲究一点，这颗坦露在外的圣心会端在

---

① 托马斯·摩尔爵士（1478—1535），英国律师、作家、哲学家、政治家。曾以拉丁文写作《乌托邦》一书，后因反对英王亨利八世兼任教会首脑而遭到处死，后被天主教会封圣。
② 原本的意思是：神所结合的，人不可拆散之。这里把人改为律师。

他的一只手上。这颗圣心会呈现深深的鲜红色，伤痕的开口处还淌着血滴。心的周围绕着一圈荆棘，棘刺穿过暴露于外的心肌，圣心的上方则看得到冒出的火舌。这颗集几重问题于一身，既惊悚又栩栩如生的心脏，总归是象征着基督被钉上了十字架。虽然他的心很明显地正经历劫难，但耶稣基督的表情仍处之泰然——只是忧思满怀。他空着的那只手，指向了捧在另一只手中的血淋淋心脏。他直视着我们仿佛在讲：

"看我为你们做了什么？还不都是为了你们的罪。你们难道无动于衷吗？"

对于年轻的心灵而言，这是一则很具冲击性的信息。在地上活过的人当中，他是最善良而温柔的一个，而这样的他竟为了我蒙此大难。这祸事是如此惨不忍睹——他的心被撕裂、被火焚，全都只因为我的过错。我生来就带着罪孽，应该要更爱自己的母亲、父亲、哥哥跟妹妹，但我没做到。因为在他为我指定的基督教大家庭里，我若想彻头彻尾成为当中的一分子，究竟要付出什么样的代价，我还未知之甚详。这是一种爱，也是一种债，是一种强迫中奖的爱。

这爱是由我欠着，而不是无偿送给我的。这是我要尽的责任，就像我父亲那永远尽不完的工作责任。信仰俨然是一种更深层的节拍，这个节拍盖过了任何一种肉体欢愉，也没有离婚法庭的法律陈述可以与之匹敌。

但圣心的形象在许多善良的好人眼里，代表着安慰与力量，而我可以理解他们为什么会这样想。欠债也是一种羁绊，欠着人情债，也代表你能感受到别人给予你的温暖，你们会感觉像是一对伙伴。家庭的一体感，家人间的羁绊，宗教信仰，也是一种人为的基因遗传。

身为麦甘家的孩子，我们从童年开始，就耳濡目染举家参与的天主教仪式。在教育上，我们上的是天主教学校；每逢星期日，我们都要在教堂的横排座位上坐立难安。关于我们赖以为家的这个世界有什么称得上奥秘的本质，我们或许年纪还太小，还没有办法建构出像样的个人主张，但一堆预组好的道德框架已经一古脑堆了上来，囊括一切，一整套安身立命的体系。我们一点都算不上特例。这颗行星上多数的人口，都会出生在某种宗教文化中，包括很多人跟我一样出生在天主教的环境中。很多人会终其一生待在其中，也有人像我一样选择出走。但即便如此，我还是能感受到天主教的文化像心跳一样，在我的胸口跳动。

家族信仰的道德框架萦绕在我们家中。因为这层道德框架，于是乎有了我父亲的父权心态，有了不吃避孕药而连续出生的 5 个小孩，有了父母离婚后甩不开的罪恶感。利物浦的天主教信仰，深植在爱尔兰裔移民所历经的难以言喻的苦难中。这种信仰满布着一种令人心神荡漾，像是看着有人在烈火中殉难的美感。强韧的家族信仰，诞生在贫民窟里，同被视为瘟疫的兄弟姐妹间。为了这个信仰，我们的先祖曾勇敢奋战。这不单是一种信仰体系，还是一种家族成员间视为义务的联结，是家族秩序中的那颗圣心。

话说这颗圣心，不论在与我们各有一片天地的未来接触时，还是在与我们的感官新体验接触时，都冒着留下伤疤的风险。麦甘家的孩子正开始找寻各自不同的人生答案。4个男生带着青春的脸蛋成了演员，闯进了一个活力十足、百无禁忌的艺术行业。妹妹克莱尔申请到了伦敦的名校帝国理工学院（Imperial College London），即将主修科学。暌违120年，麦甘家再一次成了移民——只不过这回我们不是要逃离许多人共同的痛苦，而是要扬帆航向属于我们的未来。这趟旅程走到彼岸，我们的心，这每颗心的神圣保管权，会与传统的尊卑有别产生冲突。甚至有那么一回，这种冲突会发生在我们的心与心之间。

自20世纪80年代以降，像我们这样的英国家庭所经历的地理与经济迁移，成了英国社会发展的一大特色。许多北部的家长，就像我父母，会带着既自豪又难过的复杂心情看着自己的孩子为了新生活与事业而南迁。他们自个儿年轻的时候身边有亲戚可以靠，或许经济更拮据，但他们有金钱以外的富有之处。来自家庭、教会与小区的支持有一股捆绑在一起的力量，而在这股力量的作用下，大家庭被赋予了道德上的意义与社会的凝聚力，但这股力量现已不复存在。战后出生的父母，已不太能见到忙于工作的成年儿女，甚至于对已经当祖父母的人来讲，想跟电子产品竞逐孙儿的注意力也不是那么容易。与此同时，被房贷压得喘不过气的儿子跟女儿除了无法再就近依赖姑姑或阿姨来帮忙带小孩，有心事也没法获得跟家族熟稔的神父的关怀。在崭新的消费时代里，大家上教会的次数逐年下滑，花钱就能买到的神祇阵容倒是愈来愈壮观。战后政府承诺的免费教育，让我们家的工薪阶层父母非常受用，但这当中也有要付出的代价，而且还是个超乎预期，以致父母的内心有点承受不起的代价。

惟在此时，父亲还是端坐在他习惯的椅子上，迎接着我们4个小孩偶尔的北返——他仍扮演着名为忧郁的角色，继续让麦甘家得以围绕着他成形。只要他坐镇核心，你就能放心相信那陪伴我们成长的旧秩序将坚持下去。他就像一颗不曾动摇的基石，可以让青春期的我们叛逆一蹬，好取得向前的动力去追寻新的身份。

但天底下哪有不会动摇的东西。

我们接到电话，是在夜里很晚的时候。当时我人坐在伦敦马克的公寓里。电话里是母亲的声音，父亲被紧急送到医院了，他的心脏出了问题。医生说他算是病危，而且很可能撑不过当夜。

世界动摇了。我才21岁，马克也只比我大19个月。就跟大多数同龄人一样，我们都以为人生就是一个剧场，其存在纯粹是供我们独具的苦与乐在上头挥洒。我们还没有觉悟到人生是一场主线大同小异的戏，而我们都是只能照着剧本演出的配角。至于其中主线的一支，就是父亲或母亲的辞世。

接到电话，我们匆匆赶回了利物浦。老天眷顾，父亲不仅撑过了那一晚，而且还振作了起来。看到孩子们在病榻边出现，他似乎激发了求生的意志。父亲的心脏已经不行了，医师是这么跟我们说的。他的二尖瓣已经失去功能，其他器官也在重负之下开始衰竭。基本上，父亲的离世就是这几天的事情了。

最后算起来，父亲撑了一个星期才走。我可以老实说我在那最后 7 天里对爸的认识，比那之前的 21 年加起来还多。躺在医院里的他慢慢产生了变化。一开始他面对自己每况愈下的病体，心态上像是在接受某种挑战。"吃点东西，我就会好一点。"他说。但慢慢地，他意识到了事情的真相。我看着他的肩头坍下来，积累了一辈子的紧张与焦虑，一下子释放了。他这年才 60 岁，觉得自己值得得到的结局还没有出现，毕竟他曾经那么勇敢，曾经那么痛苦。这样的想法，让他静静地露出了枯干的微笑。他果然是对的，人生就是充满了失望，跟更多的失望，但他也因此莫名地得到了解放。既然他的人生最后只剩焦虑的总和，那他也就可以挣脱其暴政了。走入死亡幽谷的他不仅睁开了眼，而且还感觉像是在漫步。

跟平常很不一样，父亲变得话很多，感想也很多。那 7 天里，我们总是有一两个人在床边陪他，亦即我们每个人都轮到了一些与爸独处的时间。那是一段美好的时光。有一回

294

只剩我跟父亲两个人，我请他再跟我说说他在战争时的经历。我小时候，打仗的故事他告诉过我不下十几次，但我想听他用肯定的口气再跟我说一次——我要一段他离开我们之后，我能够记住的口述历史。父亲知道我的心意，他微笑着拨乱我的头发，很配合地说了起来。父亲的口气沉静而不焦急——他从自己入伍的最开始说起，一直讲到战后解除动员为止，巨细无遗。他平日开口时那标志性的焦虑，完全没了影，此时能听到的，只有纯粹的回忆。最终版的证词，完全没有情绪的枷锁绑缚。他说出了与同胞的生死与共，说出了未经修饰的恐惧，也未增减一分讲述了他当时的勇气。如今我想起他，脑中浮现的就是这时的父亲。那个温暖、睿智、充满感想、充满勇气的他——站在每个人人生最大的鬼门关前，他仍表现出跟在诺曼底海滩上一样的勇气。明知生命到了尽头，他仍拿出在其他地方取得的勇气，起身迎战大敌。

　　我们天天到医院报到，但悲伤的终曲依旧奏起。父亲一阵一阵地陷入半昏迷，最后一夜我们一家全员到齐，守护他到最后。就这样，全家一起度过了一整夜。隔天，我们看着他的身体虽然愈来愈衰弱，却依旧明知不可为而为之地奋战到最后，他就是这么固执，他的心脏即便被团团包围仍不肯放弃。不过到了最后的最后，他终于还是愿意放手了，原本还有些放不下的他，现在准备好了。

　　终曲在大约正午时分来临。他的呼吸变得断断续续：抽动的每一口气，相隔大约数秒，慢慢地一声声愈来愈小，直到我们像是在聆听来自远方山丘上的呼救与回音，然后慢慢地不管我们怎么听，也什么都听不到了。我父亲的肉身历经了巨变，这副身躯，跨越了生与死两种截然不同的生理状态，从人变成一具遗体。我第一次目睹，内心相当受冲击。短短几分钟的光景，他的脸颊塌了，他的下颚垮了，他的皮肤失去了血色。不论我父亲曾经身处何地，如今他的灵魂确定已不在这副身躯里。床边警铃呼唤来的护士来到现场，她们看到我们一家望着的只剩数十公斤的皮肤、筋肉与骨架，毫无生机。

父亲的丧礼弥撒办在圣心（Sacred Heart）教区的教堂里。现场的盛况让我们有些吃惊。从素昧平生的陌生朋友口中，我们得知了父亲曾经如何以一己之力帮助过他们，如何温暖地对待过他们。我们印象中的他总坐在习惯的椅子上，固执而忧郁，但别人口中的他，对我们来说是崭新的形象。他的这一面，从未在我们面前展现。这之后的许多年，我在戏剧工作上的努力都受我在丧礼那天才认识的父亲的影响。每一个人的本质都有许多面向，不是别人可以三言两语下定论的——这些面向甚至对本人来讲，都是谜一样的存在。父亲的多样面貌，绝不只有家庭赋予他的角色，也绝不只是他赋予自己的角色。

丧礼告一段落后，剩下的就是枯燥的行政程序：由死者留下，一条不起眼的公文流程。当我们的哀思犹在，这些公文显得轻如鸿毛——对照我们颓然的失落，这些文件简直如废物一般可有可无。但历史很清楚这些文件在遭到冷落之余的价值所在，如被丢弃到罗马井水中的陶器碎片，或是数据库里质朴无华的死亡记录。我们用许许多多小小的脚印，在这个世界留下印象，而这看似不值一提的纸张，会随着时间流逝，变成人类知识体系中的无价之宝。父亲去世之时，我是有大约 4 年资历的业余族谱研究者，多少已经知悉过去随手丢弃之物潜藏着多大的价值。母亲也多少懂得这一点，于是她嘱托我一个荣幸的差事。她要我前往住所的户籍事务所，代表麦甘家在父亲的死亡证明书上签名。

那份文件，现在就躺在我的面前，日期显示为 1984 年 8 月 2 日。父亲的心脏，跟他的生命，在纸上化为轻描淡写的诊断：左心室功能丧失。然后旁边就是我 21 岁时的签名，未经世事而小心翼翼。与死者关系（身份）：儿子。乍看之下，这一切看来都显得没血没泪，人性的温暖在公文用语中是如此欠缺。但靠近一点看，这些字句中蕴含着生命的脉动。这是一种族谱，也是一封我写给父亲的情书：一份文件，永远联结了父亲跟我的名字。这张纸会像被塞进瓶子里，扔进船外的时间长流，永世供我们的后代子孙寻求摸索。这是第一次，我的签名出现在公共记录中，我是在告诉后世，有个叫史蒂芬·麦甘的人活在此时此刻，而他希望世界能够认识到他深爱的父亲有过生命、有过一颗奋战到底的心。

在公共数据库中的单一记录，就像家族的心脏在时间长流中的一次脉搏。单一的记录，不太能让我们看出家族作为一个有机体的健康状况，但经年累月，这种脉搏累积得足够多，藏于其下的节奏就会慢慢浮出。在历史的动脉中，爱的宣言像血液一样被挤压流动。

父亲过世后，我们家的平衡点移动了。这种变化一开始不是那么明显，但就像熟悉的海岸线被侵蚀后退，时间一久事实就会摆在眼前。父亲提供了一个固定在那儿的基准点，跟父亲一比，其他人就知道自己前进了多少，所以父亲慢慢变成了一种代表，他代表的是我们其他人逃避的过去——一个沉静而无趣的母港，遭到我们所有人的遗弃，因为我们都有新的目标要去追寻，但我们的航行定时器仍同步于它远方的经度。对母亲而言，他是个与时代格格不入的家长，所以她才会为了自由而跟他离婚；对孩子们来说，他是个有爱心但忧郁的父亲，我们新投入的世界让他不明就里。但今天这个家的基准点不存在了，剩下的成员只得以相互的定位跟价值作为参照，在各自的航线上航行。而这，会是一条更加危险的航道。

我们四兄弟由同一名戏剧经纪人代理，她用某种"母亲大人"般的无所不包与招摇，看管着我们的公众人生。有时候你会感觉我们小时候那个坐在餐桌主位上的父亲，现在换成了这个坐在办公桌前的"经纪人妈妈"。她会判断我们每个人应该走什么样的职业发展路径，然后就擅自替我们做决定，这包括我们去参加哪些试镜，也都是她主观评估我们的才华来选择的。这其实怪怪的。一开始我们还会觉得这有种新鲜感，但慢慢地产生了不舒服的感觉。我们在私人生活领域中从小习惯了的尊卑有序，在公共领域中遭到了重组，就像明明是画质差到模糊的家庭电影，却被投放到了"新艺综合体"①的大尺寸宽银幕上。前一分钟我们还是普通到不能再普通的一家人——一群屁孩想要摸索出自己是谁，又不是谁，过程中我们会吵很多无聊的架，会争宠，会争在家中的地位，但下一分钟，我们又变成了麦甘四兄弟——公众模糊目光下一个长得很像的兄弟组合。我并不是得意忘形或有什么不满。我们真的都非常幸运，而且演戏的收入也远胜被子弹射或者把炭铲进船的锅炉里。只不过这一切都不在我们的计划之内，我们愈来愈难以融合自己脚踏的两个世界。记得有一次我跟哥哥一起走进电视摄影棚，为上某个谈话节目而受访。就在制作助理试着把我们的注意力集中在马上要开始的直播时，我的两个哥哥还在为了某件事吵得面红耳赤，他们其中一个说另外一个是贼，其根据是五斗柜里上周少了双袜子，一直到摄影棚内观众都在鼓掌了，他们才勉为其难地暂时休兵。

---

① 新艺综合体，1928 年发明的一种电影制片方法，是使用变形镜头的宽银幕系统，1953 年首部新艺综合体商业电影《圣袍千秋》在纽约首映，大受欢迎。

说是暂时，因为访问一结束，他们马上就吵了起来。在当时，我们的公开行程就像这样，只能安排在兄弟间为了贴身衣物而吵架的空当。

兄弟间是这样，那妹妹克莱尔呢？在公众认知中，麦甘家的组成就只有演戏的4个兄弟，没什么空间留给我们冰雪聪明、不演戏、学业优良的大学生妹妹。她的性别成了公众窥视麦甘家全貌的一个障碍；她的学业成绩也与当时年轻人的热门出路格格不入。父母辛辛苦苦才让我们享受到的各种教育，现在俨然成了过时不入流的玩意。

我常纳闷，要是我们家小孩都在离校后追寻不同的人生道路，后来各自会过着如何的人生。我在想，大家的日子可能会轻松一点。但话又说回来，那我可能就看不到哥哥们在演员生涯中的精彩表现，也看不到他们一个个用勇气与才华去奋斗的过程了。到了最后，我们面对人生的反应，就跟麦甘家的祖先一样，也跟从各地来到英国的移民一样。我们都拿着手中的牌，尽了自己最大的力。

麦甘家的孩子在热爱表演艺术之余，也跟他们在海上航行的先祖一样，都喜欢到处跑。只不过祖先是一个接着一个的远方海港，而我们换来换去的地方变成英国各乡各镇的剧场与电影摄影棚。奔波的戏剧人生有一个麻烦，那就是会感觉生活少了个锚，没有安定感；我们无法把某个固定的地方或人物当成标杆，借此来认识自己。我们很容易就会在工作与工作之间飘飘荡荡，也可能一不小心就沉醉在饰演别人的兴奋中，抛弃了自己需要的人格发展。我们四兄弟的感情甚笃，但这并不表示我们不需要多一点对自己的了解。话说到底，我们究竟是谁？我们内心拥有的，是什么样的爱？这种爱，要如何显现出来？我们的演员生涯，或许决定了我们在公众眼中是什么样的存在，但要是不拿出志气，用超越演员人生的规格去爱，那我们就永远无法成为自己可以成为的那个人，我们就永远无法找到家谱上的分叉点去组建新的家庭关系，我们的族谱树就会枯萎下去。我们的人生，正呼喊着要找到一个真心愿意与对方分享的联结，而不是一个我们被动交付的联结。光是像个孩子似的，接受有如义务一般的爱，对我们来说已经不够了，我们是时候选择自己的所爱了。

我眼睁睁看着哥哥发展出在原生家庭以外的新关系。我觉得好厉害，这些新加入的人生伙伴，竟能让哥哥展现出人格中的不同面向，我都不知道他们内心有这些性格存在。另外这些恋爱选择是如何改变他们与家庭中其他成员的关系的，也让我十分惊叹。他们选择去爱的对象，成了他们的锚。而有了这些锚，他们便有办法把自己看得更加清晰，更知道自己的爱是什么模样。

我的感情生活难以有办法达到那般豁然开朗。我有交往过的对象，而且有些还是很认真交往，但我的恋爱似乎都缺少了一种稳固与笃定。

然后，我突然遇见了她。从那之后，一切就都不一样了。

* * *

我必须先说，我不相信一见钟情。我觉得一见钟情是骗小孩的说法—— 一种自我确认的事后诸葛亮。事实上，一份爱，还是得要靠辛苦的努力才能获得。

我要说的第二点是，当我第一眼见到我太太，发生在我身上的正是标准的一见钟情。所以，我懂什么啊？

那年是 1986 年，我 23 岁，还是个年轻的演员。当时我父亲过世已经两年，我住在东伦敦的一间公宅①，每天的生活除了面试还是面试。有天我接到一个电话，经纪人说在利物浦剧场（Liverpool Playhouse）有出戏叫《三叶草与鳄鱼》（*Shamrocks and Crocodiles*），是个新锐剧作家的作品。他们希望那天晚一点可以在利物浦跟我见面，看我能不能领衔主演。我看了看手表，我已经排了上百件事要做，其中并不包括搭火车赶到利物浦。我脸很臭，但还是答应说我这就走。

我跟剧作家还有导演约好那天晚上 6 点见面。我从伦敦一处地址拿到了一份剧本，然后在尤斯顿（Euston）车站上了火车。满身疲惫的我在供餐车厢买了杯速溶咖啡，然后就在

---

① 公宅，市议会所有，低价出租给需要者，属于社会住宅的概念。

302

座位上做起功课，读起了剧本。

我这一读，整个人都醒了。这剧本真的写得太棒了。炽烈、聪慧而深刻。文笔甚为优雅，既富诗意又狂暴至极。故事讲的是一个利物浦的家庭因为父亲的骤逝而分崩离析，题材让我内心产生强烈共鸣。我于是把剧本翻到了正面，想看看作者的尊姓大名：海蒂·托马斯。

她果然是初出茅庐，一如我的经纪人所说。我从来没听说过这号人物。我试着想象她可能的模样。剧本里触及的主题是那么重要，创作的技巧又是如此娴熟，我很难想象她能有多年轻。最后我的猜测，海蒂·托马斯应该是个大器晚成的熟女作家——或许为人母的她是因为小孩大了，所以才得以重新提笔；甚至她搞不好是个垂垂老矣的女性学者，写作是她职业生涯的第二春。

到了剧场的后门，已经等着我的是导演。导演领着我进了个小房间。而我一进到那房间，海蒂·托马斯就起身跟我说了声嗨。

我突然变成了哑巴。她很年轻，跟我一样才二十出头，她的肤色跟精灵般的身段，甚至让她看起来还像个少女似的。她自我介绍说是土生土长的利物浦人，但她的口音更像是爱德华时代天主教修院学校里的小老师。这优美、残酷，流露出黑色幽默的剧本，就是出自这个女人（或者我该说这个女孩）之手吗？

人都到齐了，我们便开始讨论起戏本身。首先发言的是海蒂，她清脆的高音让房间里仿佛出现鸟鸣。她有如机枪一般的说话速度，很容易让人误以为她说话未经大脑或只是信口开河。但我很快就看出来了，一开始可能看不太出来，但后来愈来愈明显。在她子弹般的如歌嗓音底下，是有如剃刀般的锐利刀锋，就像绊人的绳索隐蔽在温暖的草丛当中。语言的迷彩底下，藏着恶魔一般的慧黠。

海蒂是我所见过的最"颠覆"的一个人了。她乍看之下温良恭让，却隐隐在字句之间藏着充满穿透力的感性发言。很多人虽然很聪明，却听不出海蒂的话中有话，他们还以为海蒂说话的声音跟内容"表里一致"，或以为自己已经看穿了海蒂。天晓得我搞错了人生中的多少事，但对于海蒂·托马斯，我就是百发百中，一眼就看穿了她是什么样的人，而我的心脏的鼓动也在肋骨间愈来愈大声，大声到我都怕她在访谈间听见。

她的剧本里那股生猛情绪从何而来，一下子就清楚了。我可以看穿她眼底有一股躁动不安，一种想要被看见，也想看见外界的东西。对谈间我们不断地四目相接，而在那些瞬间，她像是一手向我掏出了暴露在外而受过伤的心，一手指着心说你看这里——她要我看见她内心的圣洁，她要我知道她听见了我的心跳。

访谈结束，我晕头转向地离开了剧场。那天晚上我躺在床上，心脏依旧扑通扑通如小鹿乱撞。我获得了那个角色，代表着我得跟海蒂再见。她也感觉到了吗？抑或这都是我在胡思乱想，她也感觉到了。其实那天晚上我前脚离开剧场，海蒂后脚就冲到附近的城市广场，她在那儿找到了我。她的脑子里，不断地重复着一个念头：

找到了！找到了！找到了！

* * *

我获得了角色，而在数周的排演过程中，海蒂跟我无可救药地陷入了爱河。中午用餐的休息时间，我们会继续待在排演室里聊天，我们会一直聊、一直聊。海蒂几年前骤然丧父，就连她的手足戴维也永远离开了她。她身上流淌着的是爱尔兰裔的血液，出身于萨福克（Suffolk）的劳工家庭。她的幽默感会用锐利的锋芒偷袭你。我们确定是两情相悦，但当时却都不是单身。当然可以随便编个理由让欲望牵着我们的鼻子走，但所幸双方并没有这样做。我们所拥有的不是那么廉价的关系，而是值得不一样的联系。

《三叶草与鳄鱼》的演出非常成功。而戏结束了，我们也回归各自的生活。海蒂往埃文河畔的斯特拉福（Stratford-upon-Avon），成为皇家莎士比亚剧团（Royal Shakespeare Company）聘任的最年轻的剧作家。我回到了伦敦的公寓，回到我的女友身边，也回到了我原生家庭里面。我们通信了一段时间——其中尽是二十来岁的人会用的华丽词汇。那些情书至今仍栖身在阁楼的箱子里，拿出来还是能逗我们发笑。后来通信就停了。毕竟年轻不懂事，我告诉自己对她的感觉尽管强烈，却肯定只是人生会反复出现的寻常事件。我要自己别将之视为人生的终极救赎，因为那肯定只会是一场误会。接着我们失联了，一晃眼就是两年。

再然后，谁也没想到，我们又见面了。

再见面时，我在利物浦拍摄一部喜剧连续剧，住在河畔的一间饭店。我们戏里一位客串的明星透过共同的朋友认识了海蒂。一天晚上我走进饭店附设的酒吧，海蒂就跟我的明星同事一起坐在那儿。我的胸口，怦然心动了一下。简单寒暄之后，她告诉我她随即要飞到苏联出差，她要帮一份全国性的报纸采访新闻。久违的她很美——新的、单身的她，流露出崭新的自信。

我的心在对我喊话，而且它说得一字不假。就像维多利亚时代为人师表者用直尺狠敲着迟钝男孩的头，要他好好记住学习的重点，我的心也在肋骨间狠狠地搋我。

跟她把话说清楚啊，你这个傻瓜！把你的心情告诉她！找话讲，这很重要！

结果我是怎么做的呢？我跟她吵起了架。又傻、又无聊、又蠢，不知道在吵什么的一场架。如果要为自己辩解，我只能说是因为两人间的恋爱张力实在太强，不找个出口我会爆炸。只不过我运气差抽到签王，找到了个最烂的地方爆炸。连我都不得不佩服自己，真的。吵着吵着，我看到她眼眶开始泛泪，我可以感觉到老师的戒尺在我身上愈打力愈大。我内心呼喊着要自己快停，但我那张嘴就是不听。

我们在冻结的气氛中分别。我回到饭店房间，惊魂未定，在关上门的瞬间，事情清楚了。海蒂是我一生的爱，是能定住我的锚。像她这样的人，我再也不可能遇到。我要她的家谱跟我的家谱，接合成同一棵树。我想要捧着她神圣的心，让这颗心跟我的心用同一种节奏跳动。只不过眼下有这么好的机会，而我却完全在胡闹，这下子她不会再理我了。

布莱恩·帕顿 ① 的情诗集，而且还有张卡片夹在特定的页数。那一页上的诗句是：

怀疑不会终结你

闭上的眼睛也不会错失你的形体

当视网膜的光彩逝去

我内心的旭日会带给你光明

我的心停住了，胸口的老师给了我最后重重的一击。做

_____

① 布莱恩·帕顿（Brian Patten），英国诗人，1946 年出生于利物浦，以写作儿童读物著称。

人不要太过分，我真的得去找到这个女人，然后开口向她求婚。这一次，我真的不能再表现得像个彻彻底底的白痴。她在刚刚的卡片上留了电话，于是我立刻打电话到她在利物浦的妈妈家。

"我可以跟海蒂讲话吗？"

"她去苏联啰。"

"这么快？您有她的联系电话吗？"

"她人在西伯利亚！你以为这跟打电话到利物浦市议会一样喔？"

我翻来覆去地睡不着，便早起出发去工作。等晚上再回到饭店，我发现门缝里塞了本联络手册。

"也是。嗯……总之她要是跟您联络，您可以转告她说我打电话给她吗？"

我有点吓到了。海蒂那天离开酒吧之后就直奔苏联的荒郊野外，到了世界上仅有的几个我肯定无法联络上她的地方。我得等上漫长的几个星期，才能一吐我的真心话，也才能听到她的回答。选择时机的主动权不在我，在她。我的疑惑并没有终结，但我内心的旭日要升起，还得靠她一份巨大的赠礼来成全。这几乎就像她巧妙安排了一切日程……

现在，当我回忆起当年的点点滴滴时，海蒂会笑得像个小坏蛋。"活该，谁叫你是个大笨蛋。"

她最后终于返抵英国，回到了家。两年后，我们结为夫妻，一直厮守到现在。

在跟海蒂交往后没多久，我得知了她家曾经有过的另外一个小孩，也就是戴维的事情。戴维生来就患有唐氏症，并发的心脏缺损让他早早离开了人世。事实上在这个时间点上，戴维已经走了好几年，所以我没能亲自与他见上一面，不过在很多很重要的方面，我都觉得我们已经认识，而且还像有缘的兄弟似的。

素未谋面的兄弟，你怎么能够说自己认识？

很简单，一段家庭中的关系，并不限于生理、血液，也不限于那一对对染色体；家人的关系不等于生理组织，也不等于身体上的互动。一个家庭的成员，一个家的一分子，他们的人生就像棱镜一样存在于活着的人心中，而记忆跟语言就像折射出的色调，让他们永远活在其中。亲爱的人死了，他们身体产生人际互动的能力就消失了，但他们在家庭互动续篇中的角色还完好保留在那儿。爱护他们的人心，会继续承载着他们；被选来描述他们人生的对象与语言会突破死亡，继续传递关于他们的一切。他们会像故事一样，被拿来与陌生人分享；他们会像琥珀里的种子一样，被保存在家庭记忆的证词之中；他们的生命会在爱所选择的语言里延续。

语言不容小觑。可以传达出他们内心的我们是什么模样。

Compy，Slimp，Niney。

这些是戴维用过的字句。这些是我年轻兄弟戴维在儿时说过的话，年复一年透过与海蒂的日常对话，传到我的耳里。这些戴维留下的字句，我们俩每天至少都会使用一个。话说我这位兄弟使用的是一套很特殊的词汇。Compy 是他发明的缩写，意思是 comfortable（舒服）。Slimp 是他想讲 slim（苗条、纤瘦）时出现口误的发音。这个字念不好，并非单纯是唐氏症造成的，也跟他的听力障碍有关。不过说来说去，我最喜欢的戴维用语还是 Niney ——这是他用"臭奶呆"的发音在呼叫海蒂。结果，我自己现在也经常这样叫她。

戴维用语的特色在于每个字都联结着一个故事。每一个字，都折射着我未曾谋面兄弟的一道颜色，就像数据库里的每条记录，都能检索出某位先祖个性中的某一面，也像这本书里的一字一句，仿佛是我们家故事大全的参考书目。戴维的用语表达他一部分的自己，而这些字句用在我们的对话中，就像戴维还在屋子里跟我们共同生活一样。这些年下来，家人纷纷贡献了他们参与过的戴维故事，于是乎我现在有了一个用众人记忆拼凑出的戴维本尊可以与之对话。身为我的妻子，海蒂常常在惊讶中见我忆起我根本没真正见过的戴维。

我跟海蒂在一起的初期，住在她购于南利物浦的新居，当时还是靠编剧的微薄收入勉强凑够房贷头期款的年代。戴维在学校拍的老照片就放在海蒂家餐具柜上最显眼的位置，他腼腆的笑脸可以很方便地俯视我们磨合彼此性格的温暖过程。海蒂会跟我说戴维的故事，包括让他陷入苦战的心脏，还有他边喘不过气边说出的笑语。这对我们来说是个神圣的空间，就像从两棵族谱树交会处长出的崭新爱芽。这是一个我们所选，而不是我们被指派的东西，一个我们可以在底下跟新的家人亲吻的地方。戴维也是这神圣空间的一部分，是一颗超越了传承的圣心。

* * *

回到我自己的家庭，事情就远远没那么神圣了。当然，表面上一切都还算风平浪静。我妹妹克莱尔拿到一级荣誉学位①，从大学毕业了，之后也顺利在小伦敦②找到了傲人的工作。保罗出演了《我与长指甲》（*Withnail & I*）这部堪称一流的电影。马克搭上招待的"协和"号超音速客机，去纽约开记者招待会，原来他在美国拍了部讲述列侬生平的传记电影，演技精湛令人赞叹。乔在英国电视的黄金时段接了部连续剧

———————————

① 英国大学所授予的学士学位除学位证明，还区分不同的学位等级。这些等级由上而下分别是：一级荣誉学位（First Class Honours），是大学颁发学位的最高成绩；仅次于一级荣誉学位的二等一级荣誉学位（Upper Second Class Honours）；二等二级荣誉学位（Lower Second Class Honours）；三等荣誉学位（Third Class Honours）与普通学位（Ordinary Degree, pass）。大部分雇主与研究所都要求应征者或申请者须有一级或二等一级荣誉学位。

② City of London，是大伦敦里的一个市级行政区，易与"大伦敦"（即伦敦都会区）混淆。小伦敦亦称伦敦金融城，为伦敦证交所的所在地，因此是可与纽约相提并论的世界级金融中心。小伦敦还有个浑名是"一平方英里"（The Square Mile）。

《洛克克里夫的宝贝们》（*Rockcliffe's Babies*），他诠释的警探角色引起各方瞩目。我则一方面参与了奥地利一部大手笔电视剧的拍摄，同时也在西伦敦登台演戏。一切看来都很顺利，但麦甘家男生有志一同选择的演艺生涯，如今却感觉跟伯斯托路老家的空间一样窘迫而拥挤。我们四兄弟各自有无法用演出履历一言以蔽之的特质。在戏剧的世界里，竞争是一种获得鼓励的文化——日复一日的试镜，代表你的自我价值得一而再、再而三地在陌生人面前接受检验。得跟认识的朋友或同事互相竞争本身就够难堪了，如果还得跟兄弟们一起被品头论足，那就真的是不止一点烦了。这个新的情境，一不小心就会凌驾在旧有的家庭尊卑之上，由内而外地迫使我们兄弟用这行里粗暴的轻重缓急去衡量我们每个人的价值与地位高低。更糟的是，这情境会诱惑我们去相信为了成功，我们必须想方设法让地位或成就强压在最亲近家人的生活与成就上。这种竞争的文化拐弯抹角地潜入了家族的心中，而此时，正是手足们应该以社会新鲜人的身份，好好来打造出人生中各自不同健全方向的关键时刻。儿时那些鸡毛蒜皮的争吵、那些为了争宠而进行的较劲、那些证明谁比谁重要的角力，凝结成了一种东西，而这些东西有着更强的侵蚀性。我们共同传承的那颗心出了问题。

我们之间的矛盾有时真的是蛮无聊，而不巧我在家中辈分又是倒数的。当时我们兄弟间玩的地位游戏里，有一个我现在想到还会噗嗤一笑。这一游戏我称之为"公猫撒尿"。你看过猫咪标记领地吗？它们会大摇大摆地走到自己眼中对手的地盘，然后在上头的显著地标上撒一泡尿。这是在破坏对手的圣域，也是迫使另一只猫咪活在自己更为强烈的气味之下。这是一种私密的信息，只专门传送给懂得内情的同道中人知悉，其他的物种无法读取。但若你也是遗传基因有着联系的其他猫咪，这气味的意义明显至极："你的地盘归我了，这地方我想贬低就贬低，就看我高不高兴。"

麦甘四兄弟都有他们各自不同版本的"公猫撒尿"法。有人会拿另外一个人的住家或伴侣为标的出言不逊：或许是隐晦地批评某人的工作或抱负，或者是看似无心地蔑视某人的内心感受。没人会把事情做得太招摇，毕竟这是场严格限制在基因关联内的游戏。朋友与陌生人可能完全无感，但这一切行为确实就摆在那里，而且其想传达的信息就像麝香气味一样强烈。像这种小鼻子小眼睛的做法，很多家庭都或多或少觉得熟悉，但我们家兄长确实把这种源自猫咪界的破坏行为，推广到了极具麦甘家特色的境界，而且还开始把脑筋动到我新女友的圣域里。这，就真的有点过界了。

＊＊＊

作为十分热衷族谱发掘整理的业余研究者，我常在想，一个家庭的故事中，有没有那么一个特定的瞬间见证姻亲或遗传上的陌生人融入家族的完整经过，我说的是一个我们选择的心，跟因为传承而被指派给我们的心，两颗心变得心心相印的瞬间。婚姻或许标示了两个家庭在法律上的结合，但婚姻本身并不能强迫双方家庭的共存产生意义，因为那首先需要有互爱互信，而互爱互信只能由当事人出于自由意志而践行。一个家要同心，那颗心绝不可能由社会或法律指派给我们。我们是谁，取决于我们选择付出什么。比利姨丈成为我的比利姨丈，是在哪一个瞬间？

　　我已经想不起来了。而我对海蒂还有她一家子的感觉，是在哪一个片刻产生了变化？是不是存在那样一个时刻，我跟海蒂还有她家人的关系从同一套特殊的词汇，升华成生物层面的结合，产生了赤裸裸的同一道心跳节奏？

　　答案是肯定的。

　　1990 年。海蒂跟我已经宣布要举行婚礼。我们要办的不是时髦的伦敦婚礼，而是遵循传统的利物浦仪式。透过传统的做法，我们可以让一向认识我们、爱护我们的人儿心里暖暖的，因为传统婚礼才是他们认同的形式。婚礼对我们来讲，绝不只是一场派对或用来昭告天下的个人宣言而已。婚礼是家族纪年中的大事件，是一对新人相偕在他们的骨肉血亲面前进行爱的宣誓。这个场合属于整个家族，而不是专属我们两个当事人。我们是谁？我们凭什么独断地决定我跟海蒂以外的许许多多家族究竟要如何建立联系？

随着婚礼日期愈来愈近，我们的家人开始在利物浦会集。婚礼本身对正常的手足互动形成了一种挑战，而我很不寻常地成为这出大戏中无庸置疑的男主角。这不是我们家习惯的排序，而随着筹备工作不断推进，我意会到我在重要家庭活动中担任主角是多么稀罕的状况。这离奇的情形有人适应，也有人浑身不对劲。

门铃响时，我在海蒂位于南利物浦的家里，筹备着婚礼的各种细节。门外站的是我的一位哥哥。他来之前并没有打电话，门开了之后也没多讲什么，就直接越过我，像是回自个儿家似的闯进了海蒂的住处。海蒂跟平日一样礼数周到，给他端来了咖啡，还跟他互亲了脸颊。我盯着自己的哥哥，总觉得有鬼。看着他在别人家里踱来踱去，我气就不打一处来。我看得懂他的肢体语言，他在这间房里走来走去，随手翻动海蒂收藏的唱片，冷笑地瞅着她挂在墙上的艺术品，再似笑非笑地打量着朴素的家具。这是他使出的"公猫撒尿"，他在把气味留在我的新领域里，但这已经不光是我的领域了，这还是海蒂的地方。海蒂没理由受这种气。

他从壁炉架上拿起精巧的铸铁制苏联水手像，那是海蒂出差到苏联跑新闻时带回来的。这是街边小贩兜售的纪念品，也是布尔什维克①的一种伟大象征。他没去过俄罗斯，更别说去俄罗斯最难见报端的西伯利亚出差，但这一点海蒂做到了。海蒂礼貌地跟他聊着天。除了描述她在当地的经验，海蒂也打趣地幻想要是我们都被丢到十月革命②爆发的1917年，艺术家与知识分子的我们会经历什么样的人生。

"要是能成为俄国革命的一员，我还挺乐意的。"海蒂做起了白日梦来。

听她这么说，我兄弟摆起了架子笑说："你去能干吗？送饭吗？"

此话一出，就是一阵尴尬的沉默。他这话说得不经大脑，也不给人留面子。让人想接都没办法接。海蒂的眼睛转向我求援，她一方面不悦，一方面也显得不解。

送饭——在一场由艺术家跟知识分子所组成的政治运动里，他只认可海蒂有资格去送饭。海蒂的教育程度高我们可不是一点而已，而且她已经是成名的编剧，是出过书的作家，同时也有大报的专论出自她的手笔。最最重要的是，他是来她家做客的，而且还是个不速之客。海蒂还没弄清发生了什么事情，但我可是明白得很。海蒂固然才华横溢而且有傲人

---

① 布尔什维克，原为俄国社会民主工党中的一个派系，直译为多数派。苏联共产党的前身。

② 十月革命，又称布尔什维克革命。继同年的二月革命推翻沙皇专制，建立以贵族为主的临时政府后，十月革命又推翻了临时政府，建立了布尔什维克领导的苏维埃政府。在俄语中，苏维埃意为会议或代表会议。

的学历，但她在我家人眼里只是我的伴侣，因此她的领域就是我的领域，而我的领域自然是任何一只姓麦甘的公猫都能路过就来撒泡尿。我知道我这位哥哥会在主人面前如此失礼，如此口无遮拦，是一千次里可能才有一次的概率，是公猫在标记领域。这就是我的家人会做的事情。这是一种强迫中奖的家人之爱，一种没得商量的长幼有序，我应该认命，而我的伴侣该懂得学习。

就这样到我哥离开之前，我们都一直喝着超尴尬的咖啡。他一走，我便立刻把来龙去脉跟海蒂解释了一番。她感到好奇的是她如此珍视的伴侣，怎么会任由人糟蹋成这样。我想不用我说大家也猜得到，她是不可能吞下这种委屈的。"你怎么会让这种事情发生在自己身上？"她说。

我被问得哑口无言，但知道这问题她问得对。

就是这个瞬间。就在时间流动的这一点，我对我妻子跟对她家人的感觉产生了变化。那感觉从单纯使用同一套特殊的词汇，到升华成为生物层面的结合，产生了赤裸裸的同一道心跳节奏。我望向柜子上照片框里的戴维，戴维也用温柔眼神回望着我，目光中还含着一个请求。

"保护好她，别让她伤心。"

突然间我感觉到自己对这个小男孩的姐姐有一份爱，而这份爱将所有不识相的猫驱逐到了圣域以外。海蒂属于我，她是我的血与肉，她是个知书识礼、懂得爱、懂得关怀的

317

女性。保护她是我的责任，世界上再没有猫可以像刚才那样对她张牙舞爪。我们共同选择的这一切只属于我们俩，其他人都无权置喙。我们选择了彼此的那颗心，而这个选择也成就了我们自己。

从那一刻开始，我便懂得了我所做选择的真正价值。血，是一种多才多艺的东西，它可以选择在新的动脉中流动，可以自我更新，可以接受新的情感、新的身份、新的家人。

个案的证词：戴维的心脏

我记得自己有天早上起床要去上学，结果爸跟我说妈昨晚已经去了医院，因为她要生了。听了消息之后我兴奋不已；那年我 7 岁，弟弟钱宁才 4 岁。当天稍晚放学后，爸在车子里候着我们，他说："你们有弟弟了，叫戴维，而且他有一头红发！"

再把时间拉到现在。冬季的晚间，在我们的家里，低垂的日头在远方霜锁的原野上慢慢沉落。在伦敦开了一整天电视制作会议，海蒂刚结束忙碌的工作，回到了家。她累了，躺在沙发上，头靠在我的大腿边。她甩开了日常的俗务与纠结，在脑中爬梳起自己对小弟戴维最早的回忆。

他会被抱到没人打扰的前厅睡午觉，那儿只保留给最重要的人。我会趁他好梦正酣时鬼鬼祟祟地潜进去，偷偷亲他一下，因为我觉得他怎么会这么可爱啦！"完事"之后我再偷偷溜出来，一副什么事情都没有发生过似的，因为照理讲，我们是不准去打扰他的。

过了一阵子之后，戴维的异状才慢慢浮现了一些蛛丝马迹：

　　我记得自己曾察觉到有些事不太对劲，感觉到爸妈似乎绷紧了神经，但没有人给这感觉一个名字，而我也没有把爸妈的担心联结到钱宁与我当成宝贝的小弟身上。

　　到了最后，海蒂是在学校的操场上，第一次听到了有人用野蛮的语言，给家中幺弟的状况安上了一个名号：

　　学校里有人跟我说："你弟有蒙古症（唐氏综合症，会导致学习障碍、智能障碍和残疾等高度畸形）！"我激烈地加以否认。蒙古症，感觉好糟糕——但没人真的跟我说过我天使般的弟弟，究竟有什么问题。

　　戴维正式被诊断出患有唐氏综合征，是他 3 个月大时的事情。不过真正让他一家人介意的，是他的心脏有问题：他有法洛四联症。

　　他（戴维）有唐氏综合征这点，其实我们不太当回事。我从来没觉得这对我们家来讲是一个"问题"。戴维的唐氏综合征对我们来说，再正常不过了。爱，会自动长成所属空间的形状。他完美地融入了这个家，而我们对于他达成的每一个成就，都疯狂地感到骄傲。真正的问题，是他的心脏。

戴维的心脏病很快就让它们无法粉饰太平：他的皮肤动不动就会不依主人的意思，出现发绀的蓝色色调，也就是血氧不足；另外还会频繁出现心因性气喘，他会呛到好像无法呼吸，看得一旁的手足非常担心。入夜之后尤其可怕：

他的床边会摆上一个锡做的提灯，里头烧的是帮助他呼吸的莱特牌 295 焦油（Wright's 295 coal tar）。这种灯具会投射出朦胧的光线，整间屋里会弥漫着焦油的味道。直到今日，我都还很爱莱特牌焦油的味道——只要提灯在烧，我就能放下心中的石头。我们会知道戴维在睡觉，安稳地睡着，痛苦不见了。但总有些时候，焦油也没什么效用。

所幸，暂时把情势稳住的办法，算是出现了。戴维 6 岁的时候，他做了一种叫做"波茨分流"（Potts shunt）的外科手术，算是让他心脏系统得到了片刻轻松。这次手术动得正是时候，因为戴维的状况完全不能再拖了：

波茨手术是一种给心脏装上水龙头的概念。这不是正本清源的治本之道，但我实在不知道不动这种手术他还能撑多久。

戴维被推进手术室时，手上也没忘了戴着他心爱的毛线玩偶手套，他要他口中的"破布偶"陪伴。手术一动就是一整天。我记得那天晚上，我们在开着的电视前坐着——妈跟爸抽着烟，一根接着一根，等着医院的电话打来。然后电话响了，医院说他已经出了手术室，目前状况良好。我记得松了口气的爸妈都哭了。他们从医院探视回来后，跟我们两个小的说戴维手上还戴着那小小的毛线玩偶，而我们知道，这就代表他还好好的。

手术的成功立刻产生了效果，而且还是神效：

我永远都会记得。他的气色完全不一样了——他的手，尤其是指尖跟指甲，本来一直都是又青又紫，就像静脉曲张的青筋一样。但术后我抓着他的手将之翻了过来后，说出了这么一句："妈咪！他的手指变粉红色了！"那感觉就像他被修好了，回复了原本小天使的模样。

但事实证明，这只是短暂的回光返照：

戴维的行动力短暂变强了。他可以跟狗狗一起走到路的那一头。就寝时间到了，他可以自己走上楼梯去睡觉。但到了 10 岁的时候，他的体能还是出现了衰退的情况。钱宁曾经是背着他上楼的人体电梯。

戴维登上了进一步手术的等候名单，这一次的目标是釜底抽薪地解决法洛四联症。等待是一条无比漫长的路，而一年年过去，戴维的心脏更加千疮百孔。托马斯家急得像热锅上的蚂蚁，而一看到有小孩排在戴维的前面获得治疗，原本的焦急就进化成挫折感：

他被安排住院观察，而我记得我妈会说："戴维在名单上开始排队的时候，那边那张床上的孩子都还没出生呢，结果人家不久前已经动手术了。"

等戴维的手术日期终于敲定，托马斯家的心情才真正有一种乐观——一个光明的全新起点。手术的前一晚，托马斯一家在医院，聚集在戴维的床前，有人开玩笑，有人被逗乐。那一夜要回家时，海蒂还开开心心的。

稍晚，她的脸庞就淌下了泪滴。

我突然有种想法："我再也没办法看到活着的戴维了。"冥冥之中，我就是知道会这样。或许在内心深处，我一直自欺欺人地压抑着这场手术非常危险的事实。但或许在内心深处，我比谁都清楚这一点。

隔天，托马斯一家返回医院，等戴维从手术室里出来。海蒂没跟他们去，她利用那天把自己用来写作的储藏室粉刷了一遍。她需要做点什么事情来让自己分心，但即便如此，她还是频频看着时钟，频频看着时间滴滴答答地流逝：

　　那天一早他就进入了手术室。我们得到的通知是手术要动8个小时。午餐过后，他们就都去了医院，因为戴维预定大约下午两点会被推出来。但我看到他们的车子开了回来，停在了外头，时间比我想的要早。我赶紧跑到楼下问："他怎么样？"回答我的是钱宁，他说："他没能撑过去。"

　　手术需要让戴维的心脏暂时停止跳动，才能进行所需要的修复程序。但等到修复的步骤完成后，医师们却无法成功让戴维恢复心跳，多年的等待已经让心脏损坏得太厉害，无论如何都唤不回来他的心跳了。我无缘的小舅子戴维，就这样命丧手术台。

　　戴维的家人在饱受打击之下回到了家里。戴维的朋友、老师或邻居打来"加油"的祝好运电话、来问他"没事了吧"的拜访，还有祝福他"早日康复"的信息，仍持续涌入。每有人致意一回，托马斯家就得把简单而心碎的消息重复一回，然后就又会创造出一双崭新的泪眼。戴维，已经不在了。

　　之后的几天，托马斯家仍旧不得闲。戴维在复活节前夕的星期二过世，他们希望他能在复活节长假前回到家办丧礼，不希望他孤零零地在太平间度过这么多天。他依旧是托马斯家的一分子，但令人难过的是院方的公文旅行耽搁了两天，遗体无法顺利获得放行，这逼着托马斯家拼了命在星期四下午拿到死亡证明书，否则葬仪公司的人员就无法去带他出院。

在那莫名其妙被耽误的两天里，戴维跟他的心脏有什么遭遇，托马斯家事隔多年之后才有所知晓。

悲剧发生一周后，托马斯家举行了葬礼。海蒂的母亲希望戴维能以他平日的打扮下葬，为此她跟海蒂挑了些戴维最爱的衣服，而这对她们母女俩都是一次正面的体验：

有件灯芯绒的裤子他穿起来特别帅，然后有双在医院穿的拖鞋是他的新欢，我们于是让这些衣服与配件陪他入殓。另外，他有一个很宝贝的太空超人①公仔，我们也让他一起带着。尽了这么一点人事之后，我们的心情也稍微平复了些，感觉他仿佛回到了我们身旁。虽然他的身体已经不在了，但我们最后一次关爱了他。

告别式非常动人，很多人来见戴维最后一面。在教区里，

---

① He-Man 是美国美泰儿玩具公司出品的超能力英雄人偶，后来有同名的卡通剧。

戴维触动过很多人的心，但安葬的过程则异常凄凉，墓园下起了倾盆大雨，托马斯一家都被淋了个湿透。

葬礼结束后，托马斯家并没有大张旗鼓办什么活动。那天晚上，全家去戴维生前最喜欢的餐厅，安安静静凝重地吃了一顿晚餐。一家人静静地回忆着他们已逝的孩子跟小弟。他们想把戴维在这个家中曾有的意义，好好地理出一个头绪：

身为一家人，我们不算特别善于用身体接触来表达爱意。我们不是非常爱"抱抱亲亲"，但问题是，每个人都对戴维又抱又亲。我们都会跟他说我们有多爱他。戴维的存在，有着点石成金的能力，他能把我们共同的爱汇聚在一块。失去戴维，我们失去的不只是一位家人，还失去了一个让全家人能好好沟通的枢纽。很多人会说像戴维这样的孩子有"特别需求"，但戴维只是"特别"而已，反而是因为戴维，我们的需求得到了满足。

活着的时候，戴维是托马斯家的圣心。表达无碍的爱，发出有规律的脉动，贯穿在托马斯家的生活血脉中。托马斯家每个人最美的心因为他而不断得以维系与补给，而如今戴维的这颗圣心，已经从他们身边被夺去。

他们失去的，远比想象的多。

* * *

2000 年 1 月是我跟海蒂结婚的 10 周年，我们有一个 4 岁的小男孩。此时关于奥尔德赫儿童医院（Alder Hey Children's Hospital）的器官摘除丑闻，已经在电视报道中闹得沸沸扬扬，时间长达数月之久。这件事可说骇人听闻。死去孩子的器官，在家属既不知情也未曾同意的状况下，遭到了医院摘除，来作为私人的医学研究之用。这种陋习在利物浦格外泛滥。奥尔德赫儿童医院的劣行遭到揭发后，外界统计多年来被院方非法留存的人体组织有 2008 颗儿童的心脏，800 件其他各种器官，外加 400 副死胎。如此大规模获取死亡儿童身体器官的做法，是由病理学者狄克·凡·维尔岑（Dick van Velzen）下的命令。这些器官被保存在拥挤的地下室。至于相关器官的文件记录残缺不全，而且器官的保存条件也相当恶劣。像这样的做法已经变成了某种例行公事，行之有年，而且也愈来愈脱离任何医学伦理、家属尊严与法律规定的约束。

利物浦是我们的故乡，所以我们对受害的家庭格外感同身受。但因为戴维并没有去过奥尔德赫儿童医院，所以一开始，我们并不觉得这件丑闻跟自己切身相关。海蒂还记得我们想法丕变的那一夜：

一天晚间，电视新闻报道说戴维治疗心脏病的那所医院也跟这次的事件有牵连。新闻还提供了一个号码，让有疑问的人可以打电话去询问。我立刻就拨了电话过去，而接电话的女士态度很亲切，就是公事公办了点——很明显是训练有素。我提供给她戴维就医的日期与细节，而她说她会再与我们联系。只不过后来音讯全无，而且几个月过去，我们也没再把这事儿放在心上。我们想说这就代表没有异常吧。

结果我们错了。在事隔近一年的时候，电话响了：

我人在厨房煤气炉边站着，应该是在切什么东西。听到电话响，我去接了起来："请问是海蒂·托马斯吗？这里是奥尔德赫儿童医院。我们一直想联络上您，我们发现您的弟弟似乎也跟这次的器官丑闻有关。我们找到了他的心脏。"
我还记得那一刻自己脑充血的感觉。电话那头的女士说："我们可以向您保证，我们对您弟弟的心脏绝无任何不敬之处。我们给他准备了独立的罐子。"

原来医院在手术后，偷走了戴维的心脏作为研究用的标本。在那两天的空窗期里，他们任由盼着孩子回家的亲属苦等，擅自进行了验尸，然后在不告知家属的情况下取走了戴维的心脏。我们后来发现相对而言，戴维的心脏还算得到了善待。话说凡·维尔岑在摘取、利用死者器官时非常荒腔走板，所以很多人体器官的保存状况糟糕得令人发指——有些被任意堆放在水桶里，书面记录也做得极不完善。但戴维的心脏却登记在案，被作为法洛四联症的典型个案，这也是我们能顺利找回他心脏的关键。

海蒂紧接着要面对的一大难关与煎熬，是如何让母亲知道这件事。在后来某个晚上她母亲来帮我们夫妻俩照顾小孩时，海蒂才终于把这事告诉了她。那场面让人相当不忍：

我母亲朝屋外直奔而去。就好像这则消息是某种她必须逃开的野兽一样。等她好不容易冷静下来，能够说话之后，她表达出的痛苦也是我们所有亲人的痛苦。"那是我第一次让他离开自己的视线啊！"她说。

虽然经历了这么多乱七八糟的事情，但医院还是问了我们愿不愿意让医院保留戴维的心脏来作为医学研究用。托马斯家出于人之常情不想让医院偷窃的行为成为合法，变成好像是某种捐赠一样。他们要求院方立即归还戴维的心脏，好让他能完整地入土为安。那个月稍晚，两名女性代表来到我岳母在利物浦的住处，她们来办理不可少的正式手续，其中一名是法务主管，陪同前来的则是顾问。海蒂坐在母亲身边助阵：

他们拿出了一摞搞不好有一寸厚的法律文件——各种表格，真的够多。照她们所说，我们必须签署两份表格，戴维的心脏才能交还我们。我母亲的脸色一沉，像是吃了炸药似的。她告诉那两个女人："你们拿走我儿子心脏的时候，要我们签什么东西吗？我现在把他的心拿回来，要签什么？他的心是我的，他的心本来就是我的！"她死活不肯签字，此时那两名女士的态度倒也尊重而不失客气。我知道不签字也不是办法，所以为了让戴维的心能圆满回到家，我表示说不然我来签。最后我记得是母亲跟我各签了一份。

奥尔德赫儿童医院负担了戴维心脏的丧礼与棺木费用：所谓棺木，是个抛光的松木盒，大小约一平方英尺。戴维的墓地被重新掘开，松木盒乘着灵车来到墓园——在车内，因为这具"棺木"实在太小了，葬仪公司的先生只能将之放在大腿上。海蒂的弟弟约翰（钱宁）负责把盒子从车内拿出来，抱在怀里。墓园里的仪式简短而温暖：

时值冬日。我印象最深的是木盒要入土的时候，太阳正好升起，日光从云层中迸发出来。还记得第一次安葬戴维的时候，天空下着滂沱大雨，而如今总算是雨过天晴。

记忆仍在继续，泪滴一边在我妻子的眼眶打转：

那感觉像是事情终于有了个了结。第一次的葬礼在那令人

330

心惊的雨里，戴维并不完整。戴维不完整不单是因为少了心脏，也是因为我们不知道他不完整的经历，我们不知道他究竟发生了什么事情。唯有完完整整地知道一个人的故事，你才能完整地、好好地安葬他。

在这之后，奥尔德赫信托基金（Alder Hey Trust）赔给每个受害家庭 5000 英镑和解金。我们家收下这笔钱，事情便算是告一个段落。海蒂的母亲把一部分钱给了海蒂，要她去买点可以纪念戴维的东西。海蒂最后买了一对精致的烛台——那精巧的银质台身，如今占据着我们家中最耀眼的位置。

每年的圣诞节那天，海蒂都会为两个烛台系上缎带，然后各点上一根新的蜡烛。准备好后，她会把烛台放到一家团圆的圣诞餐桌上，而且会放在最中间、最显眼的位置。海蒂称呼它们为"戴维的烛台"：

每当将它们放到桌上，我从来不会想说："这是奥尔德赫的烛台。"它们是戴维的烛台。奥尔德赫犯下的罪孽，是他们忘记了这些孩子都是某个家庭的一分子。这些器官被窃取的孩子，大部分都是带着病痛或障碍来到世上，然后这样度过每分每秒。也因为这样，他们的兄弟姐妹跟父母亲会格外关爱、保护他们。你不难想象对这些家庭而言，失去这些孩子会是锥心之痛——而未经同意就掠夺孩子的身体，你不仅是在家属的痛苦上撒盐，更抹杀了家属在悲痛时分原可得到的一份赠礼：选择把爱传出去。这份礼物可以帮助他们疗伤止痛，比起让器官泡在水桶里溢出水来，溢到实验室的地板上，我想这种选择肯定更能帮助医学的发展。现在看到这对烛台，奥尔德赫儿童医院的名字已经不会浮现在我的脑海。我们已经收回了戴维的心脏。如今他生命发出的音量就跟过去一样洪亮，而且这声音如今所诉说的，只剩下他在世时值得在意的事情：爱、光明、家庭。这是属于我们的胜利。

奥尔德赫儿童医院的丑事，不在于他们做的事情无聊或没有意义，而在于他们做事没有先征得他人的同意。我们家，就跟许许多多的英国家庭一样热爱医学，也很坚定地支持器官的捐赠。只要他们开口，我们多半会首肯让戴维的心脏去造福别人。只可惜我们的心情没被当回事，戴维衰竭的器官也没有被当成是他本人或他家人的拥有物而被尊重，那可是我们年复一年奋勇去守护的东西。就是有人会觉得自己有资格任意取走戴维的心，这种态度，说明了这桩丑闻的爆发是医界自作孽，应该问责于医界的眼界狭隘，不该归咎于受害者的真挚情感。

所谓的公益，若是少了各方出于自由意志赋予的同意，那就既不公，也非益。

奥尔德赫儿童医院的教训是公共卫生要在社会中立足的

核心，也是公共卫生具备公信力的关键。公共卫生界若不能直接诉诸他们所服务的人心，那这种公共卫生就一文不值。要做到这点，医界必须了解到人的爱自有其真正的意义与韵律，心脏不像他们以为的那样，不只是产生心跳的器官。一个家庭的心并不等于生理加上血液，也不光是那 23 对染色体。这颗心，不等于基因遗传的各种设定，也不是生物学上的意外而已。

我们的抉择塑造了自己是谁；我们选择去爱的人，决定了被指派给我们的一颗颗心能不能安泰健康。

第七章

细胞坏死

细胞坏死 / Necrosis （名词）

○疾病、受伤，或血液供应不良所造成的细胞组织死亡。

○源自希腊文单词 ν.κρωσι ，意思是死亡的状态，或是死去的动作。

医学常识

人终有一死。

这是一个美丽、可怖、简单的事实，一个生物学上的事实，一个医学上的现实，一个族谱学上的定律。你可以拐个弯绕过去，可以用信仰去将之合理化，你可以用医学去对抗它，但是最后结果都不会因此改变。你存在的事实之中，便隐含着你必然将曲终人散的宿命。

你难免一死，也许很快，也许还要许多年，但你终究会死。

这项事实会像一个形而上的爪子，牢牢地抓住人类这个族群，真的不是什么值得大惊小怪的事情。如果疾患是推动着一个家庭中的英雄去展开故事篇章的反派，那死亡就是那铁血的裁判，他会把我们人生中的一举一动与每个抉择，统统简化为其他人三言两语完成的判决正文。到了最后的最后，我们的自由意志已经无足轻重，就像另一件生不带来死不带去的身外之物。

我们为自己现身说法的能力已经消亡。我们将成为继存者口中的描述对象。

在医药与科学的范畴中，死亡分很多种，或者说死有很多面向——小至显微镜底下，生物细胞的消亡，大到整个物种的灭绝。究其本质，死亡是一个过程，也是一场悲剧。与死亡息息相关的，是其捻熄的那条生命，而死亡所诱发的，是在痛苦中也具有建设性的改变。

在细胞的层级上，死是广大系统功能运作中的一员，它有其自然的角色需要扮演。人体中排好时程，时间到了会自然发生的这种细胞死亡过程，学名叫"细胞凋亡"（apoptosis）。有时候为了某种"公益"，细胞不得不死。这有可能是因为细胞已经损坏、受到病毒感染，或是为了让成长或发展得以成行，它们必须一死好让出路来。在这种状况下，细胞会井然有序地迈向死亡。蛋白质与酵素会将细胞分解成各个组件，然后机动而特化的吞噬细胞就会接手来收拾善后暨清运残骸，借此让邻近的细胞得以保持健康而不受影响。女性的月经与细胞凋亡有关，就像胎儿成长过程中要长出独立的手指与脚趾，也与细胞凋亡有关。建设性的死亡在人类生命的滥觞之中，就是这样扮演着要角。

但话又说回来，有些死亡虽说是自然，却感觉不出任何一点建设性。怀孕初期的胎儿夭折，也就是一般所称的流产，就是这样的一种案例。妊娠 20 周之前失去胎儿的概率很难说低；以 40 岁以下的孕妇而言，这一概率大约为 1/10。发育有问题的胎儿会自然而然遭到母体放弃，事实上在前 13 周流产的胎儿当中，过半数都存在明显的基因异常。如同细胞层级的细胞凋亡,胎儿的死亡也是生物学上的牺牲小我、完成大我,只不过对于亲身经历的当事人来说,情感上付出的代价却是非同小可。

另外一种生物学上的死亡也会让人付出很大的代价。细胞坏死——活细胞的非自然死亡——发生在人体中,是因为有外物造成细胞分解或提前死去。这可能的外来因素包括身体受感染、接触到动物毒液,或是受如冻伤之属的外伤。受到影响的细胞会膨胀至破灭,其内含物则会溃散。这类细胞毁灭毫无秩序可言,加上人体免疫系统产生的后续反应,吞噬细胞会因此无法掌控局面,也就是像细胞凋亡时那样按部就班地清理现场。遭摧毁细胞所释出的物质,会损害毗邻的健康细胞,细胞坏死的状况会开始扩散,进而使人体全面陷入风险。人体组织的细胞坏死有一个很知名的实例,那就是坏疽。

会发生坏疽性的细胞坏死,是因为输往组织的血流供应被阻塞,这类现象好发于人体手指脚趾看得到的部分,会使得细胞无法取得生存所需的氧气与营养。血流出现阻塞,可能肇因于血液循环不良,也可能是糖尿病或高血压等疾病所造成。其他可能引发血流阻塞的因素尚有严寒,或是受伤、手术影响人体的血流供应。不过说来说去,最常见的依旧是干性坏疽与湿性坏疽。干性坏疽固然严重,却鲜少危及人命,原因是干性坏疽造成的损害是局部性的,不具感染性,而且扩散速度慢。治疗时只要锁定受影响的四肢,切除坏死的组织，正常情况下的病人都可以完全康复。相形之下，湿性坏疽就危险多了。湿式坏疽的"湿"，指的是病人受到细菌感染，腥臭的脓液会快速累积在患部。这有可能进一步造成败血症，而如果坏疽或感染未及时获得治疗与切除，患者甚至有性命之虞。

不过最令人闻之色变的细胞坏死，恐怕还得算躲着让我们看不见的那类。手指或脚趾皮肤上的坏疽固然使人怵目惊心，却有助于我们采取应对措施。发黑的皮肤很难不令人注意到，而且诊断起来也较为容易。但若是坏疽藏身在人体的深处呢？万一维系人体运作的关键器官因为缺血，而在我们身体里慢慢死去呢？我们会知道发生了什么事情吗？医生会有办法及时明察秋毫，在染菌的坏疽啃食掉我们生命之前，切除掉病灶吗？

像这样的细胞坏死危机，有可能是急性肠梗阻的副作用。肠梗阻的意思是人体肠道中的消化废弃物，在其行进间突然遭到阻碍。肠道两端分别联结胃与肛门，其负有的重要功能是从人摄取的饮食中吸收养分与水分，同时将废物丢弃。我们吃下肚的食物，会沿着全长 8 米上下的肠道向前推进，至于动能则来自一种无意识的同步肌肉收缩，也就是肠道的"蠕动"。

在这一路上，食物会通过三个区域。第一个区域是小肠，小肠负责食物中多数营养的吸收；第二个区域是大肠，食物渣滓中的水分会在此被排除；排除水分后，剩下的就是最终取道直肠排出体外的粪便。

人的肠子会梗阻，有几个可能的成因。腹部若有癌细胞形成肿瘤，有可能会挤压而阻断肠道。憩室炎，大肠肠壁上的憩室①严重发炎，也可能是一种起因，患者将异物吞入体内也可能是原因之一。但在这些林林总总的可能因素中，有一种算是常见的肠梗阻原因，那就是腹部粘连。

腹部粘连的祸首是手术后结痂组织的带状纤维，这些纤维会粘连到腹部的器官或组织上。外科患者的腹部一经切开来进行手术，其内部组织就难免受到伤害。此时在这个内伤的上头，会出现"纤维蛋白"这种胶状物质，其作用是帮助封闭伤口。只不过有的时候，纤维蛋白会聚合成始终保持黏性之物，然后以此黏性去附着邻近的身体部位。这些条状的结痂组织若粘连到肠子上，将肠子拉扯变形，那肠道就有可能如同扭曲的水管一样打结，进而阻断肠道废弃物的通行。再严重一点，这会导致消化系统运作的彻底瓦解，因此急需送医处理。但消化道受阻只是问题之一，腹部粘连的另外一个后果是肠道扭曲部分的血液输送被切断。换句话说，肠细胞会断粮，会因为得不到需要的氧而坏死。坏疽接着就会沿着受阻的肠道向外扩散，让肠壁穿孔，同时因为肠道中充满微生物的环

---

① 当肠道长期受到压迫或因年老肌肉退化，肠内黏膜会于肠壁的弱点（血管进入肠壁的地方）凸出，形成外形似气泡的憩室。

境而遭受感染"变湿"。这么一来腹膜炎——腹内最内层及覆盖器官的一层薄组织严重发炎——就可能随之发生。若不赶紧送医，患者会在短时间内陷入败血性休克，细菌感染大举攻击免疫系统，会于此时让他们的身体失去抵抗力。原本健健康康的人死于肠梗阻，有时候就是几天的事情而已。

这类疾患不会管你的银行存款多少、人生长短、有不有名或是才干高低。身为比吉斯乐团（Bee Gees）一员的歌手莫里斯·吉布（Maurice Gibb）在 2003 年猝死，要了他命的就是肠扭曲。伊丽莎白·布兰威尔（Elizabeth Branwell），也就是勃朗特三姊妹①最钟爱的姨妈，在 1842 年因为肠梗阻而一病不起，而且受尽痛苦后才撒手人寰。可怜的她既没有现代外科的技术可以介入，也没有止痛药可以消除痛苦，整整被折磨了4天才咽气。随侍她在床边的外甥布兰威尔·勃朗特（Branwell Bronte）留下了这样的骇人描述："我已经神智不清了……我已经连着两夜都没合眼，就看着极端的痛苦在眼前上演，即便是我的死敌，我也不忍其受这样的痛苦。"

1956 年，美国艾森豪威尔总统陷入病危，原因还是肠梗阻。他以前的阑尾手术导致粘连，而能捡回一命是因为紧急手术动得及时。以外科方式来修复纠绞而坏死的肠道，通常是把肠子有坏疽的部分切除，然后把缩短但健康的肠子缝合。

---

① 勃朗特三姐妹，英国知名女作家，夏洛蒂、埃米莉与安妮·勃朗特的合称，三人是亲生姐妹，代表作分别有《简·爱》《呼啸山庄》与《荒野庄园的房客》。

像这样的整套流程，在外科界被称为吻合术。唯即便吻合术成功，也不代表病人就能全身而退，因为肠梗阻附带造成的感染本身就足以致命。大作曲家马勒（Gustav Mahler）、拳王阿里（Muhammad Ali）以及超人演员克里斯托弗·利瓦伊（Christopher Reeve）等人，都是败血性休克的手下亡魂。

一想到外科手术好心帮人开刀所留下的结痂组织，日后将如此肆虐病人的腹部，这一严重性实在让人不寒而栗。或许你以前曾腹痛割过盲肠（阑尾），或许你早期发现了癌细胞，医师替你及时切除了肿瘤。又或许对女性而言，你可能以手术方式疏通输卵管来增加受孕的概率。

子宫内膜异位代表正常应该出现在子宫内衬或子宫内膜的组织，异常地增生到了其他的地方，比方输卵管或卵巢。这些外来的组织可能会阻碍生殖系统正常的运作，因而导致女性无法受孕。子宫内膜异位无法根治，英国估计有 200 万名女性受其影响。在某些病人身上，子宫内膜异位会导致囊肿生成——子宫内膜异位囊肿，是由子宫内膜组织累积在卵巢四周形成的良性肿块。虽然不是癌，但这会导致女性不孕。子宫内膜异位囊肿可以长到直径若干厘米大小，但只要经由手术切除，女性就可以利用宝贵的空窗期来受孕，因为子宫内膜想重起炉灶也需要一点时间。

不过这类手术在助人受孕之余，也会留下结痂组织，而这为了创造生命所留下的组织，未来可能成为患者的索命符。

死与生是一对亲密的舞伴，他们会随着名为岁月的舞曲翩翩共舞——它们也是我们把集体的历史当成音乐剧，在上头创作着歌词暨故事内容的双层五线谱。我们写下的每一个故事，都需要一名反派来推着英雄采取行动，也都需要一次次无可避免的反复记号来赋予这样的行动以意义与结构。凡人皆有一死，有人已然死到临头，有人尚余长寿。但隐而未发在生而有涯底下的，是一种默契，我们心知在大限之前，独一无二却稍纵即逝的音乐会悠扬飘送。人会死，是因为他们曾经活过。生命是那唯一一位有如兰花般弱不禁风的作曲家，是他穿梭岁月，执笔写下了我们家族的不死音乐。

时代的故事
尚未启航的船：海蒂与史蒂芬·麦甘，1990年至此时此刻

我跟海蒂的大喜之日，是在1990年的某日。那天天公作美，婚礼在南利物浦一座英国国教的教堂举行，海蒂的祖先都曾在这里结婚受浸。作为一个热血的家族历史学家，我觉得这场地的选定堪称神来之笔。除了我们结为连理，这天也是英国国教与罗马天主教的结合；这是场宛如大公运动 [①] 的典礼，与会的有基督信仰中的不同分支，圣坛上各门各派的神职人员，人数多到连我自己都担心新娘新郎会挤不上去。我们饶富兴味地看着出席典礼的教友坐得楚河汉界、泾渭分明：新郎这边的天主教亲戚坐在一边，新娘的英国国教家族则坐在另外一边。他们有人很刻意地画着十字，有人则很刻意地不画十字，以此来区分他们那不同的宗教门派之别。不过，大家都因为重要的事情而联结起来。我说的是两个家庭的结合，麦甘家的族谱树在这个交会点上，发出了新的枝丫。

我记得在教会签下结婚登记书的瞬间。我把自己歪七扭

---

① 又称普世教会合一运动，顾名思义，其宗旨是要把基督信仰中的各个教派融合起来。

八的名字，再一次签在了公家的文件上，供后人追寻。我忆起自己刚成年时的鬼画符，六年前是如何写在父亲的死亡证明书上，此时我感觉到齿轮在缓缓转动，我在麦甘家族谱上的人生旅程，通过有如里程碑一般的文件刻画下了进程。百年之后，也许某位后世子孙会回溯到这一粒小小的面包屑上。届时这份法律文件就会是白纸黑字，我生命仅有的证明。这会是关于我仅存的蛛丝马迹，就像考古学者挖出某个远古村民的苍白遗骨：拼凑而成的骨骸，证明了这个人确实曾经存在。这样的事情，我对麦甘家的祖先做过，所以这念头让我莫名感到安慰。我感觉到一种谦逊、一种脚踏实地。我们的人生无论有过多奔放的热情、多豪气的奋斗，最终都将随着时间过去，像软组织一样消解在土里，直到世上仅存一张张单薄的文件，仿佛我们的遗骨———副不起眼的骨骸，任凭后世用想象力填满故事的空白。我们自以为的不朽，是令人分心的虚假妄言。叙述是生者的特权，与亡者无涉。

伴郎由我哥哥马克担纲，我妹妹则是伴娘，另外三个哥哥也非常融入现场的气氛。虽然——在当时，我们隐隐约约有心结在闷烧着，但总归是亲兄弟，手足之情难以磨灭。话说到了此时，麦甘家的新生代也开始登场。乔有了个小女儿，保罗有个儿子。大家有各自的伴侣，各自的住处——各自的家庭，熔炼入我们共同的姓氏中。虽然我们选择的职业像一条锁链，让我们在公众面前的个性空间被限制了，但四兄弟已经感觉到同样的齿轮转动。我们都在长大，而长大意味着我们会变得疏远。旧有的尊卑开始衰亡，但内心深处我们都知道，这是一种利大于弊、对大家都好的死亡。

香槟端上了桌，眼泪潸然落下，音乐开始悠扬。这之后，海蒂与我随着蜜月行程先来到了托斯卡尼，然后再回到我们在埃塞克斯乡间购置的新居。我们当年才27岁，前方尽是崭新而耀眼的故事线。

在我们婚后数年间的故事主线中，其中一条与职业生涯有关。这是一部已经酝酿许久的剧作，而且还跟我的家族与家族史有着令人动容的共鸣。话说我长期以来投身的族谱学研究，都一而再，再而三地带我绕回一个主题，那就是19世纪40年代的爱尔兰大饥荒。而在我追踪过的维多利亚时代一页页的利物浦数据里，都有那场灾难的冤魂驻足不散。虽然当时的我还不知道麦甘家来自爱尔兰的何处，但我已燃起了好奇心。对于哪些事件导致了爱尔兰先民大规模出走，我也一心想要查明。爱尔兰大饥荒从来没有出现在学校的历史课里，这件事影响英国西部的历史甚巨，却从没有过大型的影视戏剧以此为主题。于是乎，初生牛犊不怕虎，我想说我自个儿来拍一部得了。

为了做功课，我跟大哥乔一起跑了趟爱尔兰的凯里（Kerry），而后我们有了构想，要以一个乡间的爱尔兰家庭为核心，拍一部以饥荒为主题的电视剧；找演员很方便，麦甘四兄弟自己上就成了。我回到家之后，打印了一份电视剧的纲要，而我的自家兄弟则成立制作公司来推动这个项目。我们给公司取了与伯斯托路附近一所小公园同名的名字，小时候我们会在公园里玩，我自己则曾在那里与广场恐惧症奋战。我们找了爱尔兰第一流的鸟仔制片公司（Little Bird Films），与之联手，而后到了 20 世纪 90 年代初期，英国广播公司旗下的 BBC 北爱尔兰同意出资播送。才华横溢的亚伦·丘比特（Allan Cubitt）获延聘来构思剧本，接着 1994 年，我们发现自己竟然真的拍起了一部共 4 集的虚构历史剧，以 1847 年的爱尔兰马铃薯大饥荒为背景，这出剧讲的是在惨绝人寰的当时，一个乡村家庭的故事，名为《大饥荒》（The Hanging Gale）。

《大饥荒》的拍摄工作，在美丽的多尼戈尔郡（The County of Donegal）乡间费时 4 个月，那儿是野性十足的爱尔兰西北，其间我们得到了爱尔兰影视圈上上下下的援助，更别说无可挑剔的当地配角，也就是爱尔兰企业与当地的乡亲父老，他们的参与实在是我们能成事的关键。事实上拍摄进行没有多久，我们就恍然大悟，何以这么些年竟无一人尝试将爱尔兰的这段历史搬上屏幕。当年的饥荒是至今还没愈合的伤痛；作为一种历史、个人与文化层次上的痛处，这段历史绝非在利物浦落地生根多年的爱尔兰裔子弟可以用这个故事诉说得全面的。但我们的诚意不容置疑，我们是真的想尽力而为，把一个饥荒的故事讲得真实，讲给那些可能从来不曾听闻此事的观众听。欧文、苏珊还有他们的孩子，值得有人为他们做这件事。

于是我的家族史以一种谁也没想到的方式绕了一个圈，回到了起点。我们经历过的饥荒得到了再现，但这并不是个悲剧，只是一出老少咸宜的戏剧。一个半世纪前，身无分文的麦甘家族逃离了此处，如今重返故土，麦甘家族竟成了有司机接送、脸上化着妆且被无微不至照顾着的4名电视演员。我们田里那些染了病而长得不好的马铃薯全是道具，降临在我们身上的那无情的洪水是造雨机器的作品，跟多舛的命运没有关系。叙述是生者的特权，与亡者无涉。我们家祖先的真实痛苦，今已成为后人的描述对象。戏里不少角色都没能活下来，而活下来的那些，则跟麦甘家祖先踏上了同一条移民之路。我的角色死得很惨，身为反对当局的爱尔兰人，他被吊死在绞刑台上。由特技演员装扮成我，然后从打开的暗门踏空，在绳结中蠕动挣扎的那一幕既精彩又恐怖。这是一种应剧情需要而进行的"细胞凋亡"———一种角色被剧本写死，好让故事可以继续演衍的公益之举。

这出戏大获好评，收视率高不说，奖项的肯定也随之而来。但现在回头去看，这出戏也标志着另一种家庭的死亡；当时看不出太多端倪，如今看来却是刚好而已。若说一路以来，我们家有什么机会可以用一种真正属于"家族事业"的方式来合作，那就是《大饥荒》了。身为共同制作人，我们原有机会可以用累积的经验来合作新的剧本——我们可以组成一个团队，单挑名为影视制作的各种烧脑考验，而不再是各行其道、互相挤对的演员个体户。1996 年，我在出席英国影艺学院电影奖 ① 时被一个电视圈的大佬问道："你们兄弟几个下次要拍什么东西？"

唯态势至此已相当明显，我们兄弟之间不会再有"下次"了。《大饥荒》的合作非常愉快——集感动、趣味、挑战性与各种收获于一身。我们都非常努力，也都带走了会珍惜一辈子的共同回忆，但集合四兄弟来进行这样的大制作凸显了一件事，那就是如今的我们有多么视自己为独立的个体。镜头前的家族性格与个别成员的私下需求，其实有着巨大的鸿沟；我们四兄弟的兴趣与才华，其实只能以南辕北辙形容。话说到底，任何一种真正的家族事业，都需要某种程度的团队合作与取长补短，但这些东西我们四兄弟就是做不到。不论在私下的制作会议上，还是在公开的宣传场合中，这样的事实都明明白白摊在我们眼前，而我觉得这也算是好事一件。我们共同的过去内含着坏死的组织，还是切除那些部分为宜。这是场有秩序的细胞凋亡，有助于我们在各自的小家庭里与自己选择的不同伴侣一起成长。虽然在未来的日子里，兄弟

----

① The British Academy of Film and Television Arts（BAFTA），俗称"英国奥斯卡"。

再度合作过，但那都仅止于有如"同事"一般，把该做的工作完成而已，我们不再在职业上心存任何"命运共同体"的幻想。

　　海蒂已经是我的家人了。就跟一百多年前的欧文与苏珊一样，我们踏上了属于我俩的旅程，选择了不一样的未来。我们放下了都会的生活，投身埃塞克斯，在时间仿佛静止的乡间拥抱平安祥和，亲戚离我们好远好远。海蒂的职业不再局限于剧场剧本的创作，而开始拓展到电视剧本——后者是一份固定、待遇优渥的工作，相对于我全有全无的演员工作，这份稳定的高薪可说帮助极大。《大饥荒》赚到的钱，让我们得以搬进附近城镇萨佛伦渥尔登（Saffron Walden）一所大一点的房子。我们购置的房产需要大刀阔斧地整修一番，而关于整修，不是年轻人没那种精力去挑战，而是我们得一片片把地板拆除、把墙壁打掉，得在冬天没有暖气的房间里发着抖等中央空调装好，得一边存要拿来做厨房的预算，一边先在摇摇欲坠的煤气炉上凑合着煮饭，但那间冷得要死的房子有着满满的希望。我们的房产有四间房：我们的卧室、一间书房、一间客房……而剩下的一间，或许是未来的育婴室？

　　这时我们已经结婚5年，但我们从来不觉得自己有经济条件迎接孩子的到来。我们原本的旧木屋太小，很难想象在里头生儿育女，加上为了工作，家里经常看不见我的人影，所以也没太多机会跟海蒂认真做这方面的规划。但话又说回来，我们已经有 18 个月不避孕了，我们很宿命论地面对怀孕一事。该发生的事情就会发生。但如今我们搬了新家，也有了预备好的育婴室，感觉是时候认真尝试"做人"了。

随着 1995 年接近尾声，希望中的怀孕依旧没有影子。这倒不值得我们大惊小怪。我们清楚怀孕这回事，不是一个口令一个动作——很多夫妻都被这个自然的过程耍得团团转，生物学上的变数只会多，不会少。但当海蒂在脑中盘算过一番之后，她觉得我们做人的成效不彰有必要进一步调查，并为此去看了医生。

她的家庭医生在检查之后说："我觉得你可能长了卵巢囊肿。"为此她又去看了专科医生，结果超声波检查证实了她的右卵巢处有个巨大的子宫内膜囊肿。我们都被吓了一跳。我们用两手做出盛水的姿势，模拟出圆球状，想象一个直径 10 厘米的东西，怎么能神不知鬼不觉地在肚子里待这么久。海蒂顶多是轻微觉得痛，但都不是很严重。她终究算是幸运，因为囊肿不只一种，有些长得很快而且有满满的积液，会在人体内扭曲爆裂，不知不觉中造成很多麻烦。对海蒂来说，好消息是她的囊肿是实心且是良性的，是子宫内膜异位长年累积出的结果。坏消息是，这个囊肿包围了海蒂的生殖系统，致使她无法受孕。专科医生并没有绝望，认为若是以外科方式将囊肿切除，那么会打开一个短暂的窗口，受孕的机会就来了。我们决定事不宜迟，10 月底就安排海蒂住进医院。

这场手术的严重性让人有点措手不及。搞了半天，原来这是场大手术，大概是子宫切除术或剖腹产的等级。外科医生得划开不止一层腹部组织，才能接触到问题所在。这么一来，术后的海蒂就得面临漫长的康复，而且期间会变得行动不便。所幸手术本身算是成功，我们有了短暂的窗口期可以受孕——大概 6 个月吧，专科医生说。

海蒂回到家，开始在一个仍旧像被轰炸过的屋子里休养。她会哀伤地把手指放在那仍旧深藏在体内的暗红疤痕上。她下腹部原本细致滑顺的线条，硬生生被这条疤痕给划过。我倒是很爱那道疤。事实上，我至今都还很珍惜那道模糊到几乎无法辨识的暗影。年轻岁月里，疤痕在我们眼里只是单纯的瑕疵：我们以为完美存在，而疤痕就是在那完美之上留下的永远磨灭不去的残缺。但年轻时的完美其实不过是空白一片的画布，我们会慢慢把如油彩一般鲜艳跳跃的自我形象涂抹在上头。疤痕，就是油画调色刀所留下的刀痕，那一笔一画勾勒出的细节，赋予了整幅画作意义。或者也像是我所钟爱的数据库档案：疤痕就像永久保存的公文书，证明着某种人生经验确曾发生，那可能只是人生的小插曲——铁钉划破的一个口子，或是一个要不了命的意外，也可能是非同小可的大事件——像是得靠外科医生插手处理的伤口，或是从疫病中幸存而留下的明显的皮肤病变。但就像那些不起眼的死亡证明书，或是船员名单上的姓氏与名字，每一道疤痕背后都有一个故事可以诉说，而集合起来，它们会拼凑成一幅肖像。肖像的主题就是叙述交织的人生，人生不是被疤痕毁容，上头一无长物的画布；人生是疤痕的荟萃，是疤痕将意义赋予了空白的画布。

来到了圣诞节，海蒂觉得身体好一点了，于是我俩知道不能再混，生育的宿命论已经不合时宜。现在有了个契机可以成为父母亲，我们也打算毫不客气地扑上去。时间滴答滴答，一分一秒地过去，我们该好好"做人"了！

我们几乎是一发中的。1月份，海蒂就挥舞着阳性的验孕结果。一杆进洞！我们喜出望外，试着不要得意忘形，毕竟这是怀孕初期。但我们还是忍不住幻想屋子里回荡着孩子的哭声。只可惜老天爷不配合，仅仅怀孕6周，胎儿就自然消失了。还未成形的胎儿原本是我们希望的载体，这时则让我们留下了两行清泪。感到颓然也是理所当然，毕竟海蒂为了我们夫妻俩的第一个孩子吃了那么多苦头。不过这当中也不时透出安慰的曙光；我们现在知道了怀孕是可能的，只是需要更有计划、更有决心。重新来过便是。

到了这个节骨眼，我们的计划已经彻彻底底被打乱。我找到一份巡回演出的工作，演一出叫《女煞星珍恩》的牛仔音乐剧。以当时的经济条件，推掉这份工作是不可能的，于是我们仔仔细细规划了时间。因为距离上我可采用通勤方式去演戏，海蒂跟我打算趁我在英格兰东南部演出的那几周来实施做人计划。由此每回一落幕、一下戏，我就会像阵风似的开车回家，继续夜里的未竟之业。剧组里的其他成员知道我这么拼，都会在我要匆匆闪人时给我加油打气，他们会学美国牛仔的口吻喊"断条腿吧（祝你好运）！"或"咿—哈！"

这一次，海蒂跟我几乎是一举成功了。此时已经是春天的尾声，巡回演出有一星期的空当，工人则已经开始拆家中的浴室，于是我们决定暂时到诺福克（Norfolk）一间租来的房子避难，毕竟家里现在是个一团乱的嘈杂工地。海蒂在诺福克又验了一次孕——结果又是阳性！随着时间一周周过去，事情感觉也愈来愈顺利。这次与前一次不同，我们比较放心，信心也慢慢地开始累积。这次怀孕感觉可以成功，我们就要当爸妈了。

在诺福克的微风吹拂下，我们沿着广袤而布满水洼的河口岸边漫步。一边走，孩子边在我妻子的子宫里成长，此时它还只是个小不点胎儿。它有朝一日会成为吾儿多米尼克——一个天资聪颖的哲学系大学生。如今在课业上，他会终日与深不可测的存在问题相搏，而对我来说，四两拨千斤地用剧场里那些直来直去的事实来回答儿子那些深不见底的形而上谬思，是一件充满童趣的事。不论他用上多么高深的逻辑推理来盘问他眼前现实的本质，不变的事实都是万一《女煞星珍恩》没刚好巡回到英格兰的沃金（Woking），方便我让海蒂怀孕，这世上就根本不会有他的存在了。怕了吧，笛卡儿！

怀孕初期一切都不太真实。海蒂不太害喜，而且 6 个月之前都看不太出怀孕的身形。我们会战战兢兢地看着日历，算着光阴一周一周溜走；每个星期对我们来说都是一个新的里程碑；每过一个星期，都代表我们可以对宝宝放心的那一天愈来愈接近。我记得 6 月份做的第一次超声波扫描，宝宝如鬼魅般模糊的动作在仿佛是古董黑白电视机的屏幕上闪烁。医生助理指出宝宝的小手指位置；他好像知道我们在点他名似的，又是弯，又是伸。"天生是个小戏精呢，这家伙！"医生助理说。我想到了自身的表演生涯，想到那些鸡毛蒜皮的奋斗与失望。能免则免了吧，我想着。我的孩子已经是我可以活生生看见的实体了，我希望"它"的一生可以无忧无虑，可以像那些小手指一样想弯就弯，想伸就伸。这时这条新生命在我嘴里，还是个"它"。我们觉得等年底正式面对面了，再知道"它"的性别比较好。前提是我们可以撑到年底。

时序入夏，我们去地中海的梅诺卡岛（Menorca）度了个假，回来之后海蒂就完全看得出是个孕妇了。我会附耳在她的肚皮上，倾听羊水传来哔哔剥剥的泡泡声。我们那位还无名无姓的腹内小潜水员，很容易就被我们赋予各式各样的人性。"喔，你看你看！"我们会说，"它在踢脚耶，因为它喜欢这音乐！"我们肯定明白孩子的动作只是随机的本能反应，但我俩已经开始看图说故事赋予未出世孩子人性的过程，我们会把动机联结到宝宝那还在胚胎层次的心灵。叙事，是生者的特权。

　　到了第 29 周，海蒂开始有了些虽说轻微，但仍使人不安的"伪"阵痛，但凡短距离走路就会这样。医生的建议是彻底休息，因为有些妇女的阵痛会在这些警示之后提前发生。这时距离奇妙的第 32 周门坎还有 3 星期，3 周后，宝宝就会被认定相当安全，就算早产也无须担心。我们紧张兮兮地盯着日历，终于跨过了这道坎。医生告诉我们宝宝可能早产，而这代表预产期会妥妥地落在 12 月中，只是随着圣诞节慢慢靠近，宝宝却毫无动静。海蒂的肚子愈来愈大，我们取消了过节时与亲戚的聚会，低调地准备过一个只有两人的圣诞节。要住院的行李箱都打包好了。圣诞夜，海蒂的子宫开始收缩，要生圣诞宝宝了吗？海蒂做好了生产的准备，而我则在夜空中找寻着适合而明亮的星星。但最终证明那收缩只是虚惊一场，显然，我的孩子还挺懂过节的幽默感。

　　12 月 29 日凌晨，海蒂先泡了个用来放松的澡，而我则漫无目的地来回踱步。这之后我们开车穿越结霜的白色街道，去位于剑桥的医院。助产士检查了海蒂一番，然后说她的产道已经充分扩张，人则处于"确认阵痛"的状态。在还不算密集的收缩之间，海蒂在又小、又热的病房里走来走去，然后缓缓地进入阵痛时女性那种眼里只有自己的原始状态，她的世界会缩小至只剩病房大小，然后再收缩到她的身体范围内。那是一幅甚具启发性的光景。我的人生伴侣退至一个我永远到不了的境地——一个人类的女性祖先都曾先海蒂一步造访过的境地——那是古老痛觉的所在，而且在医学能一挫自然界蛮横算计的锐气之前，那还是一个经常有人死亡的境地。我开始理解到男人在这一切当中的无用武之地，真的是刚好而已。我所属性别的雄赳赳气昂昂与自以为是，在生命最关键的时刻全无价值。我们唯一的用处就是听所爱女人的吩咐，其他都不用麻烦，做了你也是白费功夫。这是一堂教你如何谦逊的课程，至今我深感获益良多。

阵痛的第一阶段显得犹为漫长。3 个小时过去，海蒂仍毫无进展，助产士建议她应该以人工弄破羊水来"让事情稍微加速"。

但这么做的加速效果显然不只一点。海蒂的羊水一破，一切就变成快速播放了。短短几分钟，她的子宫颈已经全开，助产士敦促她别太用力推。就这样，事情从一个有点稍嫌不够紧张的阵痛过程，急转直下成需要医护来专业处理的状况——还算不上危机，但井然有序已经不可能。医护人员开始一一出现在床边，而在一旁的我则被愈推愈远。分分钟更加明显的，是我的多余与碍事，毕竟海蒂在一波波痛浪的袭击之下，渐渐失去了对周遭环境的认知能力。我很快就有了别的事情要担心。阵痛第二阶段突然来临，"推"并没有让宝宝的头部完全进入正确的姿势，而是朝其中一边肩膀斜——专有名词叫"头盆倾势不均"（asynclitism），由此宝宝的头部没有办法与产道成一条直线。同时，宝宝的身体正处于所谓"右枕横"的胎位，意思是宝宝的身体面向妈妈的身体左侧，没能与产道对齐。胎儿心跳仪开始显示宝宝的心率呈不正常下降。现场专业人员的口中仍能吐出冷静与让人安心的语言，但我看得出他们眉宇间忧心忡忡的眼神交流。宝宝开始变得窘迫，他们得赶紧把他弄出来才是。一名年轻的产科医师挥动着产钳，然后只见我太太被划开。一切都发生得太快，手术袍与刷手服在我眼前糊成一团，医护间充斥吼叫着该怎么办的声音，空当则穿插着海蒂有如动物一般的呼喊。产钳夹在我孩子的头脑上，海蒂还记得产科医师专注在那一点上，使出了吃奶的力量，她拉啊拉、拔啊拔，才终于让婴儿那扭曲的身躯脱困，来到这个世上。

在刺耳的人生交响乐之间，时间仿佛凝结了，然后终于传来单一成年人的说话声音，有人松了一口气，那声音听来专业而不掺杂感情。

"出来了。"

怎么没有号啕大哭，不是应该大哭一声吗？

我瞥见蓝色的皮肤，他像只小海豚——医护人员围在新生儿身旁，然后把它带到保暖台去清除喉咙的黏液，忙碌中显得安静。

几秒钟过去，我终于听到了它的声音。不是完整的一声大哭，而是比较和缓，像是历经劫难后的呻吟。

海蒂轻松而喜悦的目光，穿透了刚才的痛苦与谵妄。助产士把呻吟中的小宝宝捧过来给我，好让我可以宣布宝宝的性别。我第一次跟他面对面。刚被产钳又夹又扯的他，又红又紫——扭曲的表情是因为痛，也是因为刺眼的光线。

是个男孩，我有儿子了。

我们事前预备了两个候选的男孩名，帕特里克与多米尼克。海蒂看不见他的脸，所以她让我决定儿子长得像帕特里克还是多米尼克。"多米尼克，"我说得斩钉截铁，"百分之百像多米尼克。"海蒂鲜少把家里重大的决定交由到我做出，这可能是仅有的一次，我想她恐怕一直后悔至今，但我儿子倒是相当满意这个名字。

海蒂像一阵风被送去缝合，所以我惊讶地发现自己得跟刚出世的宝宝在恢复室中独处。多米尼克。原本的那个"它"，现在有了名字。这个名字，现在有了一张真实存在的面孔，还有小小的手指，一个完完整整的人。多米尼克裹在毯子里，躺在床上，而我在他身旁的椅子上坐着。现在想想觉得有点不可思议，但当时在恢复室里，我并没有把他抱起来，一次都没有。老实说我紧张过度了。那感觉就像我被交付了一组精巧而脆弱的器材，却没附上操作说明书。我跟宝宝真的坐得非常近，我还轻轻地抚摸了他的小脸。产钳的折腾，让他看起来活像是刚打完一个回合的赏金拳手，每10来秒钟他就会悲从中来地"唉"上一声。

"乖，儿子乖。"我说。

儿子，那我就是父亲啰？双亲之一的父亲。我接下来的人生会好好认识眼前这个还是小不点的赏金拳手，他会是我钟爱超越一切的人，我已经确信这一点，不过问题是，坐在他身边，感觉就是有点……怪怪的。这一颗带着瘀青跟小手小脚的小肉球抬头看着我，我却觉得陌生。他是谁？而我这会儿，又是谁？

在所有为人父母的过来人当中，保罗哥哥给了我一个最好的建议，到现在我都觉得没人能够超越：

第一眼见到你的孩子，就像认识任何一位人类成员。他们不只是你个人的投影——他们也是全新的个体，他们有自己独特的偏好与个性。有些爸妈会说他们第一眼看到自己的宝贝，就像已经认识这孩子一辈子。如果真是如此，那容我说一声恭喜！但对多数一般人来说，我觉得现实就是现实，一开始觉得孩子像个陌生人并不值得你大惊小怪——他们本来就是啊！你对他们来说，又何尝不是陌生人呢？要是我跟你说有个陌生人等会会走进房间，然后你会跟这个人变熟，你会一辈子不变地爱这个人到死，请问你跟他初次见面时会如何应对？你应该不会站在那儿穷担心自己对他一无所知，而会想开始跟这人相互认识吧！

爱，不是可以预先写好剧本的东西，就像一个家庭也不是纯粹基因相同而已。爱，是惊讶地发现除了各自的经历以外，你跟对方还有一种崭新的人生喜悦可以共享。一种赫然发现在就眼前的东西，而不是两人一直都知道的存在。海蒂又被推回了恢复室，加入了我们父子的行列，全新的一家三口终于团圆。疲惫之中，她还是用眼神传达了对我的质疑。

"你抱过他了吗？不会还没吧？"

"我们才开始变熟嘛！"我说。

接着一天天、一周周过去，海蒂与我跟我们可爱的儿子变熟了很多。我们带他回到变成新房子的家，将他连同竹编的摇篮放在两人床边的地上，听着他在夜里饿了的呼噜声。晚上3人会一起躺着，他被放在我们夫妇中间。我们筋疲力尽但又有一种狂喜，还是不太敢相信像我们这么"业余"的新手父母亲，医生也敢让我们带回构造这么复杂的小生物。他身上的瘀青消失得很快，小身体也因为健康而变得白白胖胖。我们学会了联手替他洗澡，这个"作业"就像交给新兵去拆诡谲的炸弹，刚开始很难，但熟能生巧后就变得像是本能一样简单。但有一项任务我从一开始就信心满满可以独立做得圆满，那就是去帮我儿子报户口。

在当时，萨佛伦渥尔登有个如画一般美丽的户籍事务所，位于当地中世纪老街上一栋小木屋的一楼。我一走进去，迎接我的是位气质出众但不失威严，看来出身不凡的中年女性办事员。她一边把各个数据填入登记表，一边让视线从复古的半框眼镜上缘望出来，打量着穿着打扮很休闲的我。我想起了上一次到户籍事务所办事，是办理我父亲去世一事。那间在利物浦的气派市府建筑，内部回响着高跟鞋踏在石材上的声音，还有北方过劳公务员那扁扁的元音发音。如今我人在年纪比美利坚合众国历史还久的小屋子里，面对一名出身高贵，我祖先当年会很乐于为其家族打扫房间的女性。我默默露出了与父亲如出一辙的微笑。

"出生地？"女士问道。

"剑桥。"我回答。

剑桥，英格兰沼泽区边上有着数百年悠久历史的学术重镇，能在此展开身为麦甘家一员的旅程，真乃佳话一段。这会是我孩子的第一笔原始数据，他的存在就这样被载入了记录，成了这个国家的公民。以他为名的历史有了一个开头，一个等着在未来完成的故事。

办事员女士停下笔，抬起了头，她再次让目光越过眼镜框上方，用以她的标准得算严肃的眼神瞪了我一眼，她问我的问题是："那么，你希望伴你孩子度过一生的名字，叫作什么？"她正襟危坐的态度令我莞尔。很显然，她的工作得经常面对来办理出生手续的新手爸妈，而不少爸妈都会给下一代取一些不着边际、天马行空的怪名，我想她是希望我知道她并不认同这类做法。我把多米尼克的全名告诉了她，而她的表情像是松了口气。我必须说我可以体会她的心情，因为名字不只属于命名的人。人的名字就像一位称职的外交官，外交官要为职务增光，但又不能让焦点都集中在自己身上。

资料都完备之后，我在登记表上签了名，就像在我父亲的死亡证明书上签名，就像我在与海蒂的结婚证书上签名一样。我在公文记录的族谱中穿梭旅行，终于绕了一圈，画成了一个圆：出生、结婚、死亡。每一份公文都是我自身家庭故事的关键时分；每一份公文上头都有我像蜘蛛脚一般的潦草字迹。小径之上又多了粒面包屑，生命的齿轮又多转了一格刻度。接下来的几个月，我们看着儿子茁壮成长，听他牙牙学语地从小朋友的口齿不清，慢慢凝结出可资辨识的元音与辅音。我们目睹了他的第一抹微笑，听闻了他第一次放声哈哈大笑——我相信在大自然的声音创作里，这肯定是第一名。人生的第一个圣诞节与生日到来时，他已经开始尝试自己小步走路了。他会穿着睡衣东倒西歪地穿过我们的客厅，一旁是用可爱声音替他加油打气的亲戚，还有独生子一点都不缺的玩具撒满一地。

各种状况看起来，多米尼克就是我们唯一的孩子了。受孕的窗口开得快，关得也快，专科医师所言算是铁口直断，但我们已经觉得很受上天眷顾。托医学之福，我们得到了一份礼物，一则崭新的人生故事，这很难得，我们是真正的幸运儿，一切已经超过了我们的各种期待。只要生在非现代的任何一个时代，我们的状况必然没有人看得出来，最终则会成为一个无解的谜团。要诉说一个家庭的历史，就不能不向仿佛母仪天下的医学致意。身为"母亲"，它的慈悲为怀使芸芸众生从失落走向成功，或者原本毫无希望最后却能获得赦免、获得新生。医学就像神话中从潘多拉的盒子里展翅飞出，脱离盒内那些丑恶疾患的蜻蜓，而那只蜻蜓的名字，就叫作希望。

到了2月底，多米尼克跑来跑去时的脚步益发笃定，我们觉得是时候给他买双像样的鞋子了，于是在一个明亮的周六午后，我们把他抱进了车子里，带去剑桥。

那一日天气和煦美丽，你可以感受到四周的春意。我们去剑桥市的卖场，那有一家口碑不错的童鞋店家。多米尼克乖得让人感激，他把自个儿的小脚伸出来，让人量了尺寸，我们选购了一双蓝色的可爱绑带鞋。购物任务结束，海蒂、我以及婴儿车里的儿子一起在各商家间散步，当下的完美对我们来说是一种享受，一家团圆的时间仿佛冻结了。健康获得了恩赐，幸福就像蜻蜓双翼上的翅脉，精雕细琢。

殊不知，再过不到72个小时，我的爱妻就会危在旦夕。

个案的证词：坚强的海蒂

星期六晚上从卖场回到家，海蒂约好了要去马路对面的朋友家聚餐，我答应在家看小孩。她回到家时差不多 10：30，接着和我一起睡了，主要是因为深知家里的那台小跑车会逼着两人明日早起奋战。

入睡后，海蒂躺着躺着，开始感觉到一丝丝胃痛：

我记得当时想的是："我一定是吃了什么不该吃的。"我去了厕所，非常想吐。这时我突然觉得相当不舒服，于是为了不吵到你，跑去了备用的空房间。我怕我半夜又会发作。

海蒂开始持续干呕，胃痛愈来愈严重，她不记得自己有这么痛过，一整夜就像待产宫缩般，阵痛在干呕的间隔中一波波袭来。到了星期天早上，海蒂已经痛到呻吟了。我跟多米尼克一起醒来，然后叫她躺着别起来，或许睡一下就好了。

我到这时都还觉得是食物中毒，但接着却开始狂吐胆汁。我已经不觉得恶心反胃了，但绿色的胆汁颜色愈来愈深，一波波的痛也愈来愈难忍。因为实在太痛，我便四肢着地，在两层楼梯间的平台上爬上爬下，仿佛用爬可以让我逃出生天一样。

回想起来，我们在星期天早上都还以为这是食物中毒，没有立即意会到这是比吃坏肚子严重很多的事情，实在有点难以想象。我的粗心大意现在想起来还会吓得我发抖——我宁可相信她痛归痛，但病身并无大碍。像这种事情在我们身上并没有前例。两人都还年轻，才开始新的人生，根本无法想象这种突然又严重的可怕事件。我们有希望蜻蜓的翅膀呵护，但也许我们只是一厢情愿地这么想。

到了中午要吃饭的时候，海蒂的状况还是不见好转。我打了电话到医院，请假日派遣的代班医生前来出诊，他到的时候是下午。他问我们哪里不舒服，我们则给了自己能想到的唯一可能：食物中毒。

他帮我检查了一下，确认了是食物中毒。我们认为这是食物中毒的判断，说服了他。他给了我一盒镇静剂（Valium）①，外加两颗止痛用的扑热息痛（Paracetamol）。他吩咐说："每四小时吃一颗扑热息痛，明天就会好多了。"

这是个天大的误诊。他要是仔细听听海蒂肠道的声音，就会察觉到那毫无动静——这是肠道功能严重失常的表征。但这样的粗枝大叶我们后来也愿意当没看到，毕竟之后的医

---

① 药品品名，成分为地西泮（Diazepam）。

生也非常努力为我们治疗。过劳的打工医生被逼着要靠有限的信息仓促下定论，况且这些信息还是来自个不想把事情闹大的病人，会造成如此的误诊我们自己也不忍苛责。

到了星期天晚上，扑热息痛已经明显不管用了。痛觉其实已经过了高峰，但还是持续呕出胆汁。少了剧痛，取而代之的是发烧。

我那晚一边发烧，一边上演吐胆汁的插曲。我回到了床上躺着，但一会儿有意识，一会儿没有。到了星期一早上，我……我觉得自己这辈子没病得这么重过。

在海蒂的身体深处，有一个看不见但十分可怕的理由，可以解释她的胃为什么不那么痛了。

剧痛之所以停止，是因为我的肠子在死去——肠子一边烂掉，一边杀死产生痛觉的神经。我还在那儿想："喔，还好，稍微不痛一点了。"我记得上颚盖着一层好像黏液的东西，然后我觉得也不知怎么着，就是好冷。这就是败血症的开端。

湿性坏疽正沿着她的小肠扩散，一路上破坏神经、感染血液。海蒂正缓缓迈向死亡。星期一的早上，我们的保姆珍

妮为照顾多米尼克而来到我家。她让海蒂躺在床上，然后给
她端了些薄荷茶，但海蒂完全喝不下去。

此时距离我们看过医生已经过了 24 小时，海蒂的病情显
然不进反退。我开始急了。事情很不对劲，我心知肚明。但
我依旧没有打电话叫医生来。

为什么不？我是在犯蠢吗？也许是吧。我只能说当你身
处这种局面，这种夸张到极点的噩梦不但难以想象，更难以
真切去拥抱。我没有经验可以依循参考，也还年轻而天真地
相信这类悲剧都是别人家的事情，但这当中还有另一个元素
在作用，而且是一项事后证明几近是灾难的因素。海蒂在面
对病痛时，出奇地能忍，同场加映的还有她对于凡事大惊小
怪的极度厌恶。她最恨的就是给人添麻烦，而且意志力极其
坚定，这也是我深爱她的一点。意志力坚定代表她一旦决心
走上某条路，你要说动她改变心意几乎不可能。

但是在那个命运剧变的星期一，这些人格特质聚在一起，
让事情拖延到了危险边缘。海蒂……虽然极不舒服又发着高
烧——仍坚称她还撑得住，而且自己过段时间就会好。她不
想第二次麻烦派遣的医生，所以挥手打发了我的这个想法，
此时我还没果断到无视她这种"自己当医生"的结论。既然
海蒂说她还行，那她肯定还行。我连自己的性命都可以交给
她，她的话我岂能不信？不过问题是，今天命在旦夕的不是我，
而是她……

到了星期一晚上，事情终于爆发了。海蒂一整天都下不了床，而我锁上房门来到楼上，这时已经是午夜前后。等我来到卧房，看到的是令我惊恐的一幕。海蒂是这样形容那一刻的：

我记得你看着我。我的双手冷到不行，而且很显然嘴唇都变蓝了。你说："唉，你现在是好一点了还是更糟了，要是没有变好我现在要打电话给医生了。"你被我弄得很挫折，很焦急。你走来走去，而我只是不停说着："我没事啦，我只是想要睡一下……"

海蒂又去厕所吐了一回。我坐在床上，困惑与累积的担心让我心神不宁。等海蒂回到卧室门口时，她是爬回的，手跟膝盖在地上的那种爬，而眼泪则不听话地从她的脸庞滑下。她连爬回床上的力气都没有了。

事情至此算是揭开了面纱。我终于决定不管她说什么，我都要采取行动，而也正是我此时下的这个决心，救了海蒂一命。

我二话不说，拨了电话给派遣医生，这次接电话的是不同的人。我向医生说明了海蒂的状况，也提供了前一位医生显然效果不佳的医嘱。这时我焦急的心情已经如山洪暴发，心中充满怒火。这名派遣医生无疑地手边还有十来个急诊电话要处理，但觉得有必要好好向我问个清楚，免得我说不到重点而浪费了宝贵的时间。"听着，她现在人到底有多不舒服？"

医师说。我没直接回答，而是把话筒伸向卧房的方向。我妻子正因为痛而发出了一声凄厉的尖叫，声音传遍了整间房子。我把话筒拉回耳边，电话另一头的医生显然惊讶得说不出话来。"我这就过去。"医生说。医生这次听了海蒂腹部的动静，之后对海蒂说："你病得非常非常严重。我刚刚完全听不到肠胃蠕动——你得的是腹膜炎，但还无法判断成因。你必须立刻住院，我会在这待到救护车来。"

我问医生可能的病因。"运气好的话，这应该是盲肠破裂。"我记得这种病曾经耽误了爱德华七世在 1920 年的加冕①，甚至差点要了他的命。我真不觉得这有什么幸运可言，谁会想得这种病啊？

珍妮来到家里照顾多米尼克，同时救护车也正靠边停车。静音但闪烁着蓝色的警示灯，让左邻右舍都从窗口探出了头来。我们抵达医院急诊时大概是凌晨一两点，医护人员已经如临大敌般地等着。海蒂被用担架推进了某个隔间，护士则从她身上采了检样送去检验。

我记得有验尿，那个尿的颜色是既深又黑的红色——我从来没看过这种东西。我记得自己脑子里在想："这好像不太妙……"

---

① 作者叙述有误。爱德华七世 1910 年死于肺炎。编者注。

尽管如此，海蒂还是紧抓着一丝不理性但又暖心的希望，而这话得从日期说起。

3月2日，我想。今天是戴维的生日。所以我的运气会很好。

护士拿了些止痛的配西汀①过来，这才让海蒂从发病以来初次得到一点点解脱。她在昏睡之中，时而有意识，时而无，而我们则在等着有人来给她诊断与检查。等着等着，一名菜味十足的小医师来了，他应该是初来乍到，礼数还十分周到。他检查了一下海蒂，然后很快找来了学长：一位英气逼人，看来既优秀又很热血的马修医师，虽然已经不知道多少个小时没睡觉，但仍藏不住他有多热爱这份有挑战的艰难工作。

"检查结果出来了，真的有一些问题，"马修说，"你有腹膜炎，白血球数也高得爆表。我们得请专科医师②过来才行。"

于是好梦正酣的专科医师被叫醒了（我们后来听说他轮了

---

① 配西汀，有麻醉效果的止痛药。
② 英国医师基本分四级。学生从医学院毕业之后必须在医院接受两年的基础训练（Foundation Year 1 & 2），第一年就是 House Officer，也就是文中的小医师，大致对应台湾第一年的住院医师。第二年起算是 Senior House Officer，也就是相对资深的住院医师，菜鸟医师的学长。两年后可以申请喜欢的科别受训，一般为期两年，两年之内必须通过专科考试，成为专科医师（Registrar）。成为专科医师之后可以选择次专科，如内科再细分为心脏内科或神经内科，通过之后可以成为主治医师（Consultant），惟本书中没有出现。网络上有人戏称这四个等级分别是"不是个咖、小咖、中咖、大咖"。

100 个小时的班，当时才睡了 1 个小时），他把手轻放到海蒂的腹部上。等他手按上去的压力一释放，海蒂就痛得发出叫声。

"这得动手术。"他说，"我们得开刀，才知道肚子里是怎么回事。"

到了大约凌晨 4 点，海蒂被推进了楼上某层楼的手术室里。我一路跟了上去——虽然跟一年前在产房里面一样，但我还是想要随时待命在海蒂身边，能帮一点是一点。帮海蒂推病床的是小医生、马修医师，还有专科医师本人——大半夜的医院里没有当班的护送人员。这在海蒂一辈子侍奉过她的人里头，应该算是学历最傲人的黄金阵容了。

等我们终于到了手术室门口，专科医师赶忙拿出了规定的手术同意书给海蒂亲自签字，但表格上的某项内容让她一时间签不下去。

"我不想做肠造口①。"她说。

"海蒂……"

"我不签。"她拗了起来。

"这恐怕该做还是得做，不然有时候会出人命的。"专科医师说。

"不，我不签。"海蒂重复了一遍。

我跟医师无可奈何地互望了一眼。

"不然这么着，我在这注明……"专科医师一边说，一

① 即俗称的人工肛门。

373

边用笔在同意书上画了一个符号。

"这代表我们可以先帮你动刀……然后再视情况决定做不做造口。"

这样的折衷方案似乎说服了海蒂，她签了名，我则松了口气。刚刚我说海蒂有坚强的意志力，没骗你们吧？

就要进手术室了，而我只能陪她陪到这里。我抓着她的手，直到她被推离我身边，穿过手术室的两扇推门为止。我的女孩，我的生命。我第一次见到她，是因为推开了剧场的门。这次门被推开，是我要失去她了吗？我看着她消失在刷手服与刺眼的手术灯光中，门旋即阖上。马修没有马上进手术室，而是稍微陪了我一下。"先回家吧，"他说，"让自己休息一下，她一出来我们会立刻电话通知你。"

"这刀会开多久？"

马修回答我前先想了一下。

"还无法确定。我们也是要摸着石头过河。如果问题是出在盲肠这种相对容易处理的地方，那应该可以在两个小时内搞定。如果两个小时左右还没有出来，那就代表……是别的状况。"

"别的状况。"我尝试着推测在这慈悲的托辞背后潜藏着何等骇人的可能。或许是个扩散中的肿瘤。保命的器官全毁，医师无力回天，即便动手术已没有挽回的空间。我的眼睛直瞪着时钟，现在是凌晨 4 点钟。

两个小时左右。两个小时左右代表问题相对不大。届时应该是 6 点左右。

我昏昏沉沉地穿过黑色的夜幕驾车回到家。这时家里已开始聚集了一些得到消息的亲戚，多米尼克也起床了。我岳母稍早就摸黑来了，她需要张床休息，于是我让她去睡我的床，自己则在海蒂的书房组了张露营床，躺着，难以成眠，等着电话铃响。我还记得自己一边躺着，一边盯着她的书柜。柜子里净是她最爱的文学：她的诗集、她的剧作、她的大学读本。她的人生具体而别致，成为各种颜色的书脊与各种以铜版体印刷而成的书名。

相对小问题的手术时间上限是两个小时，6 点结束。我看着手表，现在还不到 5 点。我吸了口气，继续在等待中看着铜版体的书脊。

电话终于响起，已经是上午 11 点的事，总共动了 7 个小时的手术。

别的状况。

别的，很不好的状况。

来电话的护士说话很是客气，但口风很紧，什么也不肯透露，只是说海蒂已经结束手术，等我来医院，医生会跟我解释一切。在开车去医院的路上，我试着推测到底发生了什么事情。他们可能发现了什么？这个发现对海蒂的未来代表什么？如果她还有未来的话。

在急诊区的入口处，有位护士在等我。她的态度在和善之余显得十分保留。"我这就去请医生来。"她说。这时的医院已经人声鼎沸，进行着各式各样的活动。有人与我擦肩而过，有医院员工忙得不可开交，有来探病的访客笑容可掬，有人在向院方抱怨，有人只是在过平凡的一天。我多么希望我也能说这只是平凡的一天。

马修医师随着护士再度出现。我怀着希望露出笑容，但他却摆出了专业的态度，跟他凌晨时的那股热血与亲切显得有些差距。"我们找个方便讲话的地方吧。"他说。他跟护士带着我，在走廊上碰运气，目标是某间可以让3人不受打扰的房间。

就这样。我陷进了自己看过上千遍的医疗剧里面。他们领着关系最近的亲属，进入某个小房间里，然后把噩耗告诉他们。这就是我此刻的角色，一个我从来没有试镜过的角色，我该怎么演才好呢？

跟在他们后面的我几乎无法呼吸。希望的蜻蜓在我胸腔的牢笼中用力振翅，急切地想往外飞。护士试了我们造访的第一个房间，但里头有人。然后是另一间，这间也待满了人。我们在走廊上一间间往下查看，就像一直无法找到结局的黑色闹剧。最终来到了一间小小的储藏室，护士引我进了房间。

这间房里堆放了纸箱，纸箱里是满满的医疗耗材，空间之小，挤进我们3个人其实勉勉强强。马修跟我在箱子上坐下，而护士只能站着。3人先沉默了一阵，我坐在那儿嗡嗡地耳鸣着，等待医生说出无可避免、令人胆寒、将改变我人生的字句。

"嗯……"马修说，"首先我想说您太太真的是个非常勇敢又坚强的女人。相当了不起。""是"，他用的是现在时。微弱的希望浮现了出来。

"她……没事吧？"我小心翼翼地问。

他看起来很疲惫。"手术时间很久，过程相当复杂。我们打开她的腹部，发现早先的结痂组织造成她小肠收缩且梗阻，有一大部分已经坏死，变成了坏疽。那股味道真的……"

缓了一会儿，他又接着往下说，专业的疏离切穿了嗅觉的记忆。他们首先决定的策略是切除已经坏死、约75厘米长的小肠，然后尝试把健康的两端接回，但这一步走不通。于是他们实施了一个更大动作的右侧结肠切除手术——把大肠与小肠的现有联结处（结肠）切除，再直接把剩余的小肠接回变短了的大肠上。

他从口袋里掏出了一支笔、一张纸，然后画了张草图来说明他们在手术中进行了哪些程序。我看到了管子，看到了切口，看到了弯曲的器官与被切除的盲肠，但我既无法理解，也没办法记住这些说明。

"但她……没事吧？"

马修温柔地点了点头。"她正在加护病房恢复中，但状况依旧非常严重。她有腹膜炎，还有严重的败血性休克，刚才非常危险。手术成功是成功，但仍不容忽视进一步感染的风险。整体而言，她还没有脱险。"

我可怜的女孩。这么多难关，却又这么孤单。马修肯定看到了我热泪盈眶，他向我靠了过来，用笑容传递了他的鼓励。

"她很坚强。您的夫人，她的坚强超乎我们所有人的预期。"

"肠造口做了吗？"我问。我一点都不在乎医生有没有给她做肠造口，我只是想若有必要，想第一个告诉她这件事。我得想个办法安慰安慰她，让她孤单的勇气稍稍获得一些安慰。

马修笑了开来，他想起了我们深夜里有过的对谈。"不，我们设法避免了这一点。我想她应该会觉得我们干得好。"

* * *

我恢复记忆后的第一件事，是感觉到他们把尿管插在我的膀胱上。我记得自己叫出声来。"我醒了！"然后床边突然一阵骚动。我的眼睛还没睁开，被推进了恢复室，然后听到有个声音说："她刚动了肠子的大手术，我们在等好一点的床位。"我睁开眼睛，看到墙上的时钟显示现在是 10：45。我已经清醒到可以心算。7 个小时，我在手术室里待了快 7 个小时……

海蒂在恢复室里等待，直到有个床位空出来。

有个可怜的小孩在我的隔壁床，他浑身绑满了绷带。他哭呀哭，哭个不停。我记得我尝试伸出手想安慰他。护士说："海蒂，先别管别人了，来，按这个。"她要我按的是吗啡的给药器。我连按按钮的力气都没了，于是好心的护士替我按了它。之后的事情我都不记得了，等到再醒过来，已经是好久之后的事。

* * *

照护病房 ① 是一个阴暗、天花板低的地方，总共不超过 6 张床位。海蒂的床靠窗，但也没有景观可言。当然风景好不好不是此时的重点。我进入病房里看到她，愣了一下之后才适应所受到的惊吓。海蒂虚弱得不行，气色苍白得好像死了一样。隔着插进她体内与围着她的一团管线跟机器，我要很费劲才能看到下头她的身体。

我身上插了根尿管，戴着氧气罩，身上接了吗啡、生理

_____

① 照护病房，外科手术完的病人所住，方便护理人员监控恢复状态的病房。相对于监护病房住的是状况极不稳定的重症病人，照护病房住的是相对稳定的病人，医护强度略低，但仍高于普通的内外科病房。

盐水、抗生素，外加他们在我鼻子上装了个鼻胃管，这条管子走喉咙下到我身体里来抽取胆汁，免得我呕吐。护士们会定时过来清理抽出来的东西。身上的管线跟袋子之多，我心想他们一定是给我做了肠造口，但其实到了这个节骨眼，我也顾不上这么许多了。

她注射了大量的镇静剂，这对她来说是一种体贴。毕竟这些天来，这是她第一次能够如此平静，况且她的身体仍在奋战。海蒂会一下子醒着，一下子又不省人事。等她再醒来，又一副好像才见到我的模样。她那因为看到我在床边而又惊又喜的模样，至今想起都还令我心碎。

24 小时内，她亲近的家人都来看了她，而她的病容震撼了所有人。我儿子被带了进来，抱到了床边。他还太小，不懂妈妈身体里在进行什么样的大战，反倒是被病房这个无菌的游乐场弄得有点兴奋。海蒂勉力想挤出笑容，但她的身体虚到不能大动。她的病床边一时间充满勇敢的微笑与亲切的交流，但我们都知道这一战还没打完，尤其是即将到来的夜晚将是一场硬仗：

夜晚无比漫长。吗啡的药效掺杂着发烧，感觉非常糟糕。时间像是被拉长了。我会做噩梦，里头满满的是战役、战争、战斗。我想某种程度上，我确实也是在苦战之中，我下意识在告诉自己病得多重。这些噩梦感觉像一个世纪那么长，但等我惊醒之后看看时钟，现实世界才不过经过了 15 分钟。那真是酷刑。

人生中凡遇上跟医疗有关的关键时刻，你都会找时钟看。分娩阵痛时，你会盯着时钟看。真的很不舒服的时候，你会盯着时钟看。这就像水手会看着星星航行，我们会用时间来规划航线，好度过我们人生中的危机。这与其说是日与夜的界线模糊了，不如说是日与夜延伸了出去——我只能无助地看着世界萎缩到时钟的指针之上。你的脸从门后出现的那一瞬间，成了我活下去的动力。

我很清楚这点，所以我决心要让自己的脸尽可能多出现在她的眼前，这成了我活着唯一的意义，在海蒂刚动完手术的那几天里，她的病床就是我人生的中心，外面的世界都被我放逐了。我把照顾儿子的事情交给了亲戚，好把自己完全奉献给海蒂。能多早到医院我就多早到，然后会静静地坐在那儿，一坐就是一整天。我会直直地望着我沉睡中的妻子，看着她一阵一阵地做着梦。我要她每 15 分钟醒来的时候，眼前都是我的面孔。发现自己并不孤单，她会露出松了口气的笑容。护士们也非常体贴，对于我老是超过规定的探病时间，她们总是睁一只眼闭一只眼。

那段日子非常难熬，但我非常珍惜那段回忆。能够彻底放逐所有的琐碎纠结，让脑中那些肤浅自私而永无止境的回音闭嘴，是人生中可遇而不可求的宝贵经验。一个小时接着一个小时，我看着她的脸，虚弱、勇敢而美丽。当时我感觉到的那份对她的爱，直到今日都还让我久久不能自已。没有里外之别，没有附加条件。她就是我的一切，而我可以真真切切、具体感觉到这份爱的存在。没有她我活不下去，这已经不只是罗曼蒂克的恋爱，而是一种物质世界里的事实。没有她我也不想活了。她不在我面前的分分秒秒，都像是我的未来被窃走了什么，是一个我连想都不敢去想的未来。

一天又一天就这样过去了。医疗人员会经常来检视她的病情进展、量她的体温，希望手术的成果能坚持下去，也希望发烧的状况不会让他们的努力毁于一旦。

她撑了下来。

到了第三天，海蒂记得护士带她去淋浴。这是她好几天来第一次能洗澡，也是她术后第一次的"大型作业"。

她们把我搬到张轮椅上，带到了淋浴的地方，然后将我放在了一张塑料椅子里，上方是莲蓬头。没有她们帮忙，我几乎动不了。我说的她们是两名年轻的女生，看起来才二十开外，我已经三十好几了，但到了此时，我才体认到对比于医疗，第一线的护理工作是怎么一回事。

海蒂的眼眶泛起了泪。

她们说："这件事我们得通力合作，海蒂，因为这样你才能尽快洗好澡，你还不适合下床太长时间。你负责拿好尿袋还有鼻胃管的袋子，剩下的统统交给我们。"于是我拿着盛装我体液的两个袋子，两位小护士则轻手轻脚地洗涤着我的身体。光是感觉水在我头顶还有肩膀上流泻——她们在做动作时的温柔体贴，我就有种不可置信的感觉。

多年之后，她们照顾过的那名虚弱女子，将会用手中的笔写出一部叫好叫座的电视剧，而在那出剧的核心，就原原本本是海蒂所经历过的那种专业护理。如果说在《呼叫助产士》（*Call the Midwife*）的剧本里有任何投射给医疗从业人员的炽爱与温情，而要说那股爱与温情曾经有个起源，肯定就是那天的淋浴间。她们的细心照料，在海蒂人生最黑暗的低潮展现了医疗精神中的人道。海蒂永远不会忘记这份恩情。

到了星期五，海蒂病情持续好转。医生振奋了起来。最坏的时候说不定已经过去，她搞不好可以搬出照护病房了。

蜻蜓的振翅声再度拍响，没想到接下来又是晴天霹雳。

海蒂突然不舒服起来。她的体温于午后飙高，精神开始涣散。护士忙得团团转，医生也被叫来。我看得出他们脸色不对，也猜得出那些表情的意思。有问题了。

不！

不要这个时候！

不要在历经了这么多以后！

医生告诉我她需要紧急用计算机断层扫描来确认体内出了什么状况。风险始终都在。复发、二度感染、修复无效，这些风险如今已迫在眼前。

海蒂的状况相当危急。我紧握着她的手，陪护士一起将她推去进行断层扫描。我无助地看着海蒂被推进扫描室里，我俩再度眼神接触。医护说我得在外头等，所以我只能再一次眼睁睁看着门在她身后阖上。这次我真的感觉无望，潘多拉的盒盖盖上了，蜻蜓被关在了盒内。我一点希望都没有了。

不！

不要这个时候！

不要在经历了那么多以后！

我冲进最近的男厕所，找到了一间空的厕间，坐了下来，开始啜泣。我泣不成声，面容扭曲，袖子也因不断擦拭眼泪与鼻涕而脏得惨不忍睹。老大不小的我哭得像个婴儿，眼泪一直流、一直流，怎么也停不下来，最后索性放声号啕大哭。事实上，现在的我一边写作，一边也在哭，只因为想起了那段往事。我永远永远，都不可能再像当时那般无助；永远永远，都不会再像当时那么孤独了。我失去了她。我从骨子里感觉到了。勇敢的她，那美丽、聪慧、我凡事都比不过的另一半。

我儿子的成长将少了母亲陪伴，他会不认识自己的妈妈，会无缘目睹我看过的一切，我跟他母亲共享过的一切。这种残忍超出我能承受的范围，也超出我心智的理解能力。于是乎我开始祈求，开始翻箱倒柜，把儿时记忆里的天主教祷文都挖了出来；我舒舒服服地信赖这么多年的不可知论①，在绝望且走投无路之下被扔到了一边。我乞求不论谁在听我哭诉，若能大发慈悲，只要能换回健康的她，任何还愿的条件我都双手奉上。不论需要付出什么样的代价我都甘之如饴，只求坏事不要发生，不要是她，不要这时候，不要在经历了这么多之后。

我花了一点时间才冷静下来，最终在洗手台前洗涤过红肿的双眼，乖乖回到外头等待。扫描室外除了我，还有护士茱蒂。坐在我身边的她是个好人。她理性地为我细数了希望所在。这份恩情看似简简单单，但我真不知道该怎么还。

扫描完毕，海蒂被推回病房。检查结果出来后还是得不到一个肯定的答案，所以谜团依旧没有解开。但虽然没得到答案，却也没带来坏消息。海蒂记得医护人员松了口气，还是继续小心翼翼：

他们告诉我的是："像你这种重症的案例，身体有时就

---

① 认为形而上学的一些问题，例如是否有来世、神鬼，宗教人物是否存在，是没人清楚知道或人不可能知道的想法或理论。

会出现这种突然的危机。"他们担心的是败血症会让肺出现后遗症——肺炎，或是进一步的细菌感染。所幸他们并没有发现任何异常。复发这件事，真的是一种谜样的存在；发生的当时令人惊慌失措，但最终这反而变成了一个转折点。风平浪静前的最后一次风暴。

做完断层扫描的那天夜里，她做了个怪梦：

那是我一星期以来第一个不是噩梦的梦境。我梦到我走着走着，穿过了一处美丽的河口，但这河口并非仅是单一一个流水的渠道，而是在沙洲上有一道道小小的涌泉。四下都是这些生命的喷泉在冒着泡泡。而位处河口的中间有一艘翻覆的船只，船身晾在空中。我记得梦中的我经过船身旁，脑中闪过一个念头："我还没搭这船出航过呢！"那是一艘死亡之船，但此刻这船上下颠倒，我尚且无须乘着这船远航。于是我继续往下走，继续穿越那美丽的河口，船则在我身后愈离愈远。梦到这我就醒了。

隔天，海蒂的病况很快好转了，一下就从照护病房搬了出来，转到普通病房。普通病房里光线明亮、生气勃勃，病人间有碎嘴停不下来的三姑六婆，外加窗外有剑桥郡的美丽原野可以眺望："我记得我看着风景，脑子里想着的是：

喔喔，要我住这儿都没问题。"而她也真的在那儿住了一会儿，因为等到她真正能出院，已经是两星期以后的事了。所幸之前那段暗无天日的日子，对她来说将永远成为过去。她的身体开始排除积液，感染最高峰时的水肿开始退去。她在短短几天里减掉快 10 千克，护士们都笑她怎么瞬间小了一号。她的新功课是要适应一副新的肠胃、新的饮食，还有新的用药，以便让她的肺能一扫败血症遗留的伤害与残骸："我得来学学新的消化习惯，与大修过的肠胃共处一室可不是件简单的事。"

我永远不会忘记带多米尼克去医院看她的那一天。这时的多米尼克自己可以走得不错了，于是他蹦蹦蹦地踏过医院磨得发亮的走廊地板，脚穿着我们那天给他买的蓝色鞋子。当妈妈一出现在他的眼前，我便将他捧了起来，让他们母子俩好好拥抱一下。因为知道妈妈身体有恙，所以他用他的小手轻轻拍了拍妈妈的背。他想安慰她，就像我们在他不舒服时安慰他那样。

"啊，"他说，"可怜，妈—妈……"

"妈妈已经好一点了，宝贝。"海蒂说。

海蒂没有逞强。她说的是实话。

她得定期回诊。刚开始是一个星期一次，后来进步到一个月一次。到了夏天，医生说海蒂可以安心去度假了，我们于是安排了去克里特岛的行程，我也终于能看着妻子与小儿子一同戏水的奇迹在眼前上演，这在几个月之前还是不可思议的事情。虽然不是在河口，但也差不了多远了；他们的笑声就像冒着泡泡的生命之泉，在这个瞬间可谓弥足珍贵。

我记得在海滩上的天伦之乐。那一刻我真的觉得自己好了。身为一名刚会走路的孩子的母亲，我曾经因为自己的病情而感到焦虑，那是一种力不从心的疏离。对一个还在学习把路走好的幼子来说，母亲的工作是要接住他、抱起他——把他放进轿车里、婴儿车里、儿童座椅里。有个 14 个月大的孩子，是母亲责任生涯中劳力最密集的一段。他时不时会不想走路，但真的跑起来却又像一阵风！手术后的我没有精力，无法随心所欲地当个我想为多米尼克扮演的母亲。

身为母亲，海蒂还在那个夏天做了另一件甜在心里的事情。多米尼克长得很快，那双小蓝鞋已经开始挤脚了。于是有一天，海蒂把他放进了婴儿车，推着他去购物：

那天天气温暖晴朗，就我们母子俩。我带着他到童鞋店，给他添了双扣环带子跟鞋面呈 T 字形的那种透气包鞋，超适合夏天。

他穿鞋生涯起点的小蓝鞋，连同小蓝鞋所带来的经验，如今已被小主人的成长速度甩在后面，是时候换双新鞋了。穿着新鞋，才好迎接人生新的一页。

* * *

此时此刻，19 年过去了。当年的回忆仍能让我们抚今忆昔而不禁屏息。海蒂坐在沙发上，坐在我的身旁。许多人生经历已成过往，许多足迹留在了河口上。我问她觉得大病的经验如何改变了她，她沉默了一会儿才说道：

有时候回首前程，我会想："我的天啊！我差点就死掉了。你差点就要变成一个得独力照顾 14 个月宝宝的鳏夫，而宝宝则会永远不记得我，我对他而言会只剩下几张照片。"曾经，这个可怕的念头会让我久久不能自已，但如今我几乎已经不相信自己曾离死亡那么近，我几乎已经不相信那也是个可能成真的现实。这次经验的奇迹，就在于生命得以延续。

用最简单的方式说，我想这种体验让我不再那么害怕了。当你和如此可怕到不行的事情交手，然后还能历劫归来，便能回头望着那段经历想着："怎么说呢……我活下来了。"有时候关于人生，你需要知道的只有一件事情，那就是还会有新的一章。

而我呢?

我依旧会因此感到震撼，依旧会在想起从前时有股感激涌上心头。我感激我内心仍会有个自己会在厕所里像个孩子般啜泣；没有杂念，只有对当下人生最重要的是什么的恍然理解。我的世界瞬间缩小为一份简简单单而想要朝外付出的爱。

我们活着的每一天，都是在风平浪静前将我们涤静的暴风雨。每一天见到升起的太阳，都代表了那艘船又一日没有扬帆。每一天都既美丽又如履薄冰；每一天都充满了爱的可能性；每一天我们都看得到蜻蜓翅膀那纤细的脉络上，织就着希望。

船，终将远航。人人都一样。我们终究都将扬帆出航，但在那天之前的每一天，这生命的河口都是值得我们漫步其中的美丽地方。

后记

　　2017 年。我躺在床上，新的一天即将展开。这段从 20 世纪 60 年代初期揭开序幕的来时路，又即将多添一颗面包屑。

　　我的名字是史蒂芬·麦甘。两周之后，我将满 54 岁。卧室窗外的砂石路上停着一台车，我是登记的车主。此时躺在其中的这栋房屋，我是共同持有的屋主。我有一个公办退休金的编号，还立了份遗嘱。我有自己的信用评级，有个在念大学的儿子。有个枕边人是我的妻子，出了事我是她最近的亲人。出版的书籍与电视剧的脚本上，有我的名字。电视台的节目尾声中，看得到我的姓名。我的声音，你可以在商业性的音乐专辑里听到，甚至在老音乐剧的影音数据库里，也存在我的歌声与身影。我的病历上记载着一只耳朵耳膜穿孔、一边膝盖不太好使，还有背部不时酸痛但不算严重。医生说我这是"正常磨耗"——他很客气，但意思就是"以你的年纪，这都是很正常的事情"。确实，我已经到了"那个年纪"，我已经活到了有点病痛是人生必经之路的阶段。我是登记在案的市议会税①的纳税义务人，也列名为慈善团体的赞助人。我的硕士学位证书就挂在办公室墙上，护照扉页随着我的行脚盖上了各大洲的海关印章。

我，以数据呈现的我。事实与自然而然的结果，累积成山。生命的小计继续累积，人生的总和仍然成谜。

我起身去盥洗。走进浴室，我与镜中反射的自己打了个照面。我看见父亲的脸回望着我。我笑了，他也对着我笑。他还是像平常一样笑得很轻松："孩子，你都不知道自己是怎么生出来的。"

他说得没错，我确实不知道。而我就是爱这样的他，我因为许许多多事情爱他。

我愈来愈有父亲在我这个年纪时的样子了。同样的黑发中掺着几抹灰白。同样的鱼尾纹窝在眼角。我爱这种在自己脸上看见他的感觉，他的魂魄活在我的身上，远胜过在我的记忆里飘飘荡荡。我也爱进入五十岁的自己。五十多岁，没有其他年纪可与之比拟，这时做自己对我来说比以往自在不知多少。大限之期近了，但人生在那之前的价值所在，我比过去的任何一个时候都更加笃定。我很幸福，因为我终于知道自己幸运在何处。

我的手足们也开始看得出上了年纪。声音吱吱的关节，

---

① 市议会税，英国地方政府收取的住民税，用以支付地方上的建设、修缮与清洁所需。

夹杂的灰发，一笑起来就出现的鱼尾纹。我母亲已经八十多岁了——虽然早已不再年轻力壮，但身体还相当硬朗，而且脑袋瓜清晰得跟什么一样。每个星期，我都会在固定的时间打电话给她。另外每个月有一天，一大家子里的所有成员会从英国的四面八方集合起来，为的是家族聚餐。我们会边吃边笑，边聊边思考且微笑，所有曾经的和音都会重新调好音高。中年是被低估了的人生菁华——行至此处，我们已经等同自己做过的所有事情，我们不再只是他人对我们的估量与揉捏。连同鱼尾纹等缺陷在内，我们童叟无欺、表里如一。当中，有的是一种诚实。

我儿子离家，成了大学的新人，而我太太跟我则成了空巢期的一年级新生：我们会看着他寄来的照片寻找蛛丝马迹，看他是不是瘦了。我们会引颈期盼着他零星的电话或短信，用以填补我们细心呵护了他近二十年后留下的空虚。他的人生正盛——他风趣，他充满善意，他才华横溢。我们看着他在校内的学生音乐剧中表演，我们没用地在虐心的桥段抬起袖子抹去感动的眼泪，而戏里虐心的桥段还真多。

我对着镜子笑了，手指顺过了发际，好让刚睡醒的那团灰发可以解结。然后我看见了昭然若揭的遗传水印。我狗啃般、歪歪扭扭的指甲，我歪七扭八的静脉爬行在肌腱之上——那些皱巴巴、像鸡皮般的皮肤，还有粗糙的发质。我长着双干粗活的手，但其实我最苦最苦，也只是拿着超级整人的戏剧脚本在背台词而已。

我有双我父亲的手。我有双我父亲的父亲的手。我有双我父亲的父亲的父亲的手。这样一路沿着时间上溯会产生一条直线，直线的顶端就是我最早最早的起源。

在20世纪90年代，我曾经在奥地利拍摄古装电视剧，那场戏是我要跟个美女谈情说爱。

但随着故事发展愈来愈暧昧，剧情张力愈来愈足，美籍导演突然喊了声"卡"，摄影机倏地停下。"不要用那双脏手碰她！"导演大喊。我一时间搞不清楚状况。刚刚要我用手在合作女星的胸口游移的，不就是导演吗？我只是照着他的话去演而已啊。后来我才恍然大悟，他受不了的不是我的演技，而是我的手。我的手太丑了。我的手粗到跟煽情戏份的上流调性格格不入，让人看了很出戏，使得戏中的美女不像被某个杰出的绅士追求，反而像被某个穷得要死的农夫骚扰。其实就我祖上的基因来看，你要说美女被某个贫民上下其手也没有错。我们后来换了个拍法完成了那场戏。

我们生来的种种特质，总是有办法以另一种方式在这世上获得接纳。

看着自己的手，感受着初来乍到者那种古老的忐忑不安在手中回荡，他们怀着希望，忍受着命运如暴君般给予的一切苦难，不懂什么叫作好整以暇的期待。我的家族曾经只差几顿饭，就要陷入饥饿的循环；我的祖上只要转错一个弯，就会错过改变命运的救生船，或者差一点点，前排牙齿就要被来复枪柄给敲落，但这种惶惶不安里头也隐含着刺激。一种动机，推动着我的家族向前迈进、再迈进，就像马戏团空中飞人在翻搅的胃，因为我们知道底下没有安全网会接住我们。每一餐饭都是一场胜利；每件新差事都是最后一份差事。我们虽已不再饥饿，但内心总还是有种饥渴。

有焦点的饥饿是我的人生福气。我的生命因此有了一种动机、一股好奇。因为我停不下来，只能拼着不断向前。我的人生是先人给我的一份大礼，也是在向没能撑过来的那些人致敬。他们曾经忍受的饥饿让我的人生有了意义，也有了方向：我要忍耐、要坚持下去，这样追随我来到世上的人儿才能哼着一首更惬意的歌曲，我的儿子才能像个王公贵族般，享受不知自己是怎么生出来，那种人在福中不知福的特权，就像他爷爷说的那样。

我抬起头来，又在镜子中捕捉到了我脸庞的倒影。这一回我看到欧文在回望着我，一旁还有苏珊跟孩子们。比利姨丈也在镜子里——他没了牙，枯槁骨架搭配着咧嘴的豪放嬉笑。钢铁般的爱在不屈之中熔铸出来。

我们是饥饿杀不死的那一群。我们是爱与血令其不朽的那一群。生命，是我们得到的奖励。

我对自己报以属于自己的笑，那干干的笑容。我离开了浴室，走回妻子正熟睡着的卧室，弯下身来亲吻了她的额头。

这是无须言语的爱。我来到窗边，视线向下穿过被框住的玻璃，聚焦在枝叶并不丰茂的树丛，还有树丛所簇拥着的小小墓园上。歪斜的墓碑，一面面刻画着埋骨此地者的标记。

玛莉·珍·巴塞特。卒于1933年，年仅3岁。她是个有人爱、有人珍惜的孩子，她的遗骨是由与她一样天真的孩子抬过来的，而她的故事，由那些还负载着回忆她的人交织而成。

所以我，究竟是谁？我微不足道的人生，在早于我出现，在我百年之后仍将继续汹涌的生死波涛面前，究竟有什么意义？

对生我养我的麦甘家来说，我是家族故事里的一次脉动。由血肉交织成的无尽剧目，在时间的长河里被情节持续推动，而我便是那情节里最微小的曲折迂回。我是在救生艇上冷得发抖的那个家伙，是战时在法国沙滩上冲刺求生的父亲，是还在襁褓里用爱注视着我的儿子，是回应挑战的行动与判断，是泰山崩塌于前时的意志与抉择。我不只是书面记录描述的我，我是让这些记录产生意义的响应。我属于神话，一个从历史的混沌中书写成形的神话。那故事剧力万钧，而我是当中一幕短短的戏。我，是献给我无声创造者的深情诗句。我，是给继我之后而起者的临别衷曲。

我，是因为爱而不朽、血脉相承的血与肉。

致谢

我要感谢伊安·麦可葛雷格（Iain MacGregor）对这本书有信心，也要感谢他的专业、温暖与好脾气。我要感谢安娜贝尔·麦鲁罗（Annabel Merullo）一而再再而三的绝佳建议与支持打气。我要感谢裘·惠特佛（Jo Whitford）、苏·史蒂文斯（Sue Stephens）、莉兹·马文（Liz Marvin）、洛琳·贾兰（Lorraine Jerram）和西蒙与舒斯特（Simon & Schuster）的每一位朋友，谢谢你们出了份力让本书成真。我还要感谢的有安·特里寇班克（Ann Tricklebank）、佩帕·哈里斯夫人（Dame Pippa Harris）与电视剧《呼叫助产士》的全体制作团队，谢谢你们总那么体贴地配合我的行程。

我要特别感谢玛莉·鲁特莱基（Mary Routledge），我的玛莉姨妈，她对她先生比利（我的比利姨丈）的回忆是何其美丽。我要感谢获颁大英帝国司令勋章的沙伦·皮考克（Sharon Peacock）教授，谢谢她给我的友谊与无价的专家建议。我要感谢我在英国国家档案局（UK National Archives）服务的挚友杰瑟米·卡尔森（Jessamy Carlson），谢谢他用鞭辟入里的研究与见解，让我的族谱树得以历经蜕变而成形，说来要不是他，这本书绝不可能写成。我格外感激已逝的玛莉与吉米·麦甘，我的玛莉姑姑与吉米伯伯，是他们为我提供了诸多关于我父亲的珍贵回忆。我要感谢我母亲克莱尔与我结发妻子海蒂的现身说法，是她们为本书的纪事骨架添上血肉。

我至深的感谢要传达给我的骨肉家人——包括麦甘家、托马斯家、葛林家、鲁特莱基家、沃尔斯家——感谢那任凭何种疾患都无法磨灭的骨肉亲情。我要感谢我的好哥哥，乔、保罗与马克——四剑客的另外三人，我感谢他们在刺眼聚光灯下的每一份爱与勇气。我要感谢我聪明绝顶的小妹克莱尔，她是我在襁褓中的玩伴，是我永远的灵感，是她指引了我，让我知道离开码头的路该往哪儿转。我要感谢无缘的兄弟约瑟夫与约翰，我们失去了你们，但又把你们找了回来。我要感谢我的小舅子，海蒂的弟弟钱宁，你是我人生路上的好战友。我要感谢我的岳母玛丽·刘易斯，她对儿子戴维的爱，超越了一切伤害。我感谢我父亲乔·麦甘，我深深爱他，也经常思念着他。我感谢我母亲克莱尔——她是我的朋友、我的向导、我的恩师，是她给我力量，也为我的道德导航——谢谢她让我知晓何谓真正的成长。

最后，道不尽的感谢要说给我自己的小家庭听，谢谢你们这一年来总由着我任性。谢谢我帅气的儿子多米尼克，感谢他明眸中的光辉，我感谢这个家的温言笑语，我感谢家人与我心有灵犀的那杯热茶。我感谢我的爱妻海蒂——她是我在光阴中旅行的伴侣，是我这辈子最大的好运。是她给予我的建议、耐心、安慰、支持、照顾与扶持，才让这一切变得可能；是她的爱，在长久之后成就了现在的我。

图书在版编目（CIP）数据

人类疾病史：一个百年家族的血脉、抉择与抗争 ／（英）斯蒂芬·麦甘（Stephen McGann）著；郑焕升译. —长沙：湖南人民出版社，2021.3

ISBN 978-7-5561-2511-1

Ⅰ. ①人… Ⅱ. ①斯… ②郑… Ⅲ. ①疾病—医学史—世界 Ⅳ. ①R-091

中国版本图书馆CIP数据核字（2020）第120038号

For the Work entitled Flesh and Blood:A History of My Family in Seven Maladies
Copyright © Stephen McGann 2017
Translation copyright © 2020，by Changsha Senxin Culture Dissemination Limited Company（本书译稿由联经出版事业公司授权出版）

RENLEI JIBING SHI: YIGE BAINIAN JIAZU DE XUEMAI、JUEZE YU KANGZHENG

人类疾病史：一个百年家族的血脉、抉择与抗争

著　　者	[英] 斯蒂芬·麦甘	
译　　者	郑焕升	
出版统筹	张宇霖	
监　　制	陈　实	
产品经理	田　野	
责任编辑	李思远　　田　野	
装帧设计	刘　哲	

出版发行　湖南人民出版社有限责任公司 [http://www.hnppp.com]
地　　址　长沙市营盘东路3号，410005
电　　话　0731-82683313

印　　刷　湖南凌宇纸品有限公司
版　　次　2021年3月第1版
　　　　　2021年3月第1次印刷
开　　本　880mm×1240mm　1/32
印　　张　12.75
字　　数　300千字
书　　号　ISBN 978-7-5561-2511-1
定　　价　58.00元

营销电话：0731-82683348　（如发现印装质量问题请与出版社调换）